◎燕京医学流派传承系列丛书◎

燕京医学流派
心血管病学术经验传承录

主　编　刘红旭　尚菊菊

全国百佳图书出版单位
中国中医药出版社
·北　京·

图书在版编目（CIP）数据

燕京医学流派心血管病学术经验传承录 / 刘红旭，尚菊菊主编 . -- 北京：中国中医药出版社，2024.10
（燕京医学流派传承系列丛书）
ISBN 978-7-5132-8736-4

Ⅰ.①燕… Ⅱ.①刘… ②尚… Ⅲ.①心脏血管疾病—中医临床—经验—中国—现代 Ⅳ.① R259.4

中国国家版本馆 CIP 数据核字 (2024) 第 075064 号

中国中医药出版社出版

北京经济技术开发区科创十三街 31 号院二区 8 号楼
邮政编码　100176
传真　010-64405721
北京盛通印刷股份有限公司印刷
各地新华书店经销

开本 880×1230　1/32　印张 10.5　字数 254 千字
2024 年 10 月第 1 版　2024 年 10 月第 1 次印刷
书号　ISBN 978 – 7 – 5132 – 8736 – 4

定价　58.00 元
网址　www.cptcm.com

服务热线　010-64405510
购书热线　010-89535836
维权打假　010-64405753

微信服务号　zgzyycbs
微商城网址　https://kdt.im/LIdUGr
官方微博　http://e.weibo.com/cptcm
天猫旗舰店网址　https://zgzyycbs.tmall.com

如有印装质量问题请与本社出版部联系（010-64405510）

《燕京医学流派心血管病学术经验传承录》
编委会

主　　编　刘红旭　尚菊菊

副 主 编　来晓磊　李　享

编　　委（以姓氏笔画为序）

王　倩　仇盛蕾　邢文龙　刘子豪

刘红旭　许心如　李　享　李爱勇

来晓磊　佟　彤　况松桃　张大炜

尚菊菊　金　玫　周　琦　赵含森

胡　馨　夏　军　黄丽娟　韩　垚

谢　晶　戴　梅　魏执真

序 言

　　"燕京医学流派"是以北京地区中医名家为主体融合而成的地域性中医学术流派，尤其是清朝以后，明显地表现为以京城四大名医及其传承人的学术经验为核心，以官廷医学为基础，以家族传承、学院教育、师承教育相结合为特点，以中医为体、西医为用的中西医结合特色。研究、挖掘、整理燕京医家的学术思想对于促进中医药事业的发展，造福人类具有重要意义。

　　"燕京医学流派"上溯金代，下迄当代，历史跨度800余年。在相当长的历史时期内，燕京医学既形成了鲜明的地域特色，又不断吸纳融汇外地医学成果创新发展。燕京大地，人杰地灵，名医辈出，他们不仅医术精湛、医德高尚，深得患者信赖，且能广收门徒，著书立说，造就了一大批中医杰出人才。燕京地区的医学流派主要有为皇室及其贵族看病的御医派、传统师承家传模式下形成的师承派、院校教育培养出来的学院派。随着社会的发展和时代的变迁，当今"燕京医学流派"逐步向中西医汇通方向发展，各学术流派的传人大都是熟知现代医学理论的中医大家。

　　尽管有众多前辈对燕京医学的某一分支做了大量的研究，但是业界对于燕京医学学术特色、代表性医家医著的研究尚缺乏统一性和全局性的共识，对于各流派代表性传承人及传承谱系的梳理也不够全面系统。随着在世的老中医越来越少，关于传承的第一手资料逐渐消失殆尽，对于老专家学术资源的挖掘整理显得尤为紧迫，属于抢救性保护工作。

2019 年，在北京市中医管理局的大力支持下，"燕京流派传承研究项目"立项，由首都医科大学附属北京中医医院具体组织实施。医院领导非常重视该项目，专门成立了"燕京流派创新性传承拳头工程"工作组，由刘清泉院长担任组长、刘东国副院长任副组长，项目办公室设在北京中医医院医务处。同年，医院进行分项目遴选，对入选的分项目展开了专业、专家、专著、技术和药物的研究。同时，医院统一组织各分项目对全国著名中医学术流派进行了实体考察，经过数次会议论证，各分项目逐步形成了研究燕京医学学术流派的思路和方法，燕京医学系列丛书书目申报也相应完成。各燕京医学学术流派研究小组开展了文献检索、实地调查、专家采访、资料整理等工作，在尊重历史、务求真实的基础上对燕京医学的学术特色进行了深度挖掘。

经过一年多的辛勤劳动，凝聚众多编者心血的《燕京医学流派传承系列丛书》终于要与读者见面了。总体上来说，本套丛书具有以下特点：

一、丛书由一整套书籍组成，各分册既可以独立成册，又具有内在关联性。丛书分册由北京中医医院各专科主任负责牵头编写，代表了本专科的最新研究成果和燕京医学的学术特色。

二、丛书资料务求真实。由于时间仓促，在时间维度上，研究范围不能够完全涵盖每个历史时期，尤其是金元以前燕京地区医学的发展情况还有待继续深入研究。

三、丛书内容力求公正。各流派谱系梳理过程中，尽量收集多方资料，保证真实准确，避免闭门造车和门户之见。

四、丛书中借鉴了很多前辈及同行的优秀研究成果，具有兼容并蓄的特点。

本套丛书的编写得到了北京市中医管理局、北京中医药大学、中国中医药出版社等相关单位及领导、专家的大力支持，同时借鉴了很多前辈的研究成果，在此一并表示感谢。由于丛书编写时间紧、任务重，编者都是临床一线医务人员，仓促之中难免瑕疵，敬请同行批评指正。

北京中医医院燕京医学学术流派研究办公室

2021 年 10 月

前　言

泻肺利水法治疗心力衰竭、凉血清热法治疗心律失常和益气逐瘀法治疗冠心病统称为北京中医"治心三法"，是首都医科大学附属北京中医医院心血管团队历经60余年的学术发展，逐步形成的具有燕京医学流派特色的中医治疗法则，在北京乃至全国均享有较高的学术地位。

燕京医学流派是具有北京地域特色的中医医学流派，兼容了在历史上具有影响力的宫廷医学派、师承家传派及名医学院派的内容和特色。北京中医"治心三法"的形成具有厚重的历史传承及浓郁的中医学术流派特色。

本书讲述了首都国医名师许心如、魏执真、黄丽娟教授带领的心血管团队与"治心三法"的历史渊源，详尽介绍了北京中医"治心三法"的学术思想、名医名家的学术经验及心血管团队的研究成果。此外围绕"治心三法"的学术经验，本书系统介绍了心血管团队多名专家的临床验案，将北京中医"治心三法"的历史与传承、文化与学术、理论与实践的中医底蕴进行了一次全面呈现。

首都国医名师许心如教授出身具有孟河学派特色的中医世家，其外祖父姜子楣拜师孟河学派代表人物费伯雄，擅长治疗温病及妇科疾病。许教授从小耳濡目染，形成了"宗学术之规矩"的行医风格，在 20 世纪 60 年代率先提出了泻肺利水法治疗心力衰竭的学术理念。

首都国医名师魏执真教授受教于当代著名老中医也是孟河学派重要传人之一的秦伯未先生，魏老秉承秦先生"求醇疵互辨"的诊疗特点，凝练出了清热凉血法治疗心律失常的学术思想。

首都国医名师黄丽娟教授围绕许心如教授益气养阴、活血通脉治疗冠心病的学术思想在 20 世纪 70 年代参与了二参通脉合剂和三参通脉合剂的研发工作。首都名中医刘红旭教授在前人学术经验的传承基础上最终形成了益气逐瘀法治疗缺血性心脏病的学术理念。经过 60 余年的历史沉淀，心血管科逐渐形成了"孟河学派"和"燕京学派"传承融合的专科平台，打造成了具有传承特色的中医学术流派。

心血管团队经过几代人不断传承与发展，在北京中医治心三法的学术思想基础上形成了良好的中医传承梯队。本书作为燕京医学流派传承系列丛书之一，详细介绍了"治心三法"学术思想的形成及其指导下的选方用药，并总结了众多名家及其传人的医案医话，希望能为广大同仁的中医临证提供有价值的参考与选择，也希望能从师承家传及名医学院层面进一步丰富燕京医学流派的学术内涵。

首都医科大学附属北京中医医院心血管科

2024 年 6 月

目 录 ❦

下篇　医案精选

上篇　名家简介

第一节 许心如

许心如，女，出生于1924年12月，卒于2021年3月，上海人。1952年毕业于同济医学院，毕业后被分配到北京工作。50年代响应党"西医学中医，整理提高祖国医学"的号召，于1959年至1961年参加北京市第一届西医学中医脱产学习班，系统学习中医3年。许心如教授是国内名牌大学毕业后最早系统学习中医的中西医结合专家。1962年结业后一直在北京中医医院从事中医及中西医结合临床、科研及教学工作，退休后继续在北京中医医院从事专家门诊、特需门诊及师带徒工作，行医五十余年，擅长心脑血管疾病的诊治。是国家级名老中医，首都国医名师，曾获"全国三八红旗手称号"、中华医学会心血管病分会终身成就奖。

许心如教授出身中医世家，外祖父姜子楣和母亲姜毓清，是当时江浙一带的名医。祖传几代悬壶济世，中医深奥的哲学思想，尤其是母亲的治病方法，给幼小的许心如留下了深刻印象，至今还保留着前辈留下的药方。在系统地接受了西医学、中医学的教育之后，她开始深入研究中医学理论。

20 世纪 60 年代，许心如教授提出肺虚不能通调水道，脾虚不能运化水湿，肾虚则气化不利，以致水湿停聚；水饮阻肺，肺气上逆而为咳喘，水气凌心则心悸，泛于肌肤而成水肿；是心力衰竭的重要病因病机，其中水饮阻肺是心力衰竭首要的病理机制，首创泻肺利水法治疗心力衰竭。许心如教授首创的以《金匮要略》葶苈大枣泻肺汤和防己黄芪汤为主方组成的心力衰竭合剂与强心栓，具有扩张血管、利尿及正性肌力作用，对心力衰竭患者单独使用或对顽固性心力衰竭患者合并常规西药使用，均具有较好的临床疗效。近年来的研究提示心力衰竭系列合剂具有调节心力衰竭患者神经内分泌的作用。在许心如教授的带领下，首都医科大学附属北京中医医院心血管科开始对中医药治疗心力衰竭的治疗大法进行研究，通过 20 余年的临床研究，不断丰富"泻肺利水"这一治疗心力衰竭的中医大法，深入探讨了泻肺利水法在治疗心力衰竭的作用机制并对其疗效进行了客观的评价，为中医药治疗心力衰竭奠定了坚实的理论基础。

由泻肺利水法治疗心力衰竭的临床应用总结而成的"心力衰竭合剂治疗充血性心力衰竭 30 例临床观察"，署名许心如、魏执真、许信国等发表于《中医杂志》1983 年第 11 期。此后在心力衰竭合剂的基础上，先后研制开发了以泻肺利水法为基础的强心栓和心力衰竭系列制剂，"中医泻肺利水法治疗心力衰竭"与"中医强心栓治疗充血性心力衰竭治疗与药理研究"先后获得北京市科学技术委员会和北京市中医管理局科技项目支持。20 世纪 80 年代初，北京中医医院在已有经验的基础上进一步对心衰的病因病机及中医治疗进行了深入的研究，认为临床上各种心脏病患者发展为心功能减低与心气虚乃至阳虚有密切关系。在泻肺利水法治疗的基础上，辅以益气温阳、活血化瘀，进一步完善了心力衰竭的中医治法。世纪之交，心力衰竭的临床研究得到了进一步发展。许心如教授在首发基金支持下对益气活血、泻肺利水法治疗心力衰竭进行了动物药理实验和临床试验研究。通过观察心衰合剂对心肌梗死后心力衰竭大鼠模型心功能、血浆血管紧张素Ⅱ（angiotensin Ⅱ，Ang Ⅱ）组织形态学改变的影响，发现心衰合剂能够调节心肌梗死后大鼠心肌的神经内分泌功能，显著改善心梗后心衰大鼠的心功能。泻肺利水法治疗心力衰竭获得了进一步的发展。

　　许心如教授还是国内较早提出益气养阴、活血通脉法治疗冠心病性心绞痛（胸痹）的学者。许心如教授在总结古人治疗胸痹的理论基础上，通过大量的临床观察，提出了益气养阴、活血通脉治疗胸痹的独特见解，她把中医的气血辨证理论应用于胸痹的治疗中，认为《难经·二十二难》中"气主煦之，血主濡之"概括了气和血的基本功能，气和血存在着极为密切的关系。早期运用气血辨证理论，创建益气养阴、活血通脉的方法治疗胸痹，率先组方二参通脉汤，逐步发展成为现在的三参通脉口服液（由太子参、玄参、丹参、生黄芪、赤芍、白芍、娑罗子、元胡等组成），取用标本兼顾之法，把扶正和祛邪有机地结合起来，治以益气滋阴养血、理气活血，临床取得了良好疗效。

　　许心如教授关于二参通脉汤的文章《扶正祛邪法治疗冠心病、心绞痛——附112例临床总结及49例远期疗效观察》发表在1976年的《中华医学杂志》上，此后又在二参通脉汤的基础上开发出三参通脉口服液，历经20余年的基础与临床研究，目前是首都医科大学附属北京中医医院院内制剂。

　　许心如教授行医50余年，在中医、中西医结合防治心血管疾病领域取得了巨大的成就，许心如教授为人正直，医德高尚，苦学经典，博采众长，习古而不拘于古，用药灵活而又谨慎。在临床治疗上经验丰富，组方巧妙，用药精到，辨病与辨证相结合，治愈了众多疑难病，深受广大患者的爱戴。在科学研究中，严谨求实，不断创新，形成了自己独到的学术思想。在教学工作中全心传授，培养了大批中医临床与科研人才。

作为新中国第一批西医学习中医的专家，许心如教授是新中国中西医结合学科的开创者之一。许心如教授参与主持全国胸痹心痛协作组联合攻关课题等多项省部级项目研究，其中"益气活血泻肺利水治疗充血性心力衰竭"于1982年荣获"北京市科委学术成果奖"，"心痛气雾剂临床应用与实验室研究"荣获"国家中医管理局1987年度全国中医药重大科技成果乙级奖"（部级），"中医强心栓治疗充血性心力衰竭治疗与药理研究"于1989年荣获"北京市中医管理局科技成果一等奖"，"心痛口服液临床及实验室研究"荣获"国家中医药管理局1992年度中医药科学技术进步二等奖"（部级），"三参通脉口服液对缺血性心脏病的临床观察与实验室研究"于1996年荣获"北京市科技进步三等奖"；作为主要编著者先后参与了《胸痹心痛证治与研究》（副主编）、《中医痛证大成》（副主编）、《现代中医心病学》（副主编）、《心脑血管疾病研究》等学术著作的编著工作；发表学术论文30余篇。曾任中华医学会心血管病专业委员会第一届委员、中国中西医结合学会心血管病专业委员会委员、中华中医药学会急诊分会常务常委、国家中医药管理局胸痹急症协作组顾问等学术职务。1960年2月荣获"北京市劳动模范"称号，1960年8月由全国妇女联合会颁发"三八红旗手"荣誉称号。2008年三八妇女节期间，首都医科大学附属北京中医医院为许心如教授等五位女医师举行行医 50 年庆祝活动，并授予"杏林女杰"称号，全国十余家新闻媒体做了大量报道，受到社会广泛关注。曾担任全国第三、第四批"全国老中医药专家学术经验继承工作指导老师"，2013 年获"首都国医名师"称号。2017 年荣获中华医学会心血管病分会终身成就奖"鲐背奖"。

第二节　魏执真

　　魏执真，女，1937 年生，天津市人，主任医师，教授，首都国医名师。曾任北京中医医院（现首都医科大学附属北京中医医院）心血管科主任及内科副主任，博士研究生导师，中央保健局会诊专家，中华中医药学会内科心病常务委员，中华中医药学会急诊胸痹病常委，中华中医药学会糖尿病学会顾问并曾任副主任委员，北京市中医药学会糖尿病委员会顾问并曾任副主任委员，世界中医药联合会糖尿病学会顾问，入选北京医学会医疗事故技术鉴定专家库。享受国务院政府特殊津贴，荣列国家老中医药专家学术经验继承工作指导老师。

　　魏执真教授，自幼接受良好的家庭教育，形成了真诚、执着、勤奋、严谨的学习态度，奠定了她今后治学道路的基础。魏执真教授是新中国培养的第一批接受现代中医药学高等教育的专业人才，1962 年作为首届中医学学士毕业于北京中医学院（现北京中医药大学），被称为中医界的"黄埔一期"。在校就学期间，她潜心向医，孜孜不倦，问道解惑，从无懈怠，精研《黄帝内经》《难经》《伤寒论》《神农本草经》诸经，于诸家之言广有涉猎，受教于当代著名老中医秦伯未、任应秋、施今墨等先生。魏执真教授毕业前因学习成绩优秀，特经简拔，师从我国著名的现代中医学临床家、教育家、学者秦伯未先生，颇得秦氏之妙。1963 年 9 月即作为主编之一与秦伯未先生共同编写出版了《中医临证备要》一书，时年魏执真教授仅 26 岁。该书系统总结了秦伯未先生的中医学思想，现在仍为研究中医基础理论的重要文献资料。自 1962 年 8 月毕业至今，就职于北京中医医院（现首都医科大学附属北京中医医院），从事内科及心血管疾病的医疗、科研和教学工作。作为中医院心血管、糖尿病专业的中西医结合治疗的奠基者之一，其临床、教学、科研方面均有突出成就，为医院发展、学科建设和心血管内科中医专业人才的培养作出了重大贡献。

魏执真教授严谨的治学态度和不断求知、锐意进取的敬业风范被同道广泛称颂。魏执真教授的求知精神老而弥坚，近年来高血压、心律失常、冠心病、糖尿病的中西医诊疗理论均有高速发展，相关新技术、新进展层出不穷，她总能及时了解并掌握，这使她一直站在学科的最前沿。多年以来，在临床工作中面对复杂疑难的病例，她必定深究其发病过程、诊治经过，用心思考，果断用药，以中医药为主，在中医学思想体系的指导下以中西医结合解决临床问题，总能得心应手。对于罕见病例，亲自查阅相关文献，在长期临床实践中不断刻苦钻研，反复总结，因而在内科疾病，尤其是心脑血管疾病和糖尿病的诊治方面，积累了丰富经验，疗效稳定而显著，深受患者信赖，获得了良好的社会声誉。多家媒体在不同时期都做了相关报道，如《光明日报》《北京日报》和台湾地区《大成报》《中国工商报》等均刊登了专访；中央电视台对海外广播《天涯共此时》及《中华医药》栏目也做了魏执真教授的特别介绍。

魏执真教授是中华中医学会糖尿病学会及中华中医药学会内科心病委员会筹建人之一。她一贯热心于专业学会的工作，积极、全力地支持及参与学会活动。她还不辞辛劳支持并参与科普教育工作，长期身体力行，通过参加义诊活动，撰写科普文章，在电视台、广播电台进行科普讲座，使更多的患者和基层医务人员获益。

魏执真教授不仅医术高超，医德更足为后辈垂范。她辨证施治则四诊详参唯恐不周，遣方用药则增减损益岂止再三，对患者关切挚情溢于言表，或温言抚慰以安其心，或痛切直陈以规其失，自朝过午始终让患者如沐春风。足可谓大医精诚，仁心仁术，相得益彰。在临床实践过程中，魏执真教授运用中医药学的传统学术理论，充分发挥了中医药简、便、廉、易、效的特点，救治了数不胜数的患者。特别是大量现代医学认为即使接受复杂、昂贵的手术也难缓解病情的患者，通过魏执真教授的精心治疗获得了新生。魏执真教授对后辈中青年中医师严格要求，一贯强调疗效是硬道理，疗效是祖国中医药生存和发展的基石。正是看到了魏执真教授运用祖国传统医学的思维方式辨证论治取得了极好的临床疗效，才使得中青年中医工作者献身中医事业的决心更加坚定，在临床实践中逐步提高了诊疗水平。

魏执真教授作为具有现代医学思维的一代中医学大家，在将蔚为大观的祖国传统医学继承并加以合理运用的同时，主动结合现代医学的诊疗技术和研究方法，在临床工作中坚持理论与实践相结合，本着以中学为体、西学为用的原则，继往开来，在心血管疾病的科研和治疗方面形成了自己的学术体系，突出了辨证论治的思想。迄今为止，魏执真教授在国内外专业期刊发表论文30余篇，主编或参与主编专著共17部。荣获国家卫生健康委员会、国家中医药管理局、北京市科学技术委员会及北京中医管理局科技进步奖 10 项。通过分析整理魏执真教授的临床经验和学术成果，透视魏执真教授诊疗和科研的思考方式，既可以为同道借鉴，也可以启迪后学。使更多患者通过祖国传统医学的治疗而远离疾病的侵害是魏执真教授多年不变的心愿。

魏执真教授自 1962 年至今长期从事中医心血管疾病专科医、教、研工作，对心律失常的中医治疗潜心研究 40 余年。她结合临床实际，钻研中医古典医籍，特别是李时珍所著《濒湖脉学》，受益匪浅，经过长期、大量、认真的临床实践，观察总结，形成了自己独特的治疗心律失常的学术思想，她"以脉为主，四诊合参，分为两类十型三证候"的辨证论治方法，在难治性心律失常的治疗上取得了满意的效果。

魏执真教授认为各种期前收缩在西医均属快速型心律失常，中医辨证根据脉象分为阳热类及阴寒类，如促脉属阳热类，而结脉则属阴寒类，但绝大多数为促脉，而极少数为结脉。阳热类又可分五型：①心气阴虚，血脉瘀阻，瘀而化热；②心脾不足，湿停阻脉，瘀而化热；③心气衰微，血脉瘀阻，瘀而化热；④心阴血虚，血脉瘀阻，瘀而化热；⑤心气阴虚，肺瘀生水，瘀而化热。在此认识的基础上，魏执真教授提出用各种方法配合凉血活血法治疗心律失常，组方调脉饮，并制成北京中医医院院内制剂。"调脉汤治疗快速型心律失常临床与实验研究"荣获 1991 年北京市中医管理局科技进步奖。1996 年魏执真教授编写《心律失常中医诊治》一书，专门阐发对于各型心律失常的中医辨证诊疗规律的独特认识。该书是其毕生治疗心律失常经验的总结，并获 1997 年度"北京市中医管理局科技著作一等奖"。

自 20 世纪 80 年代起，临床中糖尿病引起的心脏病逐渐增多。糖尿病性心脏病在心脏病中所占比例迅速增加，至今已占主要地位。魏执真教授及时抓住这一动向，率先进行了糖尿病性心脏病的长期系统的诊治研究，在临床取得了良好疗效的基础上，于20世纪80年代初即以"糖心宁治疗糖心病的临床及实验研究"为题于北京市立项进行科研观察，结果从临床和实验两方面证实糖心宁能明显改善糖心病的症状及冠状动脉供血和心肌内微血管病变，提高心功能，并有改善心脏植物神经病变的功效，且无肝肾功能损害及其他不良反应。因此，此项研究具有开创性，其结果达国内领先水平，荣获"北京市科技进步二等奖"。

魏执真教授历任中央保健局会诊专家，中华中医药学会心血管病分会常务委员，中华中医药学会糖尿病学会副主任委员，世界中医药联合会糖尿病学会顾问等职。1997年享受国务院政府特殊津贴。曾担任全国第三、第四批"全国老中医药专家学术经验继承工作指导老师"，2013年获"首都国医名师"称号。

第三节 黄丽娟

黄丽娟，女，1940年出生，辽宁省绥中县人，主任医师，教授，博士研究生导师，第三、第四批全国家老中医药专家学术经验继承工作指导老师，获"首都国医名师"称号。2001年获全国中西医结合学会颁发的中西医资深贡献专家奖。作为突出贡献专家，享受国务院政府特殊津贴。

黄丽娟教授1965年毕业于首都医科大学医疗系，后留校任教。因教学工作需要在职学习中医，1972年毕业于北京西学中医班，至今在北京中医医院从事中医科、中西医结合内科、心内科相关工作，并从事临床、科研和教学工作50余载。曾任北京中医医院大内科主任兼心内科主任。兼任北京中医药学会内科分会委员，北京中西医结合学会理事，心血管专业委员会副主任委员，北京市科技成果评审委员会专家组成员，北京市卫生系统高级职称评审委员会专家组成员，北京市自然科学基金项目评审专家组成员，北京市中医医院学术委员会成员。

黄丽娟教授向来勤奋好学，先后师从王为兰、吉良晨、方和谦、孙伯扬、许心如等名老中医，在侍诊学习各位前辈的专长中受益匪浅。

在首都医科大学从事临床教学工作的20世纪60年代，生活医疗条件有限，广大农民小病不治导致大病治不起，农民无钱看病的情形时有发生，黄丽娟教授曾目睹农民用一个鸡蛋换几片降压药的事情，她从中深刻地体会到作为医务人员应该为他们做些事情。不久后黄丽娟教授被学校派往北京市西学中班学习，从此便与中医结下不解之缘，也深感中医学的博大精深。于是，她一面从事临床教学工作，一面深入学习中医的各部经典著作，并重点研习中医的基础理论，将自己所学的中西医知识相结合，服务于广大人民群众。

作为北京中医医院中西医结合治疗心血管病的奠基者之一，其临床、教学、科研各方面均有突出成就，为医院发展、学科建设和心血管内科中医专业人才的培养作出了重大贡献。曾取得北京市科技进步奖3项，北京市卫生局科研成果4项，发表论文多篇，并培养出一支素质较高的科研队伍。获市科技进步奖的课题"三黄消脂片治疗高脂血症的临床与实验研究"曾被推广到日本并深受日本学者的好评。

中医学认为，脾胃为"后天之本"，脾主运化，输布营养精微，是气血生化之源；脾统血，心主血，气血的充足有赖于脾胃的供养。心主血脉，脉以胃气为本，有胃气则生，无胃气则死，故脾胃直接影响心脉。黄丽娟教授根据《黄帝内经》中"治病必求于本"这一理论，在脾胃为"后天之本，气血生化之源"基础上，结合她自己的临床经验，提出了"脾胃失和、气血阴阳失调是导致心血管系统发病的核心"这一论点。在"治病必求于本"的基础上提出了"治心病六法"，即补益心脾法、益气温脾法、温补脾肾法、清胃化滞法、理脾和血法和清热化痰法。黄丽娟教授以脾胃理论指导心病的中医治疗，形成了自己独特的学术思想，在临床上也取得了良好的效果。

黄丽娟教授从事中医、中西医结合治疗心血管病的临床、科研与教学工作50余载，在治疗高血压、高脂血症、冠心病性心绞痛，特别是介入治疗后复发心绞痛的治疗方面积累了丰富的临床经验。作为心血管科的学术带头人，带领科室先后完成了醒脑延寿片、清脑平肝片、清血消脂片、三参通脉口服液等多个院内制剂的临床研究和基础实验工作。

日常工作之外，黄丽娟教授还总结自己多年的经验，发表论文，著书立说。曾参与《中医脾胃学说应用研究》《临床中药研究进展》《胸痹心痛诊治与研究》《中医养生历书》等多部中医论著的编写。黄丽娟教授为推广中医，扩大中医药在国际的影响，先后到马来西亚、日本及中国香港等地进行学术交流及临床应诊，均受到一致好评。

作为中医药学会内科分会委员、中西医结合学会心内科专业委员会副主任委员、老年病及康复医学会理事，黄丽娟教授一贯热心参与学会的工作，积极参与学术活动、授课。黄丽娟教授非常支持科普教育工作，认为应该丰富患者自身的医疗保健知识，并多次不顾劳累为患者做健康宣教，参加为广大郊区患者举办的义诊。

　　无论是在临床还是科研中，她始终保持一颗年轻健康的心，一颗进取向上的心，一颗时刻为他人着想的心。正因为如此，她多次被评为北京市先进工作者。时至今日她仍然信守着老中医袁鹤俦的"为医者以活人为先，断不可以商贾之为"的名言。2001年获全国中西医结合学会颁发的"中西医资深贡献专家奖"。作为突出贡献专家，享受国务院政府特殊津贴。

　　作为心血管内科的著名老专家，黄丽娟教授严谨的治学态度和不断求知、锐意进取的敬业精神，值得发扬称赞。首先，体现在对中青年医师的培养中，她强调作为医生应掌握第一手临床资料，这也是作为医生的根本。所谓第一手资料是指患者病情发生、发展、变化的原因及对治疗措施的反应。医师只有全面地了解患者病情才能给出正确具体的治疗措施，从根本上解除患者的疾苦，才算得上是称职。其次，医师只有不断总结分析才会有所提高，不仅要总结成功的经验更要找出失败的原因。例如：她在主持死亡病例讨论中重点分析治疗抢救中的不足之处，及改进补救的措施，从中吸取教训，这是提高医生诊治水平的重要环节。再次，要敢于诊治危重疑难病例，不能错过诊治时机，这就迫使医生要不断学习国内外中西医进展的知识进行综合分析，有鉴别和诊断的能力，例如发烧，看似一个简单的症状，但要想做出正确的诊断必须有很强的综合分析判断能力，这一过程便是年轻医生提高能力的最好机会，特别指出青年医师就是要敢于承担对危重患者的救治工作，敢于承担风险，迎难而上，从中获取最直接、最宝贵的第一手资料。最后，医师在临床诊治中始终要坚持中医为主，能中不西，先中后西，中西结合的原则。只有掌握中医理论和思维方法，熟悉西医的诊疗技术，才能不断发展中医，发挥中医药的强大优势。

身为医生，在临床中黄丽娟教授始终保有对患者的高度责任感，在工作中几十年如一日地坚持对待危重患者随时查房，根据病情及时调整诊治方案，使得无数患者在危难之时转危为安，获得了患者和家属的信任。

在教学中，无论是对待本科生、研究生还是学术继承人，她始终认为要教学生知识，更要教学生如何做人，如何做一名优秀的医生，这是关系到中医事业后继有人的大事。年轻医生从走上工作岗位的第一天起就要始终坚持以患者的需要为前提，始终保有一颗爱心，一颗同情心，一颗责任心，一颗治病救人的慈悲之心。她教导学生在日常的工作学习中要注重吸取每一位前辈的经验，领会其中精髓，使之为自己所用，并将其发扬光大。因为这些是前辈们几十年辛勤钻研的智力成果、劳动所得，是在书本上查找不到的，这使青年医生受益匪浅，为他们的临床工作打下坚实基础。

中篇　名家学术思想及临床经验

第一章 许心如

第一节 心力衰竭

许心如教授是著名的中医、中西医结合治疗心血管病的专家，她致力于医学临床研究，在心血管病等内科杂病方面有很深的造诣，遵古而不泥古，坚持理论联系实际，重视中西医结合，在长期的临床实践中，不断总结创新，形成了独特的学术思想。

许心如教授通过对心力衰竭患者的长期临床观察，领悟中国古代文献对心力衰竭的认识，创造性地提出了泻肺利水治疗心力衰竭的学术思想。心力衰竭指心气不足、虚衰而竭或心气本衰复为外邪所困而引起的血行不畅，机体血虚或血瘀的病理状态。多由心阳不振，阳虚水泛或阳虚血瘀引起，表现为心悸怔忡，喘满咳唾，不能平卧，小便不利及身体浮肿。在《黄帝内经》中早有"心气始衰，苦忧悲，血气懈惰，故好卧"的记载。汉代张仲景在《金匮要略》中首先提出了"心水"的病名，载有"心水者，其身重而少气，不得卧，烦而躁，其人阴肿""水停心下，甚者则悸，微者短气"等内容。唐代《备急千金要方》中有"凡心下有水者，筑筑而悸，短气而恐"。宋代《圣济总录》中首次提出"心力衰竭"的病名。元代《丹溪心法》提出了该种病的治则。明代《证治准绳》在利水的基础上提出温阳的法则，"若心气不足，肾水凌之，逆上而停心者，必折逆气，泻其水，补其阳"。现代中医认为心力衰竭是久病，阳气虚衰推动无力，或气滞血瘀，心脉不畅，血瘀水停所致，以喘息心悸，不能平卧，咳吐痰涎，浮肿少尿为主要表现的疾病。历代医著虽未对心力衰竭设专篇论述，但已有心力衰竭之名，对其临床证候、病因病机及辨证论治等的论述，常列入"心悸""喘证""水肿"等范畴。

心力衰竭指心脏受损、真气衰竭、心脉瘀阻、水饮内停所引起的急危病症。慢性充血性心力衰竭是心脏功能减退到一定程度导致动脉系统血液灌注不足，静脉系统产生淤血的一种综合症候群。如心悸气短、乏力气喘、水肿尿少、不能平卧等，分属中医相应的各个范畴。心力衰竭病位在心，与肺、脾、肾关系密切，其病因病机是在正气内虚的基础上感受外邪，伤及心肺脾肾之阳气，使心气虚不能运血，血瘀内阻，阻遏气机，水气不化，水饮内停，肺虚不能通调水道，脾虚不能运化水湿，肾虚则气化不利，使水液内停进一步加重。水气凌心，心神不宁则心悸不安；水气凌肺，肺气上逆而为咳喘；水湿中阻，泛于肌肤而成水肿；肾失开阖，气化不利则尿少。心力衰竭常用治法包括益气养阴、益气活血、健脾利水、温阳利水等。

许心如教授结合中医经典理论和临床实践，体会到气虚血瘀水停是心力衰竭的重要病机。中医认为心主血脉，心气推动血液在血脉中运行，使"经脉流行不止，环周不休"，肺朝百脉，又主通调水道，是经脉最为丰富的脏器，也是身体最重要的水液代谢场所。心肺同居上焦，因而在生理上联系密切，在病理上也互相影响，心气受损，经脉运行不利，首先影响肺脏，使水液代谢异常，所以心气不足，水饮阻肺，是心力衰竭的重要病机。心气不足，气不摄神而心悸，水饮阻肺，肺气上逆则咳喘，劳则耗气，故动则心悸喘憋。进一步伤及脾气，中气不足，运化不利，水湿不化，泛于肌肤则浮肿；伤及肾脏，肾气亏虚，开阖不利则尿少；气虚及阴，则气阴两虚，兼见口干；气虚不运，则心脉瘀阻，可见胸痹心痛。心力衰竭晚期，气虚及阳，阳气不足，气不化水，水饮内停进一步加重，水饮上凌心肺则心悸喘憋加重。许心如教授根据心力衰竭气虚血瘀水停的病机，首创了泻肺利水法治疗心力衰竭，以《金匮要略》葶苈大枣泻肺汤合防己黄芪汤为主方，气虚重者加重黄芪用量，气阴两虚加生脉散，血瘀水停加赤芍、水红花子等。泻肺利水法主要用于水气凌心、水饮射肺等标急之证，代表方为葶苈大枣泻肺汤，常用的药有葶苈子、桑白皮等。现代中药药理学显示泻肺利水法中所用的药物可以通过利尿以减轻心脏前负荷，部分药物具有血管扩张作用，如桑白皮等，部分药物还有强心作用，如葶苈子可增加心肌收缩力，从而控制心力衰竭，进一步的研究发现，以泻肺利水法为主研制的心衰系列方剂具有调节神经内分泌作用。

许心如教授通过临床实践，体会"气虚水停"为心力衰竭之关键，故治疗应以益气泻肺利水为主。重症心力衰竭Ⅲ～Ⅳ级，呼吸困难，咳嗽吐泡沫样痰或带血，心率快，缺氧，重度水肿，此时肺水肿为急，除用生脉散外，应用葶苈大枣泻肺汤等利水药以泻肺利水、通调水道，肺得清肃，利氧气交换，宗气乃复，同时可以发挥"肺朝百脉""肺主治节"之功能，使心力衰竭得以控制。五脏的生理功能，虽然各有专司，但心具有主宰五脏六腑的作用。心主血脉，主神志，为君主之官。"脉"

是血液运行的通道，脉道的通利与否，直接影响血液的运行。肺朝百脉、主治节，是指全身的血液都通过经脉而聚于肺，通过肺的呼吸，再输布到全身，而全身的血脉均统属于心，心脏的搏动是血液运行的基本动力。肺主治节，主要体现在肺主呼吸，治理调节全身的气机，辅助心脏，推动调节血液的运行，治理和调节津液的输布、运行和排泄。

20世纪50年代，首都医科大学附属北京中医医院心血管科在许心如教授的带领下开始对中医药治疗心力衰竭的治疗大法进行研究，对20余年的经验加以总结，创立了"泻肺利水"这一治疗心力衰竭的中医大法。1981年心血管科申请了"中医泻肺利水法治疗心力衰竭"项目，对心力衰竭的中医治疗大法进行了深入探讨，透彻分析了泻肺利水法在治疗心力衰竭方面的作用机制并对其疗效进行了客观的评价，许心如、魏执真、许信国等对泻肺利水法治疗心力衰竭的临床应用总结——《心衰合剂治疗充血性心力衰竭30例临床观察》发表在《中医杂志》1983年第11期。许心如教授带领北京中医医院内三病房心血管组在1980年3月至1981年4月观察了30名以心衰合剂为主治疗的充血性心力衰竭患者，均取得了良好的临床效果。其中男9例，女21例；原发病为风湿性心脏病者19例，冠心病者10例，充血性心肌病者1例；心衰Ⅱ度者2例，Ⅲ度者28例；入院前有21名患者已用过西药强心、利尿和抗感染治疗，但心衰仍未能控制。组内病例辨证均属心气虚衰、血脉瘀阻、水饮停聚、肺气壅塞，以泻肺利水、益气养心、活血通脉为法，方用心衰合剂。处方：葶苈子30g，桑白皮30g，车前子30g（包），泽泻15g，生黄芪30g，太子参30g，五味子10g，麦冬15g，紫丹参30g，全当归10g。以上为1剂。每剂浓煎成

200mL。病情重时，每日服 2 剂，分 4 次服；病情转轻后，改为每日 1 剂，分 2 次服。心衰缓解后仍可继续服用，以巩固疗效。患者采用自身前后对照观察。治疗结果：22 名继服原来西药而心衰不能控制的患者，加服心衰合剂后全部有效；9 例未用西药的患者，单纯服用心衰合剂后 7 例有效，2 例无效。

以泻肺利水为法，在心衰合剂的基础上研制的强心栓，是中药治疗心力衰竭在制剂方面的又一创造性的成果。针对中药汤剂不仅服用不方便，还会增加心衰患者水的摄入量这一弊端，许心如教授创造性地开发了中药栓剂强心栓来治疗心力衰竭。在许心如教授的指导下，《强心栓治疗充血性心力衰竭的临床观察与药理研究》发表在《中国医药学报》1992 年第 7 卷第 2 期。研究病例为 1988 年 1 月至 1989 年 3 月在北京中医医院心血管病房住院的心衰患者，根据 1964 年美国纽约心脏病协会制定的心衰诊断和心功能分级标准进行诊断和分级，全部确诊为心功能Ⅲ～Ⅳ级，共 45 例，男性 17 例，女性 28 例，平均年龄 50.4 岁。心衰史 2～5 年者 12 例，5 年以上者 33 例，风心病 29 例，冠心病 6 例，肺心病、扩张型心肌病各 3 例，先天性、高血压性心脏病各 2 例。对既往未用过强心、利尿和血管扩张剂者，或洋地黄中毒之心衰患者，先观察 3 日，第 4 日始用强心栓治疗。对入院前长期使用强心、利尿及血管扩张剂而心衰未能控制者，病情允许时先维持原治疗 3 日，自第 4 日酌减或停用洋地黄和（或）利尿剂，加强心栓治疗。剂量为每日 2 次，每次 2 粒，肛门纳入（深度约 4cm），疗程 2 周。强心栓由生黄芪、葶苈子、赤芍等药组成，按比例配方提取成药膏，然后再制成锥形栓剂。每粒强心栓重 2g，含生药 1g（由北京制药工业研究所提供）。起效时间：45 例心衰患者使用强心栓 1 天后尿量增加，呼吸困难减轻者 9 例，其余多在 2 ～ 3 日起效，疗效出现时间平均为 3.4 天。利尿效果：大部分心衰患者利尿效果显著，有的用西药利尿剂效果不佳，改用强心栓后出现较好疗效。45例患者治疗前尿量为（771.11±107.67）mL/24 小时，治疗后增加为（1217.87±171.20）mL/24 小时（$P < 0.05$）。在相对控制入量的情况下，取治疗前、后 3 日尿量的均值。18 例患者于治疗前、后第 3 日，应用心阻抗图法进行了血流动力学测定，治疗后较治疗前每搏量、心排血量和心脏指数明显升高，提示强心栓有助于增强心衰患者左室射血功能。应用强心栓治疗 45 例心衰患者，显效 14 例，有效 27 例，总有效率为 91.1%。

将强心栓配方制成 100mg/mL 水溶液并用氨吡酮针剂 5mg/mL 做阳性对照，以生理盐水做空白对照。以左心导管监测血流动力学变化，对 5 只麻醉犬经十二指肠给药，剂量为 200mg/kg、400mg/kg、600mg/kg，各剂量均显著增加左室压变化率（dp/dt max 和 dp/dt P40）（$P < 0.05$）。对 7 只麻醉猫静脉注射本品 50mg/kg、75mg/kg、100mg/kg 亦明显增加左室压变化率（$P < 0.01$）。阳性对照组氨吡酮亦皆有增加。对 19 只兔离体乳头肌用分别法和累积法给药，测定本品对乳头肌收缩功能的影响，结果：两种给药方法均能显著增加乳头肌收缩张力，在一定浓度内出现量效关系。心衰合剂效价为 2.4mg/mL。效能△最大心率（Fc max）为 53.6%（$P < 0.01$）。阳性对照组氨吡酮亦显同样效果。

急重症抢救中，中药剂型是个突出的问题。传统汤药服药时诸多不便，亦不便保存，而中药静脉制剂的提取和制作目前还存在不少困难。心衰患者多存在胃肠道淤血，消化和吸收能力低下，口服汤药常不能及时地发挥出应有的功效。而强心栓由肛门置入给药，药物通过直肠黏膜吸收，大部分不经过肝肠循环，直接进入血液循环，这种给药途径的吸收速度仅次于静脉给药，大大优于口服。中药强心栓保存、使用方便，发挥作用快，无毒副作用，克服了传统汤药剂型在急重症抢救中的种种弊端，是治疗心衰的有效药物，丰富和补充了当前充血性心力衰竭的治疗方法。

20世纪80年代初，北京中医医院在已有经验的基础上对心衰的病因病机及中医治疗进行了进一步的研究，认为临床上各种心脏病患者，发展为心功能减低与心气虚乃至阳虚有密切关系。心阳不足，脾阳不足，则不能鼓动营血，造成瘀血内停。故在泻肺利水法治疗的基础上，辅以益气温阳和活血，进一步完善了心力衰竭的中医治法。在心衰合剂的基础上，北京中医医院心血管科在许心如教授的带领下，先后研制开发了心衰1号、心衰2号、心衰3号、心衰4号及强心栓等以泻肺利水法为基础的心衰系列制剂。对心衰3号的临床研究发现，采用心衰3号对心衰患者神经内分泌的调节作用与血管紧张素转换酶抑制剂部分相似，有可能会改善心衰患者的心室重构；并通过抑制血小板的活性，可能对防止血栓的形成及改善心衰的进程有利。同时心衰3号能明显地改善患者的心功能状态，提高患者的生活质量，对减少洋地黄中毒及利尿剂造成的电解紊乱的发生，有不可忽视的作用。

"益气活血泻肺利水治疗充血性心力衰竭"荣获"1982年北京市科委学术成果奖"，《中药强心栓治疗充血性心力衰竭的临床与实验研究》荣获"1989年北京市中医管理局科技成果一等奖"。2018年《泻肺利水法治疗慢性心力衰竭的临床与基础研究》获"中国中西医结合学会科学技术奖三等奖"。

泻肺利水法治疗心力衰竭在许心如教授的带领下，经历了创立、探索、发展三个阶段，在先后几十年里，心血管科从临床和基础两个方面深入地探讨了中医泻肺利水法在治疗心力衰竭疗效和可能的作用机制，深化了对心衰病因病机的认识，提高了中医治疗心力衰竭的疗效，减轻了患者的临床症状，充分体现了中医药治疗心力衰竭的特色与优势。其研究的成果为进一步探讨中医药治疗心力衰竭的机制奠定了扎实的理论基础，也对心力衰竭的中医药临床治疗具有较强的指导作用。

目前首都医科大学附属北京中医医院心血管科根据《2005年欧洲慢性心力衰竭诊治指南》《中华医学会心血管专业委员会心力衰竭诊治指南》及《中华中医药学会心病学会中医治疗心力衰竭的诊疗规范》，制定了《全国心血管病重点专科慢性心力衰竭诊治规范》。心衰1号、心衰2号、心衰3号、心衰4号及强心栓等多种中药制剂，分别根据患者的不同时期不同症候特点，加减使用，均在临床中取得了很好的疗效。

慢性心力衰竭是各种心脏病进展过程中心脏功能减退到一定程度，导致动脉系统血液灌注不足，静脉系统产生淤血的一种综合症候群。临床可见心悸、喘息、浮肿、尿少等症状，分属中医"心悸""喘证""浮肿"等病证。许心如教授结合中医经典理论和临床实践，体会气虚水停，或兼血瘀是心力衰竭的重要病机。许心如教授根据心力衰竭气虚水停的病机，首创了泻肺利水法治疗心力衰竭，以《金匮要略》葶苈大枣泻肺汤合防己黄芪汤为主方，为北京中医医院心血管科制定具有自己特色的心力衰竭诊疗常规打下了良好的基础。

1. 气虚水停证

临床表现：咳嗽咳痰，喘息心悸，动则加重，或有浮肿，舌淡，脉滑。

治法：泻肺利水。

方剂①：防己黄芪汤（《金匮要略》）合葶苈大枣泻肺汤（《金匮要略》）加减。

黄芪、防己、葶苈子、白术、甘草、大枣、生姜。

方剂②：心衰2号。

黄芪、葶苈子、桑白皮、防己、泽泻、车前子、赤芍、水红花子等。

心衰2号治疗慢性心力衰竭患者的临床疗效的观察：方法采用自身对照法，疗效判定采用中医症状的半定量计分法，体征采用修正Lee标准评定计分法。结果70例患者心功能改善总有效率达62.86%。对呼吸困难、肺内啰音及肺水肿、水肿、尿少者均有明显改善，肝大患者的肝脏体积均有一定程度的缩小。平均尿量由（691.23±6.37）mL/d增加到（1209.89±162.40）mL/d。利尿剂的停减率达77.14%。洋地黄停服率达25.93%。心悸、气短、自汗、尿少、水肿等气虚水泛之候改善总有效率达70%，未发现明显不良反应。[①]

2.气阴两虚，水饮内停证

临床表现：咳嗽咳痰，喘息心悸，动则加重，或有浮肿，口干咽干，舌质淡红，脉滑而细。

治法：益气养阴，泻肺利水。

方剂①：生脉散（《内外伤辨惑论》）加防己黄芪汤合葶苈大枣泻肺汤。

---

① 金玫，黄丽娟，王振裕，等．心衰合剂对慢性心力衰竭的干预［J］．北京中医，2003，22（3）：10-12.

人参、麦冬、五味子、黄芪、防己、葶苈子、白术、甘草、大枣、生姜。

方剂②：心衰 1 号。

人参、麦冬、五味子、黄芪、葶苈子、桑白皮、防己、泽泻、车前子、赤芍、水红花子等。

心衰 1 号治疗气虚水停、心脉瘀阻型慢性心力衰竭患者 240 例的临床疗效：显效 77 例，有效 140 例，无效 6 例，死亡 17 例，总有效率为 90.42%。基本方药理实验表明：本品能显著增加心肌收缩力，有明显的正性肌力作用，且减少心肌氧耗量。[①][②]

3. 阳虚水泛证

临床表现：咳喘心悸，动则加重，浮肿尿少，面白肢冷，舌淡而胖，脉沉而细。

治法：温阳益气，利水宁心。

方剂①：真武汤（《伤寒论》）合桂枝加龙骨牡蛎汤（《金匮要略》）。

附子、白术、白芍、茯苓、生姜、桂枝、大枣、龙骨、牡蛎。

方剂②：心衰 3 号。

生黄芪、太子参、葶苈子、泽泻、茯苓皮块、炮附子、桂枝、仙茅、炒酸枣仁、枳壳。

益气温阳、行气利水法对充血性心力衰竭患者神经内分泌

---

① 许心如，魏执真，许信国，等.心衰合剂治疗充血性心力衰竭30例临床观察[J].中医杂志，1983（11）：825-826.

② 韦懿馨，黄丽娟，李祖珍，等.益气活血泻肺利水法治疗充血性心力衰竭240例[J].广西中医药，1991，14（6）：245-247.

系统的影响：将辨证属气阳虚衰，水饮血瘀证患者49例随机分为治疗组（29例）和对照组（20例），治疗组采用益气温阳、活血利水法治疗，对照组服用开搏通（卡托普利）。结果显示益气温阳、活血利水法对心衰患者神经内分泌的调节作用与血管紧张素转换酶抑制剂部分相似，有可能改善心衰患者的心室重构，抑制血小板的活性，改善心衰的进程。[1]

4. 气阳不足，血瘀水停证

临床表现：咳喘心悸，动则加重，浮肿尿少，面白肢冷，唇甲紫暗、胸闷胸痛、舌暗有瘀，脉沉而涩。

治法：温阳益气，活血利水。

方剂①：真武汤合桂枝加龙骨牡蛎汤加桃红四物汤（《济阴纲目》）。

茯苓皮块、附子、桂枝、白术、白芍、生姜、大枣、龙骨、牡蛎、桃仁、红花、熟地黄、当归、川芎。

方剂②：心衰4号。

生黄芪、太子参、葶苈子、泽泻、茯苓皮块、炮附子、桂枝、仙茅、炒酸枣仁、枳壳、益母草、水红花子。

心衰4号治疗难治性慢性充血性心力衰竭的效果（采用自身对照法）：显效率为33.33%，有效率50.00%，总有效率为83.33%，心衰4号能明显地改善患者的心功能状态，提高患者的生活质量，同时能减少洋地黄中毒及利尿剂造成的电解紊乱。[2]

---

① 安海英，黄丽娟，金敬善，等.益气温阳和活血利水法对充血性心力衰竭患者神经内分泌系统的影响［J］.中国中西医结合杂志，2002，22（5）：340–352.

② 黄丽娟，王倩，金玫，等.益气活血温阳利水法治疗慢性充血性心力衰竭［J］.中国自然医学杂志，2000，2（2）：79–82.

第二节　胸痹心痛

　　许心如教授在总结古人治疗胸痹理论思想的基础上，通过大量的临床观察，在国内较早地提出了益气养阴、活血通脉治疗胸痹的学术思想。

　　中国古代文献对胸痹早有记载，胸痹是指胸部闷痛，甚则胸痛彻背、短气、喘息不得卧的一种疾病。轻者仅感胸闷如窒，重者则有胸痛，严重者胸痛彻背，背痛彻心。胸痹的表现首见于《黄帝内经》，《灵枢·本脏》云："肺小则少饮，不病喘咳，肺大则多饮，善病胸痹、喉痹、逆气。"心痛病名出于《五十二病方·阴阳十一脉灸经甲本》云："臂少阴脉起于臂两骨之间……是动则病：心痛，益渴欲饮，此为臂厥。"《黄帝内经》尚有"卒心痛""厥心痛"之名，并将心痛严重，预后险恶者称为真心痛。历史上看，胸痹一名，常与风湿痹痛相混；心痛一名，常与胃脘痛通用；张仲景在《金匮要略·胸痹心痛短气病脉证治》中将胸痹心痛并名而论。国家中医药管理局胸痹心痛协作组提出，以胸痹心痛命名现代医学的冠心病性心绞痛。《中医内科学》教材中也提出，胸痹心痛相当于现代医学冠状动脉性心脏病心绞痛。

　　东汉张仲景在《金匮要略》中阐述了胸痹心痛的病机、治法和方药，认为胸痹心痛的病机是"阳微阴弦"，并创制了瓜蒌薤白白酒汤、瓜蒌薤白半夏汤等著名方剂。魏晋至唐宋金元时期，心病的理论与诊治知识得到了积累，有些方剂沿用至今，如现用于临床的冠心苏合丸，主治卒心痛，此方来源于宋代《太平惠民和剂局方》的苏合香丸。《太平圣惠方》在前人基础上，收集了治疗本病的大量方剂，分别列于"治卒心痛诸方""治久心痛诸方""治胸痹诸方"等章节中，为后世对胸痹心痛治则、方药的研究积累了大量资料，其方剂多具温通理气、活血通窍的特点。明清时期，对胸痹心痛的辨证论治日趋完善，中医学临床各科均得到长足发展，中医心病学相关理论也在其中逐渐发展成熟，对心痛与胃脘痛、厥心痛与真心痛进行了鉴别。对瘀血引起心痛有了更深刻的认识，并创制了诸多有效的活血方剂，奠定了活血化瘀治疗心痛的基础，如用《苏沈良方》的失笑散及大剂量红花、桃仁、降香治疗心痛，《时方歌括》用丹参饮治心腹诸痛，《医林改错》用血府逐瘀汤治疗胸痹心痛，至今沿用不衰。胸痹心痛的病位主要在心，涉及肝、脾、肾三脏。心痛的主要病机为心脉闭阻，病性是本虚标实的慢性疾病。本虚以心为主，气虚是胸痹的主要表现，其特点为气短、乏力、自汗、胸闷，脉细或结代，部分患者有舌淡胖、有齿痕等气虚的表现，本病的气虚主要是心气虚和肾气虚，气虚进一步发展则可出现形寒肢冷，四肢不温，呼吸气短，下肢浮肿等阳虚表现，多见于心阳虚、肾阳虚。气虚多与阴虚并存，表现为胸部隐痛，绵绵不休，时轻时重，活动后加重，心悸不宁，自汗短气或气喘，失眠多梦，自觉发热，舌干少津，小便赤黄，舌红少苔，脉细或数而无力或结代。标实以血瘀为主，多数患者因虚致瘀，气虚是因，血瘀是果。气虚引起血瘀，血瘀影响气的通行，而致心脉瘀阻。主要表现是心前区疼痛，痛有定处，舌质紫暗或有瘀点。治宜益气养阴，活血通脉，代表方有生脉散、炙甘草汤。

许心如教授在胸痹的治疗方面有自己独特的方法，她将中医的气血辨证理论应用于胸痹的治疗中。认为气和血存在着极为密切的关系，气属于阳，血属于阴。《难经·二十二难》说：

"气主煦之，血主濡之。"这里概括了气和血在功能上的差别。气和血之间又存在"气为血之帅""血为气之母"的密切关系，即存在着气能生血、行血、摄血和血为气之母四个方面的关系。气能生血是指血的生成及其运行过程中，均离不开气和气的运动变化，即气化功能。气能生血，气旺，则化生血的功能强，气弱，则化生血的功能亦弱，甚则可致血虚。气能行血，气行则血行，气滞则血瘀。血液的运行有赖于心气的推动，故气虚则推动无力；气滞则血行不利，血行迟缓而形成血瘀，甚则阻滞脉络，形成瘀血。气能摄血，是气固摄功能的体现，血在脉中循行而不溢出脉外，主要依赖于气对血的固摄功能。血为气之母是指血是气的载体，并给气以充分的营养。许心如教授结合自己多年的临床经验，早期运用气血辨证理论，创建益气养阴、活血通脉法治疗胸痹，取得良好的疗效。许心如教授认为，胸痹之证多由饮食不当、情绪激动、寒邪晦侵、年老体虚等所致。胸痹的证型临床上分为心血瘀阻、痰浊痹阻、阴寒凝滞、气阴两虚、心肾阴虚等，以气阴两虚夹有瘀血内阻为常见证型。许心如教授在辨证治疗中，不断总结经验，在20世纪60年代率先组方为二参通脉汤治疗胸痹，后来发展为三参通脉合剂和三参通脉口服液。三参通脉之方由生黄芪、太子参、玄参、丹参、赤芍、白芍、娑罗子、元胡、柴胡等组成，取用标本兼顾之法，治以益气滋阴养血、理气活血化瘀，把扶正和祛邪有机地结合起来，其采用生黄芪、太子参、丹参益气滋阴、活血通脉而止痛为君药，以元参、白芍、赤芍、元胡为臣药以助君药养阴活血止痛，佐以娑罗子、柴胡等以温通行气止痛，助气机条达，诸药合用以益气滋阴、理气活血、化瘀止痛，配伍合理，取得了明显疗效。

一组应用三参通脉口服液治疗冠心病性心绞痛患者的临床研究：治疗组 82 例，对照组 46 例，平均年龄 58.23 岁；对照组中年龄最小 42 岁，年龄最大 68 岁，平均年龄 57.32 岁。受试者服药前休息 3 日，在不增加新药情况下，疼痛发作时间仍在 3 分钟以上，休息时心电图有明显缺血者为观察对象，停用或不改变受试前相关用药。治疗组口服三参通脉合剂 20mL，每日 3 次；对照组口服长效心痛定（硝苯地平）20mg，每日 2 次，疗程为 4 周。两组中心绞痛改善情况的比较结果为治疗组总有效率高于对照组，为 92.68%，两组比较差异有统计学意义（x^2=6.788，$P < 0.05$）；心电图疗效比较结果为治疗组总有效率高于对照组，为 69.51% 和 52.17%，两组比较差异有统计学意义（x^2=4.868，$P < 0.05$）；两组中纤溶酶与纤维蛋白原变化情况为治疗组患者纤维蛋白原较治疗前降低，纤溶酶较治疗前升高，治疗前与治疗后比较差异有统计学意义（$P < 0.05$）；对照组患者纤维蛋白原、纤溶酶与治疗前比较差异无统计学意义（$P > 0.05$），说明三参通脉合剂可改善患者血液高凝状态，缓解心绞痛，改善心肌缺血。[1]

在一项观察三参通脉合剂对冠状动脉成形术或（及）支架植入术成功的患者心绞痛复发治疗效果的临床观察中，共观察了 102 例北京中医医院门诊及住院患者。纳入标准：①符合 WHO 不稳定心绞痛诊断标准；②符合中华人民共和国卫生部制定的《中药新药临床研究指导原则》有关胸痹的诊断标准；③符合中国中西医结合学会活血化瘀专业委员会血瘀证诊断标准；④均有

① 王倩，金玫，黄丽娟．三参通脉合剂对冠心病患者纤溶酶、纤维蛋白原影响的临床研究［J］．中西医结合心脑血管病杂志，2003，（01）：31.

心绞痛发作时心电图动态变化的证据。采用随机分组对照，治疗组 72 例，平均年龄（59.23±6.27）岁，对照组 30 例，平均年龄（58.21±5.72）岁，男女比例 1.01：1。两组中病程最长 23 年，最短 1 年。全部患者均为冠状动脉成形术或（及）支架植入术成功后心绞痛再发作患者。对照组常规应用阿司匹林、抵克立得、硝酸甘油、肝素等药；治疗组在对照组服用西药基础上口服三参通脉合剂（本院制剂室制剂）20mL 每日 3 次（200mL/瓶）。两组疗程均为 1 个月。治疗组心绞痛显效率 44.44%，总有效率 90.28%；心电图显效率 13.89%，总有效率 65.28%。治疗组患者中医证候综合疗效及对有血瘀、气滞血瘀兼证的心绞痛疗效明显优于对照组，差异有统计学意义（$P < 0.05$）。提示本方可改善患者的血凝状态，防治冠心病介入治疗后心绞痛的再发作。[1]

许心如教授认为，胸痹心痛是心脏本身病损所致的一种病证，以左胸部发作性憋闷疼痛为主要临床表现。许心如教授在胸痹的治疗方面也有自己独特的见解，是国内较早提出益气养阴、活血通脉法治疗冠心病性心绞痛（胸痹）的学者。

气阴两虚、心脉瘀阻型胸痹。症见：胸闷胸痛、劳则加重、固定不移、乏力口干，舌质暗红，舌苔黄干、脉弦细，或结代。治法为益气养阴、理气活血、化瘀止痛，方用三参通脉口服液（药物组成为黄芪、太子参、玄参、丹参、赤芍、白芍、婆罗子、元胡、柴胡等）。

220 例患者服用三参通脉口服液进行了临床观察，结果表明，治疗组显效率为 50.00%，总有效率为 92.73%，心电图

① 王倩，许心如，王振裕，等.三参通脉合剂对冠脉介入治疗后心绞痛发作疗效观察 [J].中国中医药信息杂志，2006，（01）：68-69.

显效率为 16.36%，总有效率为 57.27%，其疗效明显优于消心痛（硝酸异山梨酯）对照组（$P < 0.01$）。三参通脉口服液对病情中度的胸痹心痛和劳力性心绞痛的作用，优于消心痛组（$P < 0.05$，$P < 0.01$）。并可提高速效扩冠药物的停减率，经统计学处理，均优于对照组（$P < 0.01$）。

服用三参通脉口服液，冠心病患者血浆降钙素基因相关肽（CgRP）水平明显提高（$P < 0.05$），血浆内皮素（ET）水平明显降低（$P < 0.01$），接近健康人水平。提示三参通脉口服液治疗冠心病，可能是通过抑制 ET 水平，促进 CGRP 释放，降低血管张力，改善冠状动脉血流来实现的。三参通脉口服液对冠心病患者免疫功能的调节作用研究，通过测定患者服药前后外周血中免疫球蛋白、补体的含量和 T 细胞亚群（$CD4^+$、$CD8^+$）百分率及其比值，得出了治疗组服药后 IgG，IgM 和补体 C3 的水平较疗前降低（$P < 0.05$），$CD4^+$、$CD8^+$ 细胞百分率较疗前增高，而 $CD4^+$ 与 $CD8^+$ 比值降低（$P < 0.05$），与对照组比总疗效有显著差异（$P < 0.05$）的研究结果。表明该药能有效阻止患者体液免疫功能亢进，降低偏高的 $CD4^+$ 与 $CD8^+$ 的比值，从而调节患者免疫功能，改善心肌缺血，达到缓解心绞痛的目的。

动物实验显示，三参通脉口服液能增加犬的冠脉流量，降低冠脉阻力（$P < 0.05$），降低心肌耗氧量（$P < 0.01$），使心肌梗死范围明显减少，抑制血小板聚集，延长体内血栓形成时间。

冠心病介入治疗后冠脉血管再狭窄的预防方面，许心如教授结合自己多年的临床经验，早期运用三参通脉口服液治疗冠心病，目前用于治疗介入后的患者也取得良好的疗效。相关论文被选编为 2004 年全国中西医结合治疗心血管病及血瘀证高级论坛和研修班论文汇编。

第三节　眩晕

许心如教授认为从中医角度来讲，眩晕就是指以头晕目眩为主症的疾病，轻者闭目即止，重者如坐车船，旋转不定，不能站立，或伴有恶心呕吐，汗出，甚至昏倒等症状。从西医角度来看，多病都可以引起眩晕，如高血压、低血压、梅尼埃综合征、中枢性眩晕、周围性眩晕、神经衰弱、更年期综合征、颈椎病、脑供血不足等。中医的传统治疗方法主要根据其症状及舌脉，辨证施治。许心如教授认为传统中医将眩晕分为六种常见证型辨证施治。

1. 心脾两虚、气血不足证

临床表现：头晕目眩，动则加剧，遇劳则发，面色萎黄，食欲不振，心悸，失眠，健忘，神疲肢倦，腹胀便溏，舌质淡苔薄白，脉细弱。

治法：补益心脾，气血双补。

方药：补中益气汤（《脾胃论》）加味。

黄芪 15g，党参 10g，白术 9g，陈皮 6g，升麻 6g，当归 10g，柴胡 6g，炙甘草 9g。

本方以调补脾胃、升阳益气为功，临床用于治疗中气下陷诸证。可视情况加山药、黄精、川芎、白芍、鸡血藤等。

2. 肝血不足，髓海失养证

临床表现：眩晕时作，头昏而晕，劳累则甚，心悸怔忡，失眠，健忘，四肢麻木，面色淡白，唇甲不荣，舌淡脉沉细。

治法：滋肝养心，补血荣窍。

方药：六味地黄丸（《小儿药证直诀》）加味。

熟地黄 30g，山药 20g，茯苓 15g，泽泻 12g，山茱萸 15g，

牡丹皮 9g。

六味地黄丸由熟地黄、山药、山茱萸、泽泻、茯苓、牡丹皮这六味中药组成，以滋补肾阴为主。此外，从药方的组成来看，它可以达到三阴同补（补肾阴、补肝阴、补脾阴）的效果：熟地黄可补肾阴；山茱萸可肝肾同补，通过补肝来达到补肾的目的；山药能健脾益肾，通过健脾来补后天。可视情况加枸杞子、黑芝麻、黑桑椹、巴戟天、淫羊藿等。

3. 心肾不交，阴虚火旺证

临床表现：眩晕，耳鸣心烦，失眠，多梦，遗精，腰膝酸软，潮热盗汗，五心烦热，舌质红少苔或无苔，脉细数。

治法：滋阴降火，交通心肾。

方药：交泰丸（《韩氏医通》）加味。

生川连 1.5g，肉桂心 15g。

本方可交通心肾、清火安神，主治心火偏亢、心肾不交导致的眩晕、怔忡、失眠等病证，可视情况加黄芩、栀子、女贞子、旱莲草、生龙骨、生牡蛎等。

4. 心肝火旺，阳亢风动证

临床表现：眩晕，头重脚轻，阵阵欲仆地，肌肉瞤动，肢体及头目麻木，面红目赤，烦躁失眠，口渴口苦，小便黄赤，大便秘结，舌红苔黄，脉弦数。

治法：平肝清热，潜阳息风除眩。

方药：镇肝息风汤（《医学衷中参西录》）加味。

怀牛膝 30g，生赭石 30g，川楝子 6g，生龙骨 15g，生牡蛎 15g，生龟甲 15g，生杭芍 15g，玄参 15g，天冬 15g，生麦芽 6g，茵陈 6g，甘草 4.5g。

本方镇肝息风、滋阴潜阳，主治类中风、眩晕、头痛等证，可加龙胆草、夏枯草、生石膏、牡丹皮、羚羊角粉等。

5. 瘀血阻络，脑失荣养证

临床表现：眩晕，头昏胀痛，心悸，失眠，健忘，精神不振，唇色紫暗，舌有瘀点或瘀斑，脉弦细或细涩。

治法：化瘀通络，荣养清窍。

方药：补阳还五汤（《医林改错》）加味。

生黄芪120g，当归尾3g，赤芍5g，地龙3g，川芎3g，红花3g，桃仁3g。

本方补气活血通络，王清任以此方治半身不遂、口眼歪斜、语言謇涩、口角流涎、大便干燥、小便频数、遗尿不禁等症。此外，尚可用于气虚血瘀的中风、头痛、眩晕、胸痹等病证。视情况可加鸡血藤、丹参等。

6. 痰浊内阻，上蒙清窍证

临床表现：头晕昏蒙，头重如裹，胸闷脘胀，痰多纳少，舌质淡，苔白腻，脉滑。

治法：化痰通络。

方药：半夏白术天麻汤（《医学心悟》）加味。

半夏10g，白术10g，天麻10g，陈皮10g，茯苓10g，炙甘草10g，蔓荆子3g，生姜3片，大枣3枚。

本方燥湿化痰，平肝息风。主治痰饮上逆，头昏眩晕，恶心呕吐。方中以半夏燥湿化痰、降逆止呕，天麻平肝息风而止头眩为君；白术运脾燥湿，茯苓健脾渗湿为臣；橘红理气化痰，生姜、大枣调和脾胃为佐；甘草合诸药为使。诸药相伍，共奏燥湿化痰，平肝息风之功。可加用竹茹、旋覆花、代赭石等。

许心如教授在辨证论治的基础上，结合自己多年的临床经验，把辨证论治和辨病论治结合起来，使得对患者的治疗取得最佳的效果。许心如教授认为：

（1）西医诊断为"椎基底动脉供血不足"的眩晕，同时伴有倦怠或头重如蒙，胸闷恶心，呕吐痰涎，少食多寐，舌胖，苔白腻，脉弦滑，辨证为痰阻中焦，治以化痰之法。多用橘皮、竹茹化痰，旋覆花、代赭石降逆止呕，党参健脾化痰湿。伴有瘀血疼痛表现者，常用葛根、白蒺藜、天麻活血化瘀、止痛止晕；伴有颈部关节疼痛者，常加鸡血藤、赤白芍、木瓜、伸筋草舒解肌肉关节疼痛；伴有失眠者，常用炒酸枣仁安神。

（2）西医诊断为"脑动脉硬化"的眩晕，临床表现为眩晕、头痛，兼见健忘、失眠心悸，精神不振，面色或唇色紫暗，舌有瘀斑或瘀点，脉弦涩或细涩。辨证为瘀血阻络，脑失荣养，治以祛瘀生新、通窍活络。常用当归、川芎、赤白芍、生地黄、熟地黄、鸡血藤、桃仁、红花、丹参等养血活血化瘀，地龙活血通经，海藻、鳖甲软坚散结。头昏沉，需要开窍治疗的，可加用郁金、石菖蒲开窍治疗；有热象的可用牛黄清心丸；初发头晕可选用苏合香丸、牛黄清心丸治疗；老人头晕偏重肾阴虚的，可选用六味地黄丸或加用生地黄、熟地黄、山茱萸；阴阳俱虚需阴阳双补，可用巴戟天、补骨脂。

（3）西医诊断"颈椎病"的眩晕，症状除头晕与体位有关外，还可见一些瘀血阻络的表现。许心如教授认为，要想消除颈椎病的骨质增生很难，临床以肝血不足，髓海失养为主要表现，治本以养血为主，从养血荣筋上考虑，常用四物汤养血，用鸡血藤、赤白芍、木瓜、伸筋草解除痉挛，起到标本兼顾的作用。标以治晕为主，木瓜、葛根、天麻、白蒺藜为治晕之品。临床观察益气活血法治疗眩晕症疗效确切。

第四节 心悸

许心如教授认为心悸是以患者自觉心中急剧跳动，不能自已为主的病证。西医学中各种原因引起的心律失常，如心动过速、心动过缓、期前收缩、心房颤动与扑动、房室传导阻滞、束支传导阻滞、病态窦房结综合征、预激综合征、心力衰竭、心包炎、心肌炎及某些神经官能症都可以有心悸的临床表现。中医的辨证论治临床可分为八种常见证型：气阴两虚型、心脾两虚型、心虚胆怯型、心阳不振型、心脉瘀阻型、水饮凌心型、痰火扰心型、肝郁化火型。许心如教授根据多年的临床经验，总结出辨证与辨病相结合治疗心悸的方法。

1. 气阴两虚型

临床表现：心中空虚，惕惕而动，动则愈甚，倦怠乏力，自汗盗汗，口干口渴，舌质淡红，舌苔薄白，脉象结代。

治法：益气养阴，宁心安神。

方药：炙甘草汤（《伤寒论》）加味。

炙甘草 12g，生姜 9g，桂枝 9g，人参 6g，生地黄 50g，阿胶 6g，麦冬 10g，麻仁 10g，大枣 10 枚。

本方益气滋阴，通阳复脉，主治阴血不足，阳气虚弱，心脉失养证，脉结代，心动悸，虚羸少气，舌光少苔，或质干而瘦小者。本方常用于功能性心律不齐、期外收缩、冠心病、风湿性心脏病、病毒性心肌炎、甲状腺功能亢进症等而有心悸、气短、脉结代等属阴血不足，阳气虚弱者。

本方是《伤寒论》治疗心动悸、脉结代的名方。其证是由伤寒汗、吐、下或失血，或杂病阴血不足，阳气不振所致。阴血不足，血脉无以充盈，加之阳气不振，无力鼓动血脉，脉气不相接续，故脉结代；阴血不足，心体失养，或心阳虚弱，不能温养心脉，故心动悸。治宜滋心阴、养心血、益心气、温心阳，以复脉定悸。

方中重用生地黄滋阴养血为君，《名医别录》谓地黄"补五脏内伤不足，通血脉，益气力"。配伍炙甘草、人参、大枣益心气，补脾气，以资气血生化之源；阿胶、麦冬、麻仁滋心阴，养心血，充血脉，共为臣药。佐以桂枝、生姜辛行温通，温心阳，通血脉，诸厚味滋腻之品得姜、桂则滋而不腻。用法中加清酒煎服，以清酒辛热，可温通血脉，以行药力，是为使药。诸药合用，滋而不腻，温而不燥，使气血充足，阴阳调和，则心动悸、脉结代，皆得其平。

2. 心脾两虚型

临床表现：心悸头晕，神疲乏力，纳呆腹胀，面色不华，唇甲色淡；舌质淡胖，舌苔薄白，脉象细弱。

治法：健脾益气，养血宁心。

方药：归脾汤（《正体类要》）加味。

白术 10g，当归 10g，白茯苓 10g，炒黄芪 10g，远志 10g，龙眼肉 10g，炒酸枣仁 10g，人参 10g，木香 10g，炙甘草 10g，生姜 3 片，大枣 5 枚。

本方益气补血，健脾养心，主治心脾气血两虚之心悸怔忡，健忘失眠，盗汗，体倦食少，面色萎黄，舌淡，苔薄白，脉细弱。

3. 心虚胆怯型

临床表现：心悸怔忡，善恐易惊，多梦易醒，恶闻声响，舌质色淡，舌苔薄白，脉象弦细。

治法：益气宁心，安神定志。

方药：安神定志丸（《医学心悟》）加味。

龙齿 25g（先煎），远志 10g，石菖蒲 10g，茯苓 15g，茯神 10g，党参 10g，朱砂 2g（冲服）。

本方益气宁心，安神定志，主治心胆气虚，惊悸失眠。方中党参、茯苓、茯神健脾益气宁心，远志、石菖蒲入心开窍定惊，龙齿、朱砂重镇安神。可加入酸枣仁、柏子仁，养心安神作用更好，痰多者宜加入胆南星、竹茹等涤痰之品。

4．心阳不振型

临床表现：心悸不安，遇寒而重，形寒肢冷，舌淡苔白，脉沉而迟。

治法：益气通阳。

方药：麻黄附子细辛汤（《伤寒论》）加味。

麻黄 10g，附子 10g，细辛 3g。

本方主治伤寒少阴证，始得之，反发热，脉沉者。本方原为治疗阳虚外感之少阴表证。此方去细辛，加甘草，名为麻黄附子甘草汤，方用附子配甘草在内助阳益气，麻黄配甘草在外散寒固表，细辛入心、肺、肾经，芳香走窜，交通表里。可加党参、薤白等。

5．心脉瘀阻型

临床表现：心悸怔忡，伴有胸痛，固定不移，舌质淡暗，舌苔薄白，脉象弦细。

治法：活血化瘀，宁心安神。

方药：血府逐瘀汤（《医林改错》）加味。

当归 9g，生地黄 9g，桃仁 12g，红花 9g，枳壳 6g，赤芍 6g，柴胡 3g，甘草 3g，桔梗 4.5g，川芎 4.5g，牛膝 10g。

本方活血祛瘀，行气止痛，主治上焦瘀血，心悸怔忡，头痛胸痛，胸闷呃逆，失眠不寐，瘀血发热，舌质暗红，边有瘀斑或瘀点，唇暗或两目暗黑，脉涩或弦紧。本方由桃红四物汤（桃仁、红花、当归、川芎、生地黄、赤芍）合四逆散（柴胡、枳壳、甘草、赤芍）加桔梗、牛膝而成。方中以桃红四物汤活血化瘀而养血，防纯化瘀之伤正；四逆散疏理肝气，使气行则血行；加桔梗引药上行达于胸中（血府）；牛膝引瘀血下行而通利血脉。诸药相合，构成理气活血之剂。本方以活血化瘀而不伤正、疏肝理气而不耗气为特点，达到运气活血、祛瘀止痛的功效。血府逐瘀汤为王清任用于治疗"胸中血府血瘀"诸症之名方，即肝郁气滞、气滞血瘀导致的头痛、胸痛、憋闷、急躁、肝气病及用归脾汤治疗无效的心悸心慌、胸不任物或胸任重物、夜睡多梦、失眠不安、发热、饮水即呛、干呕、呃逆、食从胸后下等症。

6. 水饮凌心型

临床表现：心悸喘促，下肢浮肿，形寒肢冷，小便量少，舌质淡白，舌苔水滑，脉象滑数。

治法：温阳益气，化气行水。

方药：苓桂术甘汤（《伤寒论》）加味。

茯苓 12g，桂枝 9g，白术 6g，炙甘草 6g。

本方温阳化饮，健脾利水，主治阳气不足之水饮，心悸目眩，胸胁支满，短气而咳，舌苔白滑，脉弦滑或沉紧。心阳不足，累及脾脏，脾阳不足，健运失职，则湿滞而为痰饮水湿之邪；累及肾脏，肾阳不足，肾失开阖，水饮内停。水凌心肺，则致心悸、短气而咳，清阳不升则见头晕目眩，舌苔白滑、脉沉滑或沉紧皆为痰饮内停之征。本方为治疗中阳不足痰饮病之代表方。临床应用以心悸目眩，胸胁支满，舌苔白滑为辨证要点。方中白术、甘草健脾益气，茯苓健脾利水，桂枝通阳利水。

可加生龙骨，生牡蛎，重镇安神，石菖蒲、远志通窍化浊，酸枣仁、柏子仁养血宁心。

7. 痰火扰心型

临床表现：心悸易惊，胸脘满闷，呕恶痰涎，舌质色红，舌苔黄腻，脉象滑数。

治法：化痰降浊，宁心安神。

方药：黄连温胆汤（《六因条辨》）加味。

半夏10g，陈皮10g，茯苓10g，炙甘草10g，竹茹10g，枳实10g，黄连10g，大枣10g。

本方清热燥湿，化痰降浊，原主治伤暑汗出，身不大热，烦闭欲呕，舌苔黄腻。可加远志、石菖蒲化痰宁心。

8. 肝郁化火型

临床表现：心悸心烦，口苦咽干，失眠多梦，遇情绪波动时加重。舌质红，舌苔黄腻，脉象弦数。治以疏肝解郁、清热安神。

方药：柴胡加龙骨牡蛎汤（《伤寒论》）加味。

柴胡12g，龙骨15g，黄芩10g，生姜3片，铅丹0.5g，人参10g，桂枝3g，茯苓10g，半夏10g，大黄6g，牡蛎15g，大枣6枚。

本方和解清热，镇惊安神，原主治伤寒往来寒热，胸胁苦满，烦躁惊悸不安，时有谵语，身重难以转侧。方中铅丹一味，为重金属药物，现代药理学显示其有剧毒，应该去除不用。可加用牡丹皮、赤芍，清热凉肝，琥珀镇心安神。

常见抗心律失常药有心律平（普罗帕酮）、慢心律（美西律）、胺碘酮等，近些年对药物的毒副作用比较重视，不轻易用很大剂量，慢慢调节用药，查明病因，综合调理解决。许心如教授认为，采用综合治疗方案，中药治疗心律失常有肯定的疗效，从整体调控入手，通过多种作用途径，治疗心律失常及各种诱发因素，如心肌缺血、心功能减退，起到对病因治疗和对症治疗的双重效果。很多药物对心律失常有双向调节作用，且不良反应小，故中西医结合治疗较西药治疗有更好的疗效。

（1）西医诊断为"快速型心律失常"的患者，临床表现为心悸气短，周身乏力、头晕目眩、健忘神疲、失眠多梦、腹胀便溏、食少，面色萎黄、舌淡苔白，脉细弱。可辨证为心脾两虚型，选用炙甘草汤治疗，其中炙甘草益气补中，温阳化气，气旺生血，党参、大枣益胃补气，阿胶、生地黄、麦冬、麻仁补益阴血，桂枝和炙甘草壮心阳而通心脉，生姜、大枣补益气血、调和营卫，诸药合用使心阳振奋，气复血足。许心如教授认为桂枝的用量不宜过大，易导致口干咽干，故可佐加黄精，配合阿胶、生地黄补益阴血；偏于气阴两虚者，可选用生脉饮；对于心悸脉促者，可选用当归、百合、甘松。

（2）西医诊断为"缓慢型心律失常"的患者，可以根据不同的证型选用不同的药物，如病程较短，有心阳不足者，可选用麻黄附子细辛汤，加益气之品，如黄芪、人参等；如病程较长，以肾阳虚为主要表现的，可考虑选用补肾阳的药治疗，如可选用淫羊藿，加养血补气、滋补肝肾之品，如生地黄、山茱萸。

第五节 汗证

许心如教授认为，汗证大部分以阴虚阳亢，阴不敛阳多见。男女均有潮热、汗出，治疗要调节阴阳，平肝养阴，多用生龙骨、生牡蛎平肝养阴治疗；因汗为心之液，汗出过多可以造成心血不足、心气亏虚，故加益气养血活血之品，气虚者重在补气。动则汗出者不一定都是气虚，热邪内蒸也可以自汗出，气虚以活动后汗出为主，可单用黄芪、西洋参、太子参。肾气虚者多伴腰膝酸软，腰以下汗多，应补肾气，固肾精，可用山茱萸、桑寄生。肺气虚者多上身汗多，易感冒，宜选用玉屏风散或桂枝汤治疗。口干、口渴、大汗出者，面赤、饮水多者，乃热邪内蒸，以清气分热为主，用生石膏效果明显，酌加养阴之品以防伤阴。

第二章 魏执真教授学术思想及临床经验

第一节 心律失常

一、学术思想

心律失常指心律起源部位、心搏频率、节律及冲动传导等任何一项异常。临床较常见，其病因十分复杂，可出现在各种不同类型的心脏疾病中。可由神经功能失调及电解质紊乱引起，还可继发于其他系统的疾病中，亦可由某些药物的毒副作用引起。近年来临床见到原因不明的病例也很多。心律失常是临床常见病，并且其中一部分又是危重症，如室性心动过速、心室纤颤等。心室纤颤是猝死的主要原因，频发多源性室性期前收缩（后简称为"室早"）和室早R-on-T现象是猝死的潜在因素。所以，心律失常不仅影响患者的劳动能力与生活质量，而且与猝死密切相关，同时心律失常还可通过降低心功能引起心力衰竭，增加死亡率。

近年来，虽然手术、介入治疗及起搏器等有很大进步，但应用范围有限，药物治疗仍占心律失常治疗的主要位置。新的抗心律失常西药虽然不断问世，但多有毒副作用，不少患者不能耐受。魏执真教授从事了将近50年的心血管病临床治疗工作，深有体会，运用中医辨证论治治疗本病，不但有较好的疗效，而且无明显毒副作用，尚有不少患者得到根治，深受广大患者欢迎。

心律失常中医学属于"心悸病"范畴。中医的"心悸病"是指患者自觉心中悸动、惊恐不安的一种病变，而心律失常的患者绝大多数以心悸、惊恐不安为主诉，故本病多按照"心悸病"的病因病机进行辨证治疗。

中医历代医家对心悸病的治疗积累了丰富的经验，对其病因病机有较系统的阐述。但是魏执真教授体会到，中医辨证治疗心律失常虽然可以有很好的疗效，但取得疗效并非轻而易举，必须确实做到正确地认识病机，准确地辨证，精当地立法、遣方、选方、用量、配伍。因为心律失常不只是患者主观感觉的异常，还要有明确的客观指标，其指标的改善与否能从心电图上确切显示出来，特别是有些期前收缩及阵发心房纤颤的患者，病情顽固，病程较长，数年甚至十余年来经常服用各种抗心律失常的西药，也曾多方求治，服过不少中药，但效果不理想，或只能于服药期间暂时减轻或控制症状，药物减量或停用则病情又出现反复，不能得到根治。另外心律失常种类很多，病因复杂，个体差异很大，绝非一方一法就能取得满意疗效。魏执真教授自1962年毕业于北京中医学院至今，长期从事中医心血管疾病专科医、教、研工作，面对大量难治的心律失常患者，起初也曾感到使用当时常用的治则、方药难以奏效，但经过结合实际认真复习、钻研中医古典医籍，特别是李时珍的《濒湖脉学》，受益匪浅，该书对于有关心悸病脉象的定义、主病的描述，特别是其对类似脉的鉴别要点的叙述非常详尽、简明、中肯，其中一些观点确实令人耳目一新，引用到心律失常的辨证治疗中，经临床反复验证，切实可行，使得疗效大大提高。经过长期、大量认真的临床实践，观察总结，**魏执真教授**形成了自己独特的治疗心律失常"以脉为主，四诊合参，分为两类、十型、三证候"的辨证论治的思路和方法。

1. **独特的分类、证型与证候**

魏执真教授将心律失常分为两大类，每类又辨为五种证型，各型又可能出现三种证候。简称为"两类、十型、三证候"。临床中要首先分类，次辨证型，再辨证候。分类、分证型与证候的方法，是经过长期将心律失常的理论与大量临床实践结合，观察分析、摸索、研究、总结的结果，是疗效领先的关键。

（1）分类

魏执真教授认为心律失常在临床中首先当分为两类：阳热类与阴寒类。以寒热为纲，掌握好大方向是首要的。分清类别后，拟定治法、选方、用药就有了正确大方向。否则治疗将发生阴阳颠倒、寒热错位，选方用药难免火上添油，或雪上加霜，非但无效，还会使病情加重。

1）阳热类：快速类，类似于西医诊断的快速型心律失常但不完全等同，少数不一致。如各种期前收缩，西医均属快速型，而中医辨证须根据脉象分为阳热类及阴寒类，若心室率快的期前收缩为促脉，属阳热类，而心室率慢的期前收缩为结脉，则属阴寒类，但绝大多数为促脉，而极少数为结脉。①主要脉象：数、疾、促、促代、涩而数等快速类脉象。②主要病机：心脏亏虚、血脉瘀阻、瘀而化热。

2）阴寒类：缓慢类，类似于西医诊断的缓慢型心律失常，还包括心室率慢的期前收缩。①主要脉象：缓、迟、结、涩、结代等缓慢型脉象。②主要病机：心脾肾虚，寒、湿、痰饮阻滞心脉。

总之，心律失常是依据"寒、热"来划分类别。

（2）分型

临床中，分类后还需进一步分型，选择处方及用药才能精当。

阳热类可分五型：①心气阴虚、血脉瘀阻、瘀而化热。②心脾不足、湿停阻脉、瘀而化热。③心气衰微、血脉瘀阻、瘀而化热。④心阴血虚、血脉瘀阻、瘀而化热。⑤心气阴虚、肺瘀生水、瘀而化热。

阴寒类亦分五型：①心脾气虚、心脉瘀阻、血流不畅。②心脾气虚、湿邪停聚、心脉受阻。③心脾肾虚、寒邪内生、阻滞心脉。④心脾肾虚、寒痰瘀结、心脉受阻。⑤心肾阴阳俱虚、寒湿瘀阻、心脉涩滞。

分型依据：

1）魏执真教授认为导致心律失常的必要环节是"心脉瘀阻"，根本因素是"心脏亏虚"。但是形成"心脉瘀阻"的直接因素又有"虚实"之分，且为分型的主要依据。如阳热类中的①型是心气阴虚而致血脉瘀阻，②型则是湿停阻脉。两型引起心脉瘀阻的因素有虚实的不同。虽然②型中引起湿停的根本因素仍是心脾气虚，但引起心脉瘀阻的直接因素是湿邪，治疗时①型用益气养心通脉，而②型则需化湿通脉。又如阴寒类中的①型与②型均是心脾气虚，但①型导致的是血脉瘀阻，②型则是湿邪阻脉。

2）引起心脉瘀阻病邪的种类不同，也是心律失常分型的依据。如阴寒类中的②型是湿邪阻脉，③型是寒邪阻脉，④型是寒痰瘀结，⑤型是寒邪及湿邪阻脉等。因引起心脉瘀阻的病邪不同而形成不同的临床类型。

3）心脏亏虚可分为心气虚、心血虚、心阴虚、心阳虚。不同种类形成不同证型。如阳热类中的①型是心气阴两虚，而③型是心气衰微，④型是心阴血虚。阴寒类中的①型是心脾气虚，③型及④型是心脾肾阳虚，⑤型则是心肾阴阳俱虚。这些必须分清，立法、用药才能有的放矢，效如桴鼓。

4）病位方面各种证型所涉及的脏腑不同，心律失常的病位在心，这是各类型心律失常所共同的。但除了共同的病位外，各型患者所涉及其他脏腑有所不同，成为心律失常分型的依据之一。如阳热类中的①型未涉及其他脏腑，②型则涉及脾，⑤型则涉及肺。阴寒类中的①型及②型涉及脾，③型及④型涉及脾肾两脏。这些也必须分清，处方及用药才能精当。

（3）证候

临床中确定分类和证型后还需再辨证候。各型心律失常治疗过程中，常常会临时出现一些兼有的证候，当出现兼有证候时，必须给予重视，甚至根据"急则治其标"的原则，先治其兼有证候，方可取效。心律失常各型中常可见三种不同证候，即气机郁结、神魂不宁及风热化毒。其中风热化毒往往影响更大。各型心律失常均可出现咽痛、口干欲饮、咳嗽、鼻塞等症状或见发热恶寒等外感风热化毒证候，此时往往心律失常表现加重，或病情控制之后，风热化毒使心律失常再次出现。此时宜特别重视风热的治疗，甚至应暂停原方药，而改用疏风清热之方，待风热退后再使用原法。若不使用足量的疏风清热之剂，只是一味坚守原方，则对心律失常的治疗不但无效，其病情还可能会进一步加重，这也是临床常见的问题。同样，当出现神魂不宁、失眠、烦躁、惊惕等症状时，宜加用安神定志类药物。气滞明显则应重用理气解郁之品。这些在治疗心律失常时都是不可忽视的。

心律失常乃本虚标实，虚实兼杂之病证，其病位在心，涉及肺、脾、肝、肾等脏腑，本虚主要是心脏或兼有其他脏腑的气、血、阴、阳的亏虚，病邪主要分热、寒、痰、水湿、风邪、气滞和瘀血。虽然心律失常辨证类型复杂多变，但引起心律失常的必要环节均是"心脉瘀阻"，形成"心脉瘀阻"的根本原因是"心脏亏虚"，即"心脉瘀阻"和"心脉亏虚"是各类型心律失常所共有的，治疗时必须抓住"补心"和"活血通脉"这两个共同治则。但各类型心律失常又有其不同的特点，必须把其特点的关键之处抓住，分辨清楚，才能取得满意的疗效。魏执真教授认为心律失常的辨证宜首先分清"阳热"还是"阴寒"，即以阴阳为纲。西医方面，心律失常临床分为快速型和缓慢型两大类，西医诊断属于快速型者，基本为阳热类，而缓慢型者基本为阴寒类。阴阳寒热分清就保证了立法处方大方向的正确性，但目前临床辨证中存在的一个主要问题却是寒热错位。如期前收缩，其脉可分为促脉及结脉，促脉为脉数而有间歇，结脉乃脉缓而有间歇，即促脉是心率快或不慢而有期前收缩，而结脉是心率慢而有期前收缩，促脉占绝大多数，而极少数为结脉，所以，绝大多数的期前收缩患者属于阳热类。促脉主热，即属于促脉的期前收缩发病的关键是热。由于心气亏虚，血脉瘀阻，瘀郁化热，瘀可致乱，热可致急，故脉急而乱的心律失常，发病关键是热。治疗时必须抓住"热"这一关键，组方中不遗漏凉血清热这一重要法则，才能取得满意疗效。但"热"这一因素却往往被忽视，常被其他非反映心律失常本质的症状迷惑而误辨为"寒"。如一些促脉患者除心悸、气短、乏力、胸痛、舌暗红等症状外，尚有"肢凉"这一症状，治疗时会往往被认为是心气不足，心阳不振而致心脉瘀阻，治疗时会使用益气养心、温阳通脉之法，用炙甘草汤加通脉之品，大量使用桂枝、肉桂等温阳药，往往效果不明显。其实，此时"肢凉"一症并非为心阳不振所致，乃是由血脉瘀阻引起，脉促为瘀郁化热之象，若抓住本质，采用益气养心、理气通脉、凉血清热之法则疗效显著。结脉为阴寒类，使用补气养心，化湿祛痰，温阳散寒，通脉散结之法，则可使期前收缩消失，若与促脉不分，而仍然使用前述之益气养心、理气通脉、凉血清热之法则不会获效。快速型心律失常的窦性心动过速、阵发性室上性心动过速、阵发性室性心动过速、快速心房纤颤等均属于阳热类；窦性心动过缓、窦房传导阻滞、房室传导阻滞等多属于阴寒类。两型分清后还需进一步根据其病机特点的不同，进一步详细地分析，分出不同类型，才能进一步提高疗效。魏执真教授认为阳热类可分为五型，阴寒类也可分为五型。其分型的依据前已叙述，对于各型患者治疗过程中出现的兼有证候，必须及时采取临时处理方法，不能死守原法原方。

2. 独特的"以脉为主，四诊合参"的辨证方法

心律失常的辨证中最具有鉴别价值的是脉象的变化，因为心律失常是指心脏搏动频率与节律的异常，心搏频率与节律的变化必然要在脉象上反映出来，所以不同种类的心律失常必然出现反映各自根本特点的脉象。如窦性心动过速可出现数脉，而阵发性室上速或室速可以出现疾脉或脱脉；窦性心动过缓出现缓脉，而病态窦房结综合征则出现迟脉；期前收缩者心率快者为促脉，而心率慢者为结脉；心房纤颤心室率慢者为涩脉，快速房颤则为涩而数之脉。总之，如上所述，临床常见的各种心律失常都各有其相应的主脉，而各个主脉也都有其相应的主

病，如数脉、疾脉、促脉均主"热"，而缓脉、迟脉、结脉主阴主寒，涩脉主阴血不足，代脉乃气虚为甚而致气衰。数、疾、促脉同主"热"，但又有区别，数脉乃热，疾为热更盛而阴伤，促脉则为热盛阴伤、血脉瘀阻更为明显之象。缓与迟脉同属阴寒，但缓主气虚、湿痰及风邪阻脉，而迟为"寒"。临床辨证时首先应弄清脉象，抓住了大纲，也就有了正确的治疗大方向，就不会被患者出现的非本质表现引入歧途，而出现阴阳颠倒、寒热反谬的错误。魏执真教授体会，在心律失常的辨证中应以脉为主，四诊合参，当脉症或脉舌有矛盾时，可按照"从脉舍症"或"从脉舍舌"的原则，反之则会影响疗效。目前因对辨脉的重要性认识不足，而不能按照"舍症从脉"的原则处理是心律失常的辨证影响疗效的重要原因之一，如期前收缩的患者其主脉多为细促脉，症状多见心悸、气短、胸闷、憋气，舌苔薄白，舌质暗红，有时兼见肢凉不温，因促脉的主病是"热"，故其发病的关键在于"热"，而热产生的必要环节是心脉瘀阻，脉阻的根本原因又是心气不足，不能帅血畅行，心悸、气短、脉细为心气虚之象，舌暗乃血瘀之征，总之其病机应为心气不足、血脉瘀阻、瘀郁化热，若据此病机采用益气通脉、凉血清热之法会取得很满意的疗效，但其中有一症状是"肢凉不温"，肢凉是寒象，与主"热"之促脉相矛盾，此时若从肢凉之症，而舍主热之促脉，则辨证为心阳气不足、血脉瘀阻，使用温阳散寒、益气通脉之法，临床实践证实，其疗效往往不佳。魏执真教授亦曾走过这样的弯路，从而深深体会到此时必"舍症从脉"。

3. 病因病机

综合历代医家对心律失常病因病机的认识，并通过长期临床观察总结，魏执真教授认为，临床中心律失常可分为两类、十种证型、三种证候。两类是阳热类（快速类）和阴寒类（缓慢类）。

（1）阳热类（快速类）

为了更好地理解阳热类（快速类）心律失常的病因病机，首先需要了解它的主症、主脉及主要舌象。

主要症状：心悸、气短、胸闷痛等。

主要舌象：舌苔薄白或薄黄、舌质暗红。

主要脉象：数、疾、促、促代、涩而数。

阳热类心律失常的主要病机是心脏亏虚，血脉瘀阻，瘀而化热。

心主血脉，心气及心的阴血不足，无力帅血运行，血脉流通不畅，而出现瘀阻，瘀久化热，热可致急，瘀可致乱，遂引起脉数且不齐，而现数脉、促脉、促代脉，或数而参伍不调的涩脉等快速类心律失常。阳热类心律失常形成的关键是"热"，必然环节是"血脉瘀阻"，根本因素是"心脏亏虚"。由于形成血脉瘀阻又有几种不同的途径，所以又可分为五种不同的证型，即心气阴虚，血脉瘀阻，瘀而化热；心脾不足，湿停阻脉，瘀而化热；心气衰微，血脉瘀阻，瘀而化热；心阴血虚，血脉瘀阻，瘀而化热；心气阴虚，肺瘀生水，瘀而化热这五种不同的临床证型，其主要病机均为"心脏亏虚，血脉瘀阻，瘀郁化热"，从而导致心体失健，心用失常。其中"化热"又成了发病的关键。目前治疗阳热类心律失常时，采用补气养心、通阳、活血、化痰湿及安神等治法较多，而"凉血清热"的治法常常被忽视。魏执真教授实践中摸索到，治疗该类疾病时，根据"热"在病变中的重要作用，在充分运用益气养心、通脉活血治法的基础上，加清热凉血法十分重要。如治疗期前收缩［房性期前收缩（后简称"房早"）、室早］、阵发性室上性心动过速、阵发性房颤、窦性心动过速等患者，用炙甘草汤、归脾汤、养心汤等疗效不显著时，可在活血通脉的基础上，加用凉血药物，疗效会明显提高。

关于"热"在快速型心律失常发病当中的重要性，明代李时珍《濒湖脉学》中早有论述，"促脉数而时一止，此为阳极欲亡阴，三焦郁火炎炎盛，进必无生退可生""促脉惟将火病医""数脉为阳热可知"。快速类心律失常的主要脉象是数脉和促脉，故治疗本病加用清热凉血药物，亦为一种正治法。

阳热类心律失常的病因：情志失调、七情所伤，如思虑过度及忧郁惊恐等；饮食不节及劳累过度（包括体劳及房劳）；先天心气阴血亏虚；大病久病耗伤心气阴血；外感六淫之邪伤及心体，阻滞心脉，均可成为快速型心律失常的病因，即情志失调，七情所伤、思虑过度及忧郁惊恐等均可使心气阴血耗伤，心气阴血亏虚，无力帅血运行，而致血脉瘀阻，瘀久而化热，从而导致阳热类心律失常的发生。饮食不节及劳累过度均可伤及脾胃，脾虚化源不足，不能滋养于心，可引起心血亏虚，心血不足，心脉失养，血流涩滞，血脉瘀阻，瘀久而化热。又房事不节，肾阴亏虚，肾虚不能上济于心，使心气阴血不足，致使血脉瘀阻，瘀久而生热。先天心气不足或大病、久病耗伤心气阴血也能引起心气阴血亏虚，而致血脉瘀阻，瘀久而生热。本病除心气阴血亏虚而致血脉瘀阻这一根本原因外，尚可兼有痰湿、气滞、水饮、风热等病邪阻滞心脉，致使心脉流通不畅，而引起心律失常，治疗中必须辨证求因，妥善处理。

（2）阴寒类（缓慢类）

为了更好地理解阴寒类（缓慢类）心律失常的病因病机，首先需要了解它的主症、主脉及主要舌象。

主要症状：心悸、气短、胸闷或胸痛、乏力、怕冷或不怕冷或怕热、肢凉或肢温。

主要舌象：舌质暗淡，苔薄白或白腻。

主要脉象：缓、迟、结、涩、结代。

阴寒类（缓慢类）心律失常的病机，是心脾肾阳气亏虚或兼阴血不足，寒湿、痰饮之邪阻滞心脉，心脉瘀阻，流通不畅。

本类心律失常表现出来的特点是脉搏迟缓，或迟缓而兼有间歇，或参伍不调等涩滞不通之象。形成本病的关键是"阴寒"，必要环节是"心脉瘀阻"，根本因素是"心脾肾脏亏虚"。心主血脉，若心阳气亏虚或兼阴血不足，则气虚无力帅血运行，阳虚无力鼓动血脉流通，阴血不足不能濡润心脉，再兼脾肾阳虚，气化失常，水湿痰饮停聚，阴寒之邪内生，而致心脉阻滞。阴寒之邪可致脉迟缓，瘀而致脉乱，故可见脉迟缓而不齐（结、代、涩）的阴寒类（缓慢类）心律失常。本病又可分为五种病机：①心脾气虚，无力帅血运行，心脉瘀阻，血流不畅而致缓脉；②心脾气虚，气虚无力帅血运行，再兼脾虚运化失常而湿邪停聚，阻滞心脉，而致心脉受阻，形成缓脉；③心脾肾虚，寒邪内生，阻滞心脉，心脾肾阳不足，阳虚生内寒，阳虚鼓动无力，寒邪阻滞心脉而致迟脉；④心脾肾虚，寒痰瘀结，心脉受阻，气虚帅血无力，阳虚鼓动无能，脾虚生痰，阳虚生寒，气滞血瘀，寒、痰、瘀血凝聚阻脉形成结脉；⑤心肾阴阳俱虚、寒湿瘀阻，心脉涩滞，心气虚而帅血无力，阳虚鼓动无能，阳虚生寒、水湿不化而停聚阻脉，再兼阴虚脉失濡润，使得血流更加涩滞不畅，于是形成缓而参伍不调的涩脉。

阴寒类（缓慢类）心律失常的病因，也与七情所伤，饮食不节及劳累过度，先天心脏亏虚，大病久病耗伤心脏，以及外感六淫之邪伤及心脾，阻滞心脉等因素有关。上述病因引起的心脏亏虚是造成此类心律失常的最根本因素。思虑过度，忧郁不解，日久耗伤心之气血阴阳。大惊大恐也能使心气大伤。饮食不节，劳累过度，脾土生化之源受伤，化源不足，无力奉养于心，而致心脏亏虚。大病、久病耗伤心之气血阴阳。外感六淫之邪，久而不解，内舍于脉，而成脉痹，脉痹不已，内舍于心，致使心体受伤，心脉阻滞。总之上述诸内因、外因、不内外因等因素均可使心的气血阴阳耗伤，致使气虚无力帅血运行，阳虚无力鼓动血脉流通，阴血虚而不能濡润心脉，故出现脉搏缓慢，且涩而结滞的心律失常。

再者，饮食不节，劳累过度，脾土受伤；郁怒伤肝、肝木克土，亦能伤脾；感受风湿之邪，困阻脾阳等均能使脾失健运，而风湿痰饮停聚，中阳不足使阴寒之邪内生。又房劳过度，大惊大恐，或大病久病，或感受寒湿之邪等可伤及肾阳，肾之气化失常，水湿、痰饮之邪停聚，肾阳亏虚、寒邪内生。总之水湿、痰饮、寒邪阻滞心脉，是构成阴寒类（缓慢类）心律失常的重要因素。同时需要注意，先天禀赋不足，心阳亏虚也是形成阴寒类心律失常的重要病因。

4. 精当的选药、用量、配伍

魏执真教授对治疗阳热类心律失常有关键作用的活血清热类药物及治疗阴寒类心律失常有关键作用的祛风药物的选择经过了长期探索，通过对大量清热药物的观察比较后，最终得出牡丹皮、赤芍较其他清热凉血药物对阳热类心律失常的治疗作用显著，羌活对阴寒类心律失常疗效显著的结论。

辨证立法、处方选药都很恰当也不能保证可以取得满意疗效，药物剂量还需斟酌，若药量不够，往往也不能奏效。如治疗阳热类心律失常，使用的清热凉血药物牡丹皮、赤芍，用量必须较大（15～30g），治疗效果显著，若只用10g则效果不明显。又如治疗阴寒类心律失常所使用的祛风药物羌活也必须用量至15～30g，效果方能显著。因牡丹皮、赤芍，性寒凉，用量大时可出现滑肠现象。如遇脾虚肠滑之人，会便溏甚至腹泻，此时需发挥方剂配伍中佐药的作用，可于处方中加用厚肠之黄连（同时也清热）、大量白术、炒薏苡仁或温中之干姜，甚或加用涩肠之品如诃子肉等，则可消除其弊端。这些在临床中往往被忽视，使心律失常的治疗不能取得显著疗效。

二、临床经验

前已论述，心律失常的中医诊断宜首先分类，继辨证型，兼辨证候。脉象是"心律失常"辨证的主要依据。在辨证时，心律失常可分为两类、十型、三证候。两类即阳热类（快速类）和阴寒类（缓慢类）。十型，即阳热类五个证型（①心气阴虚，血脉瘀阻，瘀而化热；②心脾不足，湿停阻脉，瘀而化热；③心气衰微，血脉瘀阻，瘀而化热；④心阴血虚，血脉瘀阻，瘀而化热；⑤心气阴虚，肺瘀生水，瘀而化热），阴寒类五个证型（①心脾气虚，心脉瘀阻，血流不畅；②心脾气虚，湿邪停聚，心脉受阻；③心脾肾虚，寒邪内生，阻滞心脉；④心脾肾虚，寒痰瘀结，心脉受阻；⑤心肾阴阳俱虚，寒湿瘀阻，心脉涩滞）。各型中又可兼有三种证候，即气机郁结、神魂不宁、风热化毒。

1. 阳热类（快速类）

主要症状：心悸、气短、胸闷痛。

主要舌象：舌苔薄白或薄黄，舌质暗红。

主要脉象：数、疾、促、促代、涩而数。

本类包括西医所指的各种快速型心律失常。

阳热类心律失常根据引起血脉瘀阻的不同途径，又可分为如下五种证型：

（1）心气阴虚，血脉瘀阻，瘀而化热

主要症状：心悸，气短，疲乏无力，胸闷或有疼痛，面色少华，口干欲饮。

主要舌象：舌质暗红，有裂纹，苔薄白或薄黄。

主要脉象：数、疾、促、细。

本型主要包括窦性心动过速，阵发性室上性心动过速，心室率偏快的各种期前收缩、室性心动过速等。

辨证分析：此型患者多因思虑过度，心之气阴暗耗，或因忧郁，惊恐七情所伤等，使心气阴耗损；亦可因饮食不节，劳累过度（体劳或房劳），伤及脾肾，脾虚化源不足，不能滋养于心，肾虚不能上济于心，而致心气阴血不足；大病、久病耗伤心气阴血，或先天禀赋不足等，也可引起心气阴血亏虚。心之气阴不足是本型的根本所在，心主血脉，心气亏虚，无力帅血运行，血脉流通不畅而出现瘀阻，于是形成血脉瘀阻。瘀久而化热，热可致急，瘀可致乱，遂引起数脉或疾脉，或数而时止的促脉。"化热"是形成此型的关键。总之，此型的病机是心气阴不足，血脉瘀阻，瘀而化热。脉数、疾、促均是血瘀化热的表现，心悸气短，疲乏无力，面色少华，脉细为心气阴不足之征。胸闷或胸痛，舌暗红，有裂纹为心之气阴不足，血脉瘀阻

之兆。若见薄黄之苔，更可证明化热。

治法：益气养心、理气通脉、凉血清热。

方药：自拟清凉滋补调脉汤。

太子参 30g，麦冬 15g，五味子 10g，丹参 30g，川芎 15g，香附 10g，香橼 10g，佛手 10g，牡丹皮 15g，赤芍 15g，黄连 10g。

方解：太子参、麦冬、五味子益心气、养心阴；丹参、川芎活血通脉；牡丹皮、赤芍、黄连清热凉血；香附、香橼、佛手理气以助通脉；全方共奏益气养心、理气通脉、凉血清热之功。以使心气阴足、血脉通，而瘀热清，数、疾、促脉平，心悸止。

（2）心脾不足，湿停阻脉，瘀而化热

主要症状：心悸，气短，疲乏无力，胸闷或有疼痛，口苦，纳差，脘腹痞满，大便不实，黏而不爽。

主要舌象：苔白厚腻或兼淡黄，舌质暗红。

主要脉象：数、疾、促、滑。

此型可见于窦性心动过速，阵发性室上性心动过速，阵发性室性心动过速，各种心室率偏快的期前收缩。

辨证分析：此型患者多因思虑过度，心脾受伤，脾失健运，湿邪停聚；或因饮食不节，中土受伤，脾失健运，湿邪停聚；或因外淫湿邪内侵。总之，湿邪阻脉，致使心脉瘀阻不畅，湿邪郁久化热，遂形成此型。脉数、疾、促、滑是湿热阻脉之象。脘腹胀满，便黏不爽，口苦，纳差，苔白厚及厚腻兼黄亦是湿热困脾之象。胸闷或有疼痛，舌质暗，脉促（数而时一止）均为心脉瘀阻之征。心悸，气短，疲乏无力，大便不实是为心脾不足所致。

治法：理气化湿、凉血清热、补益心脾。

方药：自拟清凉化湿调脉汤。

紫苏梗 10g，陈皮 10g，半夏 10g，白术 30g，茯苓 15g，川厚朴 10g，香附 10g，乌药 10g，川芎 15g，牡丹皮 15g，赤芍 15g，黄连 10g，太子参 30g。

方解：白术、茯苓、陈皮、半夏健脾化湿；紫苏梗、川厚朴、香附、乌药理气宽胸，以助湿化；川芎活血通脉；牡丹皮、赤芍、黄连清热凉血；太子参补益心脾，全方共奏理气化湿、凉血清热、补益心脾之功，使心脾气充足、停湿消退、心脉通畅、瘀热化解而数、疾、促脉得以恢复，心悸病愈。

（3）心气衰微，血脉瘀阻，瘀而化热

主要症状：心悸，气短，疲乏无力，胸闷或有疼痛，劳累后心悸，气短尤甚。

主要舌象：舌胖淡暗或暗红，苔薄。

主要脉象：促代。

本型主要见于频发室性期前收缩、频发房性期前收缩或频发结性期前收缩，甚至形成二联律或三联律者。

辨证分析：此型患者虽与上述两型同时具有"血脉瘀阻，瘀久化热"这个形成促脉的病机，但是此型患者是促代脉，而前面两型是促脉，促脉是指脉数而有间歇，代脉是指脉间歇频发的促脉。因代脉主病是脏气虚衰，所以此型患者的病机是心气虚衰，血脉瘀阻，瘀而化热。与单纯促脉的区别是此型心气虚的程度严重，已达到虚衰的程度。此型患者多因先天禀赋心气不足，加之七情所伤，如大惊大恐心气耗伤，惊则气乱，恐则气下，都可损伤心气或因忧思伤及心脾，亦可耗伤心气，致使心气更虚而达到虚衰之程度；饮食不节，脾气受伤，脾虚运化失常，化源不足，不能上奉于心，致使心之气血不足；劳累过度亦能伤脾，脾虚而致心气不足；或大病久病伤及心气等因素，均使心气大伤，亦致使心气衰微，不能帅血运行而致血脉瘀阻，瘀久化热，遂形成此型。本型表现在脉象的特点是见到促代脉。舌胖淡或暗红。症状的特点是劳累后心悸加重及心律失常更加明显。

治法：补气通脉，凉血清热。

方药：自拟清凉补气调脉饮。

生黄芪30g，太子参30g，人参30g，麦冬15g，五味子10g，丹参30g，川芎15g，香附10g，香橼10g，佛手10g，牡丹皮15g，赤芍15g，黄连10g。

方解：生黄芪、太子参、人参大补心气；麦冬、五味子养心阴以助补气；丹参、川芎活血通脉；香附、香橼、佛手理气以助通脉；牡丹皮、赤芍、黄连清热凉血。此方与治疗阳热类①型心律失常方——清凉滋补调脉汤的区别是，此方是前方加用生黄芪、人参等大补心气之品。因而前方功效只是补气滋阴、通脉凉血；此方功效则重补心气、通脉凉血；前方主治心气阴虚、血脉瘀阻、瘀而化热；此方则主治心气衰微、血脉瘀阻、瘀而化热。

（4）心阴血虚，血脉瘀阻，瘀而化热

主要症状：心悸，气短，胸闷，胸痛，面色不华，疲乏无力，大便易秘。

主要舌象：舌质红暗，有裂纹，薄白或少苔。

主要脉象：涩而数。

本型见于快速型心房纤颤。

辨证分析：此型患者临床表现的特点是见涩而数脉。涩脉是细而迟，参伍不调，此型的脉是参伍不调，但不迟反而数，即快速型心房纤颤。涩脉的主病是心阴精血亏虚，加之寒湿之邪闭阻血脉，所以典型的涩脉是细迟而参伍不调。此型的脉象数而参伍不调，是因为此型的病机为心阴精血亏虚而致血脉瘀阻，瘀而化热，而无寒湿之邪阻脉。此型与单纯涩脉型比较，心阴精血损伤更甚。此型的形成是由于先天阴精不足或失血、大汗等阴液精血耗伤，或五志过极，心之阴液精血耗伤，或因劳倦，特别是房劳过度损伤肾阴，肾水不能上济于心而致心阴液精血亏虚。以上诸多因素致心阴精血亏虚，不能濡润心脉，而致心脉瘀阻，瘀久化热，而成涩而数之脉象。舌质红暗，有裂纹，大便秘结等也是阴液精血亏虚的征兆。

治法：滋养阴血、理气通脉、清热凉血。

方药：自拟清凉养阴调脉汤。

太子参30g，沙参30g，麦冬15g，五味子10g，白芍15g，生地黄15g，丹参30g，川芎15g，香附10g，香橼10g，佛手10g，牡丹皮15g，赤芍15g，黄连10g。

方解：沙参、麦冬、五味子、白芍、生地黄滋补心血；太子参补气以生阴血；丹参、川芎活血通脉；牡丹皮、赤芍、黄连凉血清热；香附、香橼、佛手理气以助活血通脉。全方共奏滋养阴血、理气通脉、凉血清热之功。此方的特点是滋养阴血，主治因心阴血亏虚，血脉瘀阻，瘀而化热而致，且见涩数脉之证。

（5）心气阴虚，肺瘀生水，瘀而化热

主要症状：心悸，气短，胸闷，胸痛，咳喘，甚而不能平卧，尿少，水肿。

主要舌象：舌质红暗，苔薄白或薄黄。

主要脉象：细数。

本型见于心力衰竭心动过速者。

辨证分析：此型患者的特点是除因心气不足，血脉瘀阻，瘀而化热而引起的脉细数外，尚兼有肺失肃降，水饮停聚的表现。因此，其临床症状，除见心悸，气短，胸闷，胸痛等外，尚见咳喘，甚而不能平卧，尿少肢肿，舌质暗红，苔薄白或薄黄。此型数脉的形成的原因除了气阴两虚引起的血脉瘀阻，瘀久化生之"热"鼓动血脉，使脉搏增快外，尚有水饮停聚，阻滞血脉，使血脉更加壅阻，瘀热更盛。因此这型的治疗法则，除益气养心、理气活血、凉血通脉外，尚需肃肺利水。使水饮去，血脉通，瘀热除，而数脉平。此型的病因是各种心体病变日久而致心气阴耗伤，心律失常。心气不足，不能帅血运行而致心脉瘀阻，心脉瘀阻进而影响到其他脏腑，形成该脏腑的血脉瘀阻。肺脉瘀阻常先出现，肺脉瘀阻致使肺用失常，而出现肺失肃降、水饮停聚的临床表现。

治法：补气养心、肃肺利水、凉血清热。

方药：自拟清凉补利调脉饮。

生黄芪30g，太子参30g，麦冬15g，五味子10g，丹参30g，川芎15g，桑白皮30g，葶苈子30g（包煎），泽泻30g，车前子30g（包煎），牡丹皮15g，赤芍15g，黄连10g。

方解：生黄芪、太子参大补心气；麦冬、五味子滋心阴；丹参、川芎活血通脉；桑白皮、葶苈子、泽泻、车前子泻肺利水；牡丹皮、赤芍、黄连清热凉血；全方共奏补气养心、肃肺利水、凉血清热之功。使得心气充足，肺脉流通，水道通利，瘀热消退，而心悸平复、数脉调整。

2. 阴寒类（缓慢类）

主要症状：心悸，气短，胸闷，或胸痛，乏力，怕冷、不怕冷或怕热，肢凉或肢温。

主要舌象：质淡暗，苔薄白或白腻。

主要脉象：缓，迟，结，涩。

本类包括窦性心动过缓，病态窦房结综合征，房室传导阻滞，窦房传导阻滞及心室率慢的各种期前收缩，结性心律及室性自搏性心律等。

本类心律失常的主要病机是心脾肾、气血阴阳虚损，寒湿、痰饮之邪阻滞心脉，心脉瘀阻不畅，总属阴寒类。本类可分为五型，各型间的差别在于亏虚的脏腑不同，即亏在心脾，或亏在心肾。再者是亏虚在气、在阳，或在阴液精血的不同。另外还在于湿邪阻脉、寒邪阻脉，或痰饮阻脉的不同，以及本虚标实孰轻孰重的区别。各型临床表现的主要区别是脉象，下面分别叙述之。

（1）心脾气虚，心脉瘀阻，血流不畅

主要症状：心悸，气短，胸闷或胸痛，乏力，不怕冷，可怕热，肢温不凉。

主要舌象：质淡暗，苔薄白。

主要脉象：缓而细弱。

本型可见于窦性心动过缓，结性心律，加速的室性自搏心律。

辨证分析：思虑过度，耗伤心脾，致使心脾不足；饮食不节，脾胃受伤，而致脾虚；劳累过度及先天心脾不足，大病久病耗伤心脾等均可使心脾气虚，心脉失养，运行无力缓慢而出现缓脉。此型的特点是脉缓而非迟、非结，不怕冷，甚至怕热，四肢不凉而温，苔薄白质暗淡，一派心脾气虚，心脉失养、流行缓慢滞而不畅之象。但病在心脾而不在心肾，是虚证而不是虚寒证，无明显的湿痰之邪。

治法：健脾补气，活血升脉。

方药：自拟健脾补气调脉汤。

太子参 30g，生黄芪 30g，白术 30g，陈皮 10g，半夏 10g，茯苓 15g，泽泻 15g，羌活 15g，川芎 15g，丹参 30g。

方解：太子参、生黄芪补气升阳；茯苓、白术、陈皮、半夏、泽泻健脾化湿；羌活祛风以助化湿；川芎、丹参通脉。全方共奏健脾补气、活血通脉之功，使由心脾气虚所致之湿邪化解，缓脉得以平复。

（2）心脾气虚，湿邪停蓄，心脉受阻

主要症状：心悸，气短，胸闷或胸痛，乏力，不怕冷，肢温，脘腹胀满，纳差，大便不实不爽，头晕胀。

主要舌象：苔白厚腻，质淡暗。

主要脉象：脉缓而弦滑。

此型亦见于窦性心动过缓，结性心律及加速的室性自搏心律等。

辨证分析：情志所伤，思虑过度，耗伤心脾，脾失健运，湿邪停聚，心脉被阻。另外，饮食不节，劳累过度，先天禀赋不足，心脾亏虚，大病久病耗伤心脾，也能使湿邪停聚，心脉被阻，致使脉搏缓慢。郁怒伤肝，肝木克土，气结湿停，心脉被阻。外感湿邪，阻滞心脉亦能引起脉搏缓慢，形成此型。这一类型的特点与前一类型相同之处是脉缓、不怕冷、肢温不凉，说明这两种证型病位同在心脾，同以心脾气虚为本，病位未涉及肾，病情属于心脾气虚而无明显肾虚之象。与前一型不同之处是，此型以湿邪停聚为主，本虚标实，且标实表现突出。所以症见脘腹胀满，纳差，便不实不爽，头胀而晕，苔白厚腻，脉缓兼弦滑等湿停气结之象，但同时又有心悸，气短，乏力，舌淡暗等心脾气虚之证。此型是以湿为标，以虚为本。临床遇此型时宜急则治其标，以化湿为主，兼顾健脾补气。待湿化后可按心脾不足，心失所养的证型治疗原则继续治疗调养收功。

治法：化湿理气，活血升脉。

方药：自拟理气化湿调脉汤。

紫苏梗 10g，陈皮 10g，半夏 10g，白术 30g，茯苓 15g，川厚朴 10g，香附 10g，乌药 10g，羌活 15g，川芎 15g，丹参 30g，太子参 30g。

方解：白术、茯苓、陈皮、半夏健脾化湿；紫苏梗、川厚朴、香附、乌药理气化湿；羌活祛风以助化湿；川芎、丹参活血通脉；太子参补益心脾。全方共奏化湿通脉、补益心脾之功，使湿邪化，心脉通，心气足，缓脉愈。

（3）心脾肾虚，寒邪内生，阻滞心脉

主要症状：心悸，气短，胸闷，胸痛，乏力，怕冷，肢冷，便溏，腰腿酸软无力或可伴头晕耳鸣、阳痿等。

主要舌象：舌质淡暗，苔薄白或白滑。

主要脉象：迟脉。

此型主要见于病态窦房结综合征，三度房室传导阻滞，或二度Ⅱ型房室传导阻滞及室性自搏心律等。

辨证分析：禀赋薄弱，或老年脏气虚衰，劳倦过度，房事不节，生育过多，久病失养，暴病伤阳等导致心肾阳虚，阴寒之邪内生，阻滞心脉，致使脉迟。此型的特点是脉迟而非缓、非结，自觉怕冷，肢凉不温。所以此型是阳虚而寒之证，不同于前面两型之气虚无寒。病位方面此型不仅在心脾而且涉及肾。所以可见腰腿酸软、头晕、耳鸣、阳痿等。此型之治疗宜用辛温辛热之品温阳散寒，使寒痰去而心脉通，迟脉转常，虚寒之证消失。

治法：温阳散寒，活血升脉。

方药：自拟温阳散寒调脉汤。

生黄芪 30g，太子参 30g，白术 30g，茯苓 15g，附片 10g，肉桂 10g，鹿角 10g，桂枝 10g，川芎 15g，丹参 30g，干姜 10g。

方解：附片、肉桂、鹿角、干姜、桂枝温阳散寒；生黄芪、太子参、白术、茯苓健脾益气，以助温阳散寒；川芎、丹参活血通脉。全方共取温阳散寒、活血升脉之功效。

（4）心脾肾虚，寒痰瘀结，心脉受阻

主要症状：心悸，气短，乏力，胸闷，胸痛，怕冷或不怕冷，肢温或肢冷。

主要舌象：舌质淡暗，苔薄白。

主要脉象：结脉（缓而间歇或迟而间歇），结代脉。

本型主要见于期前收缩而心室率慢者，二度 I 型房室传导阻滞及心室率慢的窦房传导阻滞等。

辨证分析：本型的特点是脉结，或结代。结脉缓而有间歇，或迟而有间歇。两者的病机尚有分别，缓而时止是因心脾气虚加之湿痰与气血凝结阻滞心脉，迟而时止是因心脾肾阳虚，寒痰与气血凝结阻滞心脉。两者除脉有差别外尚可见症状有差别，缓而有间歇者不怕冷、肢温，迟而有间歇者怕冷而肢凉，同时迟而有间歇者还可兼有头晕耳鸣、腰腿酸软等。结脉、缓脉和迟脉形成方面的差别，是结脉除心脾肾虚及寒痰湿阻脉等因素外，尚有气、血、痰相凝结而心脉被阻的特点，因此脉流更加结滞不通而出现脉有间歇之象。治疗结脉除补气或温阳散寒外，还宜通气活血、逐痰破瘀散结。

结代脉是结脉而有间歇频繁出现，甚而连续出现。结代脉与单纯结脉形成的区别是，结代脉的形成是气虚更甚，达到衰微的程度。所以治疗结代脉时加重用补气之品方可取得满意效果。

治法：温补心肾，祛寒化痰，活血散结。

方药：自拟温化散结调脉汤。

生黄芪 30g，太子参 30g，白术 30g，茯苓 15g，肉桂 10g，鹿角 15g，干姜 10g，白芥子 10g，莱菔子 10g，陈皮 10g，半夏 10g，川芎 15g，三七粉 3g（分冲）。

方解：干姜、肉桂、鹿角温阳散寒；白芥子、莱菔子、陈皮、半夏、白术、茯苓化痰湿；生黄芪、太子参补气以助通阳散寒化痰湿之力；川芎、三七粉活血通脉散结。全方温补、散寒化痰，活血通脉散结，治疗心脾肾虚，寒痰瘀结，心脉受阻之脉结证。

（5）心肾阴阳俱虚，寒湿瘀阻，心脉涩滞

主要症状：心悸，气短，胸闷，胸痛，乏力，大便偏干。

主要舌象：舌暗红或兼有裂纹，苔薄白。

主要脉象：细涩脉。

本型主要见于心室率缓慢的心房纤颤。

辨证分析：本型的特点是见细迟且参伍不调的涩脉。涩脉的形成与本型的病机是心脾肾之阴精及气阳俱虚，且以阴津精血不足为主。阴血不足心脉失其濡养，气阳不足，心脉失其温煦，且兼寒湿之邪阻滞心脉，诸多因素致使心脉受损，故出现脉缓而参伍不调的涩脉。此型为阴阳气血俱虚，心脾肾俱病且兼寒湿之邪停蓄的复杂证型。因此，治疗法则较其他类型更为复杂且取效更为困难。

治法：滋阴温阳、化湿散寒、活血通脉。

方药：自拟滋养温化调脉汤。

生黄芪 30g，太子参 30g，白术 30g，茯苓 15g，陈皮 10g，半夏 10g，干姜 10g，肉桂 10g，桂枝 10g，阿胶 10g，当归 10g，白芍 15g，生地黄 15g，川芎 15g，丹参 30g。

方解：白术、茯苓、陈皮、半夏健脾化湿；干姜、肉桂、桂枝温阳散寒；生黄芪、太子参补气，以助散寒化湿；当归、白芍、生地黄、阿胶滋补心肾之阴；川芎、丹参活血通脉。全方共使寒湿消散，心肾阴阳充足，心脉得以温煦濡润，心血得以畅通，涩脉得以纠正。

3．三种兼有证候

在病程中各型均可能出现以下三种证候：

（1）气机郁结

主要兼有症状：脘腹、胸胁胀满，郁闷少欢。常叹息，大便欠畅，食纳欠佳。

主要兼有舌象：舌暗更甚。

主要兼有脉象：弦脉。

辨证分析：常因情志不舒，郁郁少欢，日久致肝气郁结，气机不畅，致使心脉瘀阻更甚，可加重前述各类型心律失常，或成为各型心律失常发作的诱因，因此各类各型心律失常兼见气机郁结证候时，须予以重视，重用疏郁理气药物方可取得良好疗效。

可选用郁金 10g，枳壳 10g，香附 10g，乌药 10g，大腹皮 10g，川厚朴 10g 等。

（2）神魂不宁

主要兼有症状：失眠多梦，易惊，胆怯，精神不易集中，或坐卧不宁。

主要兼有舌象：舌淡暗。

主要兼有脉象：动脉。

辨证分析：此证候多为惊恐、郁怒、思虑、忧郁等情志损伤心神，使神魂不宁。心主血脉，心藏神。心脏病变可分别出现两种功能失调的表现，同时两者又可互为影响。心脉流通不畅可致心神不宁，心神不宁又可加重心脉流通不畅。因此心律失常时若见神魂不宁则应予以重视，并配合相应治疗，否则治疗不会取得良好效果。尤其是睡眠不安及失眠会加重心律失常，必须加用宁心安神之品。

各型如兼见神魂不宁，须在原有治法中加入安神定志之品，可选用石菖蒲10g，远志10g，炒酸枣仁30g，首乌藤30g，合欢花10g，琥珀粉1.5g，朱砂粉0.3g，生龙骨15g（先煎），生牡蛎15g（先煎）等。

（3）风热化毒

主要兼有症状：咽痒，咽痛，闭塞，流涕，甚或恶寒发热，肢体酸痛，口干欲饮。

主要兼有舌象：舌红，苔薄白或薄黄。

主要兼有脉象：浮脉。

辨证分析：兼此证型是因上焦感受风热。心律失常的患者发病的重要环节是心脉瘀阻，若加之外感风热之邪，阻滞心脉，则必然加重心律失常的病情。尤其是阳热类心律失常再加风热之邪，内外之热相合，可使脉更急而更乱，数、疾、促脉更加明显，所以若兼感风热时必须予以高度重视。此时需暂用疏风清热之方，待风热消退后再继续用原治疗心律失常之方药。疏风清化之品，可选用薄荷 10g，荆芥 10g，连翘 15g，双花 15g，板蓝根 10g，锦灯笼 10g 等。

三、心律失常相关脉象辨析

心律失常的中医辨证中，最具有鉴别诊断价值的是脉象的变化。因为心律失常主要是指心脏搏动频率与节律的异常。心搏频率与节律的变化必然要在脉象上反映出来，不同种类的心律失常必然出现不同的脉象，因而心律失常中医辨证时最主要、最可靠的依据就是脉象。故此要特别在辨脉上下功夫。临证时主要根据脉象，再结合症状和舌象等分析患者的病因病机、分类、分型及证候，采用相应恰当的治则及处方，才能取得良好的疗效。在遇到脉症或脉舌不符时，可采取舍症从脉或舍舌从脉的原则处理。

心律失常多见的脉象：数脉，疾脉，促脉，代脉，涩脉，缓脉，迟脉，结脉，涩而数脉，促代脉。下面分别对各种脉象进行分析。

1. 数脉

数脉是指脉搏的频率较正常为快。古代医家规定在医生一呼一息的时间内患者脉搏搏动 6 次或 6 次以上（每分钟 90 ～ 120 次的脉象），称为数脉。和数脉相类似的脉象有紧脉、促脉和动脉。紧脉、促脉、动脉与数脉的相同点都是频率快，但前三者又各具自己的特点。紧脉的搏动，如同触到被弹动的绷紧的绳索一样，硬而有力；数脉中带有歇止的称为促脉；数而无头无尾如豆状动摇于关部的称为动脉。数脉的主病是"热"，属"阳"，多由心火过旺或肝胆之火过旺，亦有因肺胃之热过盛而致。另外亦有因阴伤不足而引起的虚热，其中以心肾阴虚而生之热为主。另外在少数情况下，在虚寒病中出现数脉，这必定是正气已很衰弱，若不积极救治，再进一步则会出现阴阳离决的脱证。

《濒湖脉学》中关于数脉有如下记载："一息六至，脉流薄疾。""数脉息间常六至，阴微阳盛必狂烦。浮沉表里分虚实，惟有儿童作吉看。""数比平人多一至，紧来如数似弹绳；数而时止名为促；数见关中动脉形。""数脉为阳热可知，只将君相火来医，实宜凉泻虚温补，肺病秋深却畏之。寸数咽喉口舌疮，吐红咳嗽肺生疡，当关胃火并肝火，尺属滋阴降火汤。"

心律失常中窦性心动过速，非阵发性室性心动过速及非阵发性结性心动过速等可见数脉，其中最常见的病种是窦性心动过速。根据数脉的主病是"热"的道理分析，窦性心动过速的患者多数属于"热证"，其中又分外感热证及内伤热证。窦性心动过速可因外感热邪，扰犯心神，鼓动心脉，而致数脉。内伤生热也可引起窦性心动过速而出现数脉。内伤多为七情所伤，或饮食不节，劳倦过度或疾病后耗伤等因素引起心脏气阴不足，血脉瘀阻，瘀而生热所致。另外晚期患者正气十分虚弱而出现虚寒证时也会出现数脉，但此时已是将要出现阴竭阳绝而阴阳离决的危候。目前临床中对窦性心动过速患者的辨证中，"热"这一关键常被忽视，医者往往重视补虚、通阳、调气、通脉等，而常忽视"热"，使得临床疗效受到限制。

2．疾脉

疾脉是指比数脉搏动更快的脉象。古代医家所规定的疾脉标准是医生一呼一吸的时间内，患者脉搏搏动等于或大于 7 次，即大约每分钟 120 次以上。如果更详细地区分，还可有极脉及脱脉，每一呼一吸间患者脉搏搏动 8 次以上称为极脉，再快，达到医生每一呼一吸患者脉搏 9 至以上，则称为脱脉。疾脉和极脉的主病都是阳热极盛，阴液将竭，是真阴将竭于下，阳热亢于上的现象。在外感病中热极时往往有疾脉，按之益坚，是阳亢无制，真阴垂危之候；疾而虚弱无力是原阳将脱之证。脱脉则见于阳绝，阴阳离决的危候，若不紧急救治，生命则亡。

《濒湖脉学》记载："数脉属阳，六至一息。七疾八极，九至为脱。"心律失常中的阵发性室上性心动过速、阵发性室性心动过速发作时的脉象常表现为疾脉或脱脉。所以阵发性室上性心动过速的患者常常辨证为"心气阴亏虚，血脉瘀阻，瘀而化热"而使用益心气滋养心阴、理气通脉、凉血清心之法。阵发性室上性心动过速与窦性心动过速两者的病因病机虽然常见同为"心气阴两虚，血脉瘀阻，瘀而化热"的证型，但两者又有区别。因为阵发性室上性心动过速的脉象是疾脉而窦性心动过速的脉象是数脉，数脉与疾脉的形成虽然同为阴虚而阳热亢盛，但疾脉是阳极而阴将绝，即是阴更虚而阳更盛。所以阵发性室上性心动过速的治疗应该较窦性心动过速的治疗更重用填补心阴及清热凉血的药物，少数严重的阵发性室上性心动过速或室性心动过速的患者出现脱脉时为阴竭阳绝，阳气耗竭，阴阳将脱，此时则急宜回阳填阴救逆。目前临床治疗阵发性室上性心动过速时常常忽视凉血清心的法则，从而影响疗效。

3. 促脉

促脉是指脉数而带有间歇的脉象。促脉有两个特点：一是脉有间歇，二是数脉。促脉与结脉同是有间歇的脉象，而促脉是数而有间歇，结脉为迟缓有间歇，两者必须区别。临床中有些医生凡见脉间歇则一概而论为"结代脉"，这是不确切的。在心律失常的辨证治疗中，促脉和结脉必须区分清楚。因为两者的主病截然相反。如果辨证时不加区别，治法相互混淆，必然不会取得满意的疗效。促脉主阳、主热、主火，为阳热极盛，阴液欲亡之脉象，临床见促脉必须抓住"火热"这一核心予以立法处方。"火热"的性质可分实热及虚热。首先，实热可由外感六淫之邪产生，感受火热之邪，特别是外感风热，常能引起促脉出现。其次，感受其他外邪而化热，也是引起促脉的原因。内生之实热，常见郁怒伤肝而致的肝胆郁热，再者，是饮食不节，脾胃受伤，痰湿、湿滞停聚化热而成，但临床最为常见的是血脉瘀阻，日久而致瘀而化热。虚热可由肾阴不足，或心阴亏虚而生。总之治疗"促脉"必须抓住"热"这一关键，才能取得良好效果。

关于促脉在《濒湖脉学》中有如下记载："促脉，来去数，时一止复来。""数见寸口，有止为促。""促脉数而时一止，此为阳极欲亡阳。三焦郁火炎炎盛，进必无生退可生。""促脉惟将火病医，其因有五细推之。时时喘咳皆痰积，或发斑与毒疽。""阳盛则促，肺痈阳毒；阴盛则结，疝瘕积郁。"

心律失常中的各种期前收缩常见促脉，但期前收缩而心室率慢的则不是促脉，而是结脉。室性、房性、结性期前收缩中的促脉往往被忽视，有些医者常把促脉认为是结脉或结代脉，辨证方向不准而影响疗效。如果紧紧抓住促脉主阳主热这一关键且不忽视凉血清热法则的使用，治疗效果则会提高。

4. 代脉

代脉是指脉有歇止，而且在一止后可以连续地有歇止，一时不能恢复均匀的搏动。结脉和促脉也是有歇止的脉，但一止后又能暂时恢复均匀的搏动。各种期前收缩频发，特别是呈三联律或四联律的可以称之为"代脉"。也有人认为代脉是"脉来一止，止有定数"的脉象，也是指各种期前收缩频发，且有规律的出现，如二联律、三联律等可以算作代脉。总之，关键是期前收缩频发的脉象称为代脉。

代脉的主病是脏气衰。代脉形成的原因是五脏之气衰微。中医学认为五脏亏虚的程度可分五级：虚、损、劳、衰、竭。衰是亏虚的高等级，再进一步发展到竭时，生命则要终止了。可见代脉出现于气虚较严重时。其预后较促、结脉更为严重。临床中遇到期前收缩频发，甚至出现二联律、三联律等时，说明气虚很重，宜于在脉象表现为促脉或结脉时，重用补气之品。

《濒湖脉学》中有关代脉的记载有："代脉动而中止，不能自还，因而复动。脉至还入尺，良久方来。""动而中止不能还，复动因而作代看。病者得之犹可疗，平人却于寿相关。""数而时止名为促；缓止须将结脉呼；止不能回方为代；结生代死自殊途。"《四言举要》记载有："代则气衰。"《濒湖脉学》中关于根据脉歇止次数判断生存年限的叙述，千万不能机械地理解。古人的意思是比譬说明，歇止的次数越多则病情越重，预后越差。而且强调指出，对于病情轻重及预后的判断除了脉搏歇止的次数外，还要根据其他诸方面情况来综合分析。

5. 涩脉

涩脉是指往来艰涩不畅的脉象，如轻刀刮竹，如病蚕食叶。涩脉的另一个特点是细而迟，即脉细而且频率低，至数少。再一个特点，也是最重要的一个特点，即节律绝对不齐，参伍不调。涩脉如轻刀刮竹，病蚕食叶的特点容易被牢记，而脉律绝对不齐，参伍不调却时常被人忽视。因而有人往往把涩脉与结代脉混同，结脉是缓中一止，即缓脉中时而有间歇；代脉是间歇脉，而且间歇频发；涩脉是脉律绝对不齐，即参伍不调，快慢不均。心律失常中各种期前收缩的脉象是促、结，或促代、结代，而心房纤颤所见的脉象是涩脉（心室率慢的房颤）或涩而数脉（心室率快或频率正常的房颤）。

涩脉的主病是血少及伤精，或阳气虚而寒湿痹阻血脉，另外，妊娠与闭经亦可出现涩脉。心律失常中，心房纤颤常常出现涩而数的脉象（快速房颤），而不同于单纯的涩脉。其病机多数是心气阴不足，血脉瘀阻，瘀而化热。与出现促脉的期前收缩患者的区别是心房颤动患者阴血不足更为明显突出，治疗时应在益气养心、理气通脉、凉血清心的基础上加用养阴血之品。心室率缓慢的房颤，其脉为涩脉，病机是心气阳亏虚，寒湿之邪痹阻心脉，同时心之阴血亦虚，且以阴血不足为主。所以出现具有细、迟、涩、散四大特点的涩脉，其与结脉的病机有相同处，又有不同处：两者的相同点为气阳不足，气血、痰湿凝结闭阻心脉。不同之处是涩脉之阴血不足更为明显突出。

《濒湖脉学》中有关涩脉的记载有："涩脉：细而迟，往来难，短且散；或一止复来，参伍不调。如轻刀刮竹，如雨沾沙，如病蚕食叶。""细迟短涩往来难，散止依稀应指间。如雨沾沙容易散；病蚕食叶慢而艰。""参伍不调名曰涩，轻刀刮竹短而难。微似秒芒微软甚，浮沉不别有无间。""涩缘血少或伤精，反胃亡阳汗雨淋。寒湿入营为血痹，女人非孕即无经。""寸涩心虚痛对胸，胃虚胁胀察关中；尺为精血俱伤候，肠结溲淋或下红。"《四言举要》载："迟细为涩，往来极难，易散一止，止而复还。""涩脉少血，或中寒湿，反胃结肠，自汗厥逆。"

6. 缓脉

缓脉是指脉搏搏动缓慢，古人所规定的缓脉的标准是医

生一呼一吸之间，患者脉搏搏动 4 次（相当于每分钟 50 ～ 60
次）。缓脉除了频率慢外还有脉象和缓从容、均匀之象。缓脉
与迟脉同是频率慢之脉，但两者有所区别。迟脉的至数慢于缓
脉，迟脉是医生每一呼一吸之间，患者的脉搏搏动 3 次（大约
每分钟不满 50 次）。缓脉与迟脉的主病不同。临床中，特别是
诊治心律失常时需要辨别清楚。心律失常中的窦性心动过缓及
结区性心律、非阵发性室性心动过速（加速的室性自搏心律）
可见缓脉。

　　缓脉的主病是脾虚及营阴不足，湿证及风证。脾土不足，
中气虚弱，可以出现缓脉；营阴不足，脉失濡养亦可出现缓脉；
脾失健运，湿邪停聚，或外淫湿邪入侵，阻滞脉络，致使脉搏
缓慢；风邪内侵，阻滞心脉，致血脉运行不畅而出现缓脉。风
邪为阳邪，寒为阴邪，风邪与寒邪比较，具有柔和从容的特点，
不似寒邪凛冽、收敛，能使气血凝结流通极为不畅，所以，感
受风邪出现缓脉，而感受寒邪出现迟脉。血虚生风，风邪内生，
阻滞心脉，亦可出现缓脉。总之，缓脉主病多种，不只是"虚"
证，既有中气虚及营血不足的虚证，也有湿邪及风邪阻脉的实
证。湿邪及风邪中又有感受外风及外湿、内生风邪及内生湿邪
的不同。在临床中应仔细辨别，以辨证论治。

　　心动过缓，对于出现缓脉的心律失常患者应按照上述辨证
原则来辨证治疗。目前临床中有些医者，遇到心动过缓的患者，
对其脉象不区分缓脉及迟脉，均一概认为脉迟而按虚寒论治，
使用辛热温补祛寒之药物，这样往往使一些脉缓的患者因辨证
不准而不能取效，甚至出现不良反应，使患者不能耐受。也有
一些医者对于缓脉的主病不能全面了解，只知缓脉是虚，而不
知还有气虚、营血不足之分，另有湿邪及风邪之别，只知使用

补法，并不能取得满意的疗效。在临床时遇到心动过缓或病态窦房结综合征及传导阻滞的患者辨证时，应先辨脉，区分是缓脉还是迟脉。如果是缓脉，再进一步根据症状、舌象区分清楚是属于中气不足还是营血不足，是湿邪还是风邪阻脉，是外湿或外风入侵还是湿邪或风邪内生，从而分别采用不同的治法，则会取得满意的疗效。

关于缓脉，《濒湖脉学》中有如下记载："缓脉，去来小快于迟，一息四至。如丝在经，不卷其轴，应指和缓，往来甚匀。如初春杨柳舞风之象，如微风轻飐柳梢。""缓脉阿阿四至通，柳梢袅袅飐轻风，欲从脉里求神气，只在从容和缓中。""脉来三至号为迟，小快于迟作缓持；迟细而难知是涩；浮而迟大以虚推。""缓脉营衰卫有余，或风或湿或脾虚，上为项强下痿痹，分别浮沉大小区。寸缓风邪项背拘；关为风眩胃家虚。神门濡泄或风秘，或是蹒跚足力迂。"

《四言举要》记载："风伤于卫，浮缓有汗。寒伤于营，浮紧无汗。""浮迟风虚，浮数风热，浮紧风寒，浮缓风湿。""缓大者风，缓细者湿，缓涩血少，缓滑内热。""中风浮缓，急实则寒。浮滑中痰，沉迟中气。"

7. 迟脉

迟脉是指脉搏缓慢，且较缓脉更慢的脉象，古人制定的标准是医生一呼一吸之间，患者的脉搏搏动3次为迟脉，相当于每分钟30～40次。缓脉较迟脉略快。医生一呼一吸间，患者脉搏搏动2次则称为损脉，1次为败脉。古人认为损脉为夺精之脉，脉已无气，是病已成危候。

迟脉主阴主寒，脉搏有力而迟是寒积，并伴有疼痛；迟而无力的脉象为虚寒证。另外，迟脉也可有寒且多痰者。心律失常中的病态窦房结综合征常见迟脉。多属心脾肾阳虚的虚寒证，治宜温中祛寒。若阳虚而兼痰，则宜温通化痰。三度房室传导阻滞及室性自搏心律脉搏若很慢，达到一呼一吸两次则称为损脉，为夺精之脉，是危候，需紧急抢救，否则预后不良。

关于迟脉《濒湖脉学》有以下记载："迟脉，一息三至，去来极慢。""迟来一息至惟三，阳不胜阴气血寒。但把浮沉分表里，消阴须益火之原。""脉来三至号为迟；小快于迟作缓持；迟细而难知是涩；浮而迟大以虚推。""迟司脏病或多痰，沉痼癥瘕仔细看，有力而迟为冷痛，迟而无力定虚寒。""寸迟必是上焦寒；关主中寒痛不堪；尺是肾虚腰脚重，溲便不禁疝牵丸。"《四言举要》中记载："三至为迟，迟则为冷。""迟脉属阴，一息三至。小快于迟，缓不及四。""二损一败，病不可治，两息夺精，脉已无气。迟脉主脏，阳气伏潜，有力为痛，无力虚寒。"

8. 结脉

结脉是指脉迟缓而时有间歇的脉象。结脉除了脉搏频率缓慢外尚有节律的不齐。结脉系迟缓脉中夹有间歇，促脉为数脉中夹有间歇，代脉是指结脉或促脉中的间歇次数频繁，即古脉书中谓"不能自还"，甚者形成二、三、四等联律，则是所谓"止有定数"。涩脉是指脉搏节律非常紊乱，毫无规则，即参伍不调，且脉率缓慢。心律失常中常见上述几种脉象。室性、房性、结性等各种期前收缩，心室率慢时会表现为结脉，心室率快时则表现为促脉，另外，二度Ⅱ型房室传导阻滞中的文氏型及二度Ⅱ型窦房传导阻滞中的文氏型，在心率慢时亦可表现为结脉，后者在心室率快时亦可表现为促脉。频发房早、室早，甚至二、三联律时则为代脉，代脉不单独出现，多为促代脉或结代脉。心房纤颤时若心室率缓慢则为涩脉，若心房纤颤而心室率快时则表现为涩而数的脉象。目前有医者对心律失常中节律不整的脉象不加区别，不论哪种，只要不齐则称之为"结代脉"，这是很不确切的。因为上述各种节律不整齐的脉象主病不同，如果不加以区分，辨证将会错误，处方可能南辕北辙。

结脉的主病是阴盛气结，寒痰血瘀，癥瘕积聚。结脉与迟脉同属阴寒之证，但结脉较迟脉气滞血瘀的程度更为严重，是阳气不足，阴邪更盛，气血寒痰相凝结而使脉流更加不畅，致使脉搏不但迟缓，且有间歇。所以结脉的治法宜于缓脉与迟脉治法的基础上分别加重化痰、逐痰、行气、祛瘀、散结通脉之法为有效。临床中遇到各种期前收缩如果心率慢时属结脉。宜首先区分是属缓脉而有间歇，还是迟脉而有间歇。若为缓脉而有间歇，则在缓脉辨证治法的基础上加重化痰、理气、祛瘀、散结通脉之品。若是迟脉而有间歇则在迟脉治法基础上加化痰、理气、化瘀通脉之品。若属结代脉则宜再于结脉治法的基础上重用补气之品，因代脉的主病是脏气衰。

关于结脉，《濒湖脉学》中有如下记载："结脉，往来缓，时一止复来。""结脉缓而时一止，独阴偏盛欲亡阳。浮为气滞沉为积，汗下分明在主张。""数而时止名为促，缓止须将结脉呼，止不能回方为代，结生代死自殊途。""结脉皆因气血凝，老痰结滞苦沉吟，内生积聚外痈肿，疝瘕为殃病属阴。"

9. 涩兼数脉

涩脉的特点是参伍不调，同时细而迟缓。但心律失常中的快速型心房纤颤较缓慢型房颤更为常见。快速型心房纤颤的脉象是参伍不调，但不缓反数，即涩而数脉。涩兼数脉的主要病机是心气阴两虚，血脉瘀阻，瘀久化热，其中阴血不足更为明显突出。

10. 促代脉

促代脉即促脉兼代脉。脉数而有频繁的间歇，甚至连续或有规律地频繁出现间歇，即促代脉。促代脉与促脉病机方面的区别是促代脉的气虚更为明显，达到了衰微的程度。治疗促代脉须重用补气之品。

11. 结代脉

结代脉即结脉兼代脉。脉迟弱而有频繁的间歇，甚至连续或有规律地频繁出现间歇，即结代脉。结代脉与结脉病机方面的区别是结代脉的气虚更为明显，达到了衰微的程度。治疗结代脉时须重加补气之品。将一切脉律不规则的脉象统称为结代脉是错误的。

第二节　心力衰竭

充血性心力衰竭简称心力衰竭或心衰，也称心功能不全，是指静脉回流正常的情况下，由于原发的心脏损害引起心排血量减少和心室充盈压升高，临床上以组织血液灌注不足及肺循环和（或）体循环瘀血为主要特征的一种临床病理生理综合征。依据症状的有无及治疗反应，可将心力衰竭分为三个阶段：①无症状性心力衰竭，系指左室已有功能障碍，左室射血分数降低（＜50%），而临床无"充血"症状。②充血性心力衰竭，系指临床已出现典型的症状和体征，即通常所指的心力衰竭。③难治性心力衰竭，系指心力衰竭的终末期，对一般常规治疗无效。另外心力衰竭按其临床表现又分为左、右和全心衰竭。

一、学术思想

魏执真教授通过长期临床的认真仔细观察，总结研究，在心功能不全的中医辨证施治方面，摸索出了一套自己特有的、疗效满意的思路和方法。

魏执真教授认为充血性心力衰竭的病机是各种心体病变日久不愈进一步致心气虚衰，无力帅血运行，气滞阻脉，心脉瘀阻，心用失司。因心主周身之血脉，心气衰微，气衰不能帅血畅行，进而引起其他脏腑经脉瘀阻，气机壅塞，脏用失常。心衰影响他脏时，大体上是沿着心－肺－肝－脾－胃－肾顺序发展。心气虚衰，心脉瘀阻，心用失司则见神疲乏力，心悸胸闷，动则气喘、汗出、口唇暗紫，脉数无力。如兼肺脉瘀阻则致肺失通调，三焦不利，水饮停聚，上逆凌心射肺，可兼见尿少、水肿、咳喘不得平卧，舌暗苔腻，脉弦滑数。如兼肝脾胃脉瘀阻，而致肝失疏泄，脾失健运，胃失受纳，可兼见脘腹胀满，胁胀疼痛，纳呆，水肿明显，胁下痞块，舌胖紫暗，脉细弦数等。如兼肾脉瘀阻，肾失开阖，可兼见尿少肢肿，头晕耳鸣，腰酸腿软，肢凉怕冷，面色黧黑等，脉细滑数，舌质暗红，苔薄白腻或光红而瘦。

总之，该病的根本点是心体受损，心气虚衰，心脉瘀阻，心用失司，进而引起其他脏腑血脉瘀阻，气机壅塞，功能受损。由于心衰的部位不同、程度不同，尚兼有不同脏腑的血脉瘀阻，于是除出现心气虚衰、心脉瘀阻的表现外，还可兼见其他脏腑血脉瘀阻、功能失常的表现。所以充血性心衰的治则，是在益气养心、理气通脉基础上，分别加用调整相应受损脏腑功能的治法。

二、临证经验

1. 心气衰微，血脉瘀阻，心用失司

临床表现：心悸，气短，气喘，活动多则出现，脉细数，舌质暗红少津，苔薄白。

治法：益气养心，理气通脉。

方药：理气通脉汤。

黄芪、太子参（或人参）、麦冬、五味子、丹参、川芎、香附、乌药、香橼、佛手等。

2. 心气阴衰，血脉瘀阻，肺失肃降（肺瘀生水）

临床表现：心悸，气短，咳喘，不能平卧，尿少，浮肿，脉细数，舌质暗红，苔薄白。

治法：益气养心，活血通脉，泻肺利水。

方药：宣肺利水强心汤。

生黄芪、太子参（或人参）、麦冬、五味子、丹参、川芎、香附、乌药、香橼、佛手、桑白皮、葶苈子、泽泻、车前子等。

3. 心气衰微，血脉瘀阻，肝失疏泄，脾失健运

临床表现：心悸，气短，胁肋胀痛，胁下痞块，脘腹胀满，肢肿，尿少，大便溏或不爽，脉细数，舌质暗红，苔薄白。

治法：益气养心，活血通脉，疏肝健脾。

方药：疏肝健脾强心汤。

生黄芪、太子参、麦冬、五味子、丹参、川芎、香附、乌药、香橼、佛手、郁金、青皮、白芍、当归、桃仁、红花、赤芍、三棱、莪术等。

4. 心气衰微，血脉瘀阻，肾失开阖

临床表现：心悸，气短，咳喘不能平卧，尿少水肿，头晕，

耳鸣，腰酸腿软，面目黧黑，甚而肢冷怕凉，脉细数，舌质淡瘦。

治法：温肾利水强心汤。

生黄芪、太子参、麦冬、五味子、丹参、川芎、香附、乌药、香橼、佛手、制附子、胡芦巴、车前子等。

魏执真教授认为心衰的基本治则是益气养心，理气通脉。药用生黄芪、太子参、麦冬、五味子、丹参、川芎、香附、乌药、香橼、佛手等。

兼见肺脉瘀阻，肺失肃降，治节失司，不能通调水道，三焦不利，水湿停聚，凌心射肺，加用桑白皮、葶苈子、泽泻、车前子等以清肃肺气、泻肺利水。

兼见肝脉瘀阻，加用行气活血养肝之品，如郁金、青皮、白芍、当归、桃仁、红花、赤芍、三棱、莪术等。

兼见脾胃脉络瘀阻，脾失健运，胃失和降，加健脾和胃利水湿之品，如白术、茯苓、陈皮、半夏、泽泻、车前子、川厚朴、大腹皮等。

兼见肾脉瘀阻，开阖不利，二便闭塞，头晕，耳鸣，腰酸痛等，加温肾利水之品，常用制附子、胡芦巴、车前子等。

第三节　冠心病（心绞痛）

冠心病为中老年人常见病，多发病，近二十年来，在我国发病率呈上升趋势。冠心病性心绞痛是冠状动脉供血不足，心肌暂时性缺血缺氧引起的以发作性胸痛为主要表现的临床综合征。我国古代文献中虽然没有冠心病的病名，但类似冠心病的一些证候早有记载，在《素问·脏气法时论》中有"心病者，胸中痛，胁下痛，膺背肩胛间痛，两臂内痛"等与心绞痛症状十分相似的描述。魏执真老师认为本病属于中医学"厥心痛""胸痹""心痛""心胃痛"等范畴。西医学认为,冠心病病变主要为冠状动脉内膜脂质沉积和纤维组织增生引起血管腔狭窄,当血管腔狭窄小于50%时患者可无症状,当狭窄50%～75%时心肌缺血,需氧与供氧失衡时,由于代谢异常产生的腺苷、乳酸、激肽等致痛物质会造成心绞痛。中医学认为,疼痛的发生主要是由于血脉不通,不通则痛,治疗主要原则为活血化瘀而达到通则不痛。

冠心病的病因与现代人长期紧张,肝郁不舒或多食肥甘厚味,损伤脾胃致痰瘀交阻有关。其病位在心,涉及脾、胃、肝等脏腑,以心气阴虚或心脾两虚,血脉瘀阻,郁热或痰湿阻脉为其特点,病变总属本虚标实之证,进一步发展可致心气衰微,水饮停聚,甚或阴竭阳绝、阴阳离绝证或阴阳猝绝而致厥证。

一、辨证纲目

1. 冠心病的辨证规律及要点

目前,冠心病性心绞痛的辨证分型标准主要包括国家标准,行业学会标准,教材辨证分型标准。1980年全国冠心病辨证论治研究座谈会冠心病中医辨证试行标准分标实和本虚两类:标实以痰浊为主,分为痰浊气滞、痰浊血瘀、痰浊偏寒、浊偏热四型;本虚分为气虚、阴虚、阳虚等证。1987年上海全国中医急症研究会修订的胸痹心痛诊疗规范分为气阴两虚、心阳不振、心血亏损、痰浊闭塞、心血瘀阻、寒凝气滞6个证型。1990年10月中国中西医结合学会心血管学会在青岛会议上修订的冠心病中医辨证标准分型为气滞型、血瘀型、寒凝型、痰浊型、气

虚型、阴虚型、阳虚型、阳脱型。1994年卫生部颁布实施的
《中药新药治疗胸痹心痛的临床研究指导原则》分为心血瘀阻、
寒凝心脉、心气虚弱、痰浊内阻、心肾阴虚、心肾阳虚6个证
型。2002年国家药品监督管理局修订的《中药新药临床研究指
导原则》中将心绞痛分为心血瘀阻、气虚血瘀、气滞血瘀、痰
阻心脉、阴寒凝滞、气阴两虚、心肾阴虚、阳气虚衰8个证
型。《中医内科学》将该病分为寒凝心脉、气滞心胸、痰浊闭
阻、瘀血痹阻、心气不足、心阴亏损、心阳不振7个证型。

　　魏执真教授认为，冠心病常发生于长期工作紧张，肝郁不
舒或多食肥甘厚味，损伤脾胃之人。主要病机是肝郁不舒，气
郁化热，热邪耗气伤阴进而涉及心，使得心脏气阴耗伤，心体
受损，心用失常，于是心脉瘀阻，心神不安，遂形成冠心病性
心绞痛。另外，若饮食失节，喜食膏粱厚味，肥甘之品，或饱
食终日，损伤脾胃，津液化痰或化浊成脂，阻塞血管，阻遏气
血流通，也可导致痰瘀交阻，不通则痛。其中心气阴虚，瘀郁
阻脉或心脾两虚，痰湿阻脉而成冠心病性心绞痛；心气阴虚，
心脉瘀阻，瘀久化热而形成冠心病快速型心律失常。心脾两虚，
痰湿阻脉亦可形成冠心病缓慢型心律失常。若冠心病再进一步
发展而成心用衰微，心脉瘀阻，进而引致其他脏腑经脉瘀阻，
而形成心衰。如血瘀于肺致肺失通调，三焦不利，水饮停聚而
上逆凌心射肺出现水肿喘促；心气衰微，心脉瘀阻而致肝脾胃
血脉瘀阻，出现腹胀，纳呆，水肿加重。冠心病晚期肾阴阳虚
衰，心气衰微，再进一步加重而致阴竭阳绝，阴阳离绝，则会
出现脱证（休克），或阴阳猝绝则可致厥证（猝死）。

2. 冠心病性心绞痛的辨证分型

（1）心气阴虚，郁瘀阻脉

主症：心痛时作，心悸气短，胸闷憋气，疲乏无力，口干欲饮，大便偏干；舌象为舌质略红或嫩红，有裂纹，少苔或薄白苔；主脉为细数或细弦数。

分析：气郁化热，致耗气伤阴损及心脏，令心之气阴耗伤，血脉瘀阻，心神失养，故见心痛时作，心悸气短，胸闷憋气，疲乏无力；舌质略红或嫩红，有裂纹，少苔，口干欲饮，大便偏干为阴虚内热，耗伤阴津所致。

（2）心脾不足，痰气阻脉

主症：心痛时作，心悸气短，乏力，胸胁苦满，脘腹痞胀，二便不爽，纳谷不香；舌象为舌胖质淡暗，苔白厚腻；主脉为沉细而滑或弦滑。

分析：多食多饮伤及脾胃，脾失健运则痰湿内生，阻遏气机，痰气交阻，令心脉不通，故见心痛时作；脾气耗伤，心失所养，故见心悸气短，乏力；痰阻中焦，气机不畅，故见胸胁苦满，脘腹痞胀，二便不爽，纳谷不香；舌胖质淡暗，苔白厚腻，脉沉滑或弦滑为脾虚湿盛，气滞痰阻之征。

二、治疗方法

《黄帝内经》中记载了心痛的病因，如"邪在心则病心痛""心痹者，脉不通""经脉流行不止，环周不休，寒气入经而稽迟，泣而不行，客于脉外则血少，客于脉中则气不通，故猝然而痛"。这些均指出了心痛与寒凝、气滞、血瘀的关系。当代多数医家认为冠心病的基本病机为心脉瘀阻。而魏执真教授认为，本病发病早期的证候表现多与心脏气阴耗伤，或阴血亏虚，心脉瘀阻，瘀郁化热有关，治疗宜以益气养心、滋阴养血、理气通脉，清热凉血为主；发病中晚期，冠心病已久，心脾肺肾诸脏皆受损，阴阳俱虚，寒痰瘀血，水湿内停，治疗则应以温阳散寒、化湿理气、活血通脉、泻肺利水为主。如遇情志、外感所伤，出现气机郁结，神魂不宁，风热化毒等兼夹证候，也需辨证施治，灵活加减用药，以求疗效更佳。

三、辨证选方

1. 心气阴虚，瘀郁阻脉

治法：益气养心，理气通脉。

方药：通脉理气汤（自拟方）。

太子参 15g，麦冬 10g，五味子 10g，生地黄 10g，天花粉 15g，白芍 10g，香附 10g，香橼 10g，佛手 10g，丹参 15g，川芎 15g，三七粉 3g（分冲）等。水煎服，每日 1 剂。

2. 心脾不足，痰气阻脉

治法：疏气化痰，益气通脉。

方药：疏化活血汤（自拟方）。

紫苏梗 10g，香附 10g，乌药 10g，川厚朴 6g，陈皮 10g，半夏 10g，草豆蔻 10g，太子参 15g，白术 10g，茯苓 15g，川芎 15g，丹参 15g，白芍 10g 等。水煎服，每日 1 剂。

第四节　糖尿病性心脏病

糖尿病性心脏病的发病机制十分复杂，尚未完全阐明。目前认为，糖尿病性心肌病的发病机制可能与糖尿病所致的心肌细胞代谢紊乱、心肌内微血管病变有关；而糖尿病性冠状动脉粥样硬化则与高血糖症、高胰岛素血症、高血压、高脂蛋白血症，以及血小板功能亢进、凝血异常、植物神经病变有关；至于心脏植物神经病变的主要病理改变为心脏植物神经纤维发生节段性断裂、增厚、嗜银高反应性和纤维数减少，这些可能与微血管病变引起神经营养失调，脂肪、糖和蛋白质的代谢紊乱有关。

在中医古代文献中，虽无糖尿病性心脏病的名称，但有消渴并发心痛的记载。如东汉张仲景在《伤寒论》中曾有"消渴，气上撞心，心中痛热"的记载。隋代巢元方在《诸病源候论》中也有"消渴重，心中痛"的论述。现多数人把糖尿病性心脏病归属于"消渴""胸痹""心悸"的范畴，我们认为"糖尿病性心脏病"的中医病名可称为"消渴病性心病"，"糖尿病性冠心病"的中医病名可称为"消渴病性胸痹"，"糖尿病性心律失常"可称为"消渴病性心悸"，"糖尿病性心脏病心衰"可称"消渴病性心衰病"等。

魏执真教授认为消渴病性心病是消渴病未能及时治疗进一步发展而成，其病位在心，涉及肺、脾、胃、肝、肾等脏腑，以心气阴虚或心脾两虚，血脉瘀阻，郁热或痰湿阻脉为其特点，病变总属本虚标实之证，进一步发展可致心气衰微，水饮停聚，甚或阴竭阳绝，阴阳离绝或阴阳猝绝而致厥证。

一、辨证纲目

（一）消渴病性心病的辨证规律及要点

消渴病的主要病机是肺脾肾之阴虚燥热，若不及时治疗，不断耗气伤阴进而涉及心，使得心脏气阴耗伤，心体受损，心用失常，于是心脉瘀阻，心神不安，遂形成消渴病性心病（糖尿病性心脏病）。另外，消渴患者多食多饮使中土受伤，脾失健运，痰湿内生，痰湿之邪阻滞气机，痰气互阻也可引起心脉不通而形成消渴病性心病（糖尿病性心脏病）。其中心气阴虚，瘀郁阻脉或心脾两虚，痰湿阻脉而形成消渴病性胸痹病（糖尿病性冠心病或糖尿病性心肌病）；心气阴虚，心脉瘀阻，瘀久化热而形成消渴病性心悸病（糖尿病快速型心律失常）；心脾两虚，痰湿阻脉亦可形成消渴病性心悸病（缓慢型心律失常）；若心脏病再进一步发展而成心用衰微，心脉瘀阻，进而引致其他脏腑经脉瘀阻，脏用失常而形成消渴病性心衰（糖尿病性心衰）。如血瘀于肺致肺失通调，三焦不利，水饮停聚而上逆凌心射肺出现水肿喘促；心气衰微，心脉瘀阻而致肝脾胃血脉瘀阻，出现腹胀，纳呆，水肿加重。消渴病性心病晚期肾阴阳虚衰，心气衰微，再进一步加重而致阴竭阳绝，阴阳离绝，则会出现消渴病脱证（休克），或阴阳猝绝则可致消渴病厥证（猝死）。

（二）消渴病性心病的辨证分型

1. 消渴病性胸痹（糖尿病性冠心病或糖尿病性心肌病心绞痛）的辨证分型

（1）心气阴虚，瘀郁阻脉

主症：心痛时作，心悸气短，胸闷憋气，疲乏无力，口干欲饮，大便偏干；舌象为舌质略红或嫩红，有裂纹，少苔或薄白苔；主脉为细数或细弦数脉。

分析：消渴病耗气伤阴损及心脏，令心之气阴耗伤，血脉瘀阻，心神失养，故见心痛时作，心悸气短，胸闷憋气，疲乏无力；舌质略红或嫩红，有裂纹，少苔，口干欲饮，大便偏干为阴虚内热，耗伤阴津所致。

（2）心脾不足，痰气阻脉

主症：心痛时作，心悸气短，乏力，胸胁苦满，脘腹痞胀，二便不爽，纳谷不香；舌象为舌胖质淡暗，苔白厚腻；主脉为沉细而滑或弦滑脉。

分析：消渴病多食多饮伤及脾胃，脾失健运则痰湿内生，阻遏气机，痰气交阻，令心脉不通，故见心痛时作；脾气耗伤，心失所养，故见心悸气短，乏力；痰阻中焦，气机不畅，故见胸胁苦满，脘腹痞胀，二便不爽，纳谷不香；舌胖质淡暗，苔白厚腻，脉沉滑或弦滑为脾虚湿盛、气滞痰阻之征。

2. 消渴病性心悸（糖尿病性心脏病心律失常）的辨证分型

消渴病性心悸临床分两类，十种证型，三种证候。两类是阳热类（快速类）和阴寒类（缓慢类），各分为五种证型，各型可兼见不同的证候。

（1）阳热类分五种证型

①心气阴虚，血脉瘀阻，瘀郁化热

主症：心悸，气短，疲乏无力，胸闷或胸痛，面色少华，急躁怕热；舌象为舌质暗红，有裂纹，苔黄；主脉为数、疾、促、细脉。

分析：消渴日久伤及心脏，致使心脏气阴耗损，心脉瘀阻，瘀久化热，热可致急，瘀可致乱，遂引起胸闷或胸痛，心悸，出现数脉、疾脉或数而时止的促脉；气短乏力，面色少华，舌暗红，有裂纹，苔黄，脉细为心气阴虚，瘀郁化热之征。本型主要包括糖尿病性心脏病合并窦性心动过速、阵发性室上性心动过速、心室率偏快的各种期前收缩、室性心动过速等。

②心脾不足，湿停阻脉，瘀郁化热

主症：心悸，气短，疲乏无力，胸闷或有疼痛，口苦，纳差，脘腹痞满，大便溏，黏而不爽；舌象为苔白厚腻或兼淡黄，舌质暗红；主脉为数、疾、促、滑脉。

分析：消渴日久致脾虚痰湿内停，痰湿阻脉，心气耗损，痰气瘀阻，瘀久化热，热可致急，瘀可致乱，遂致出现数、疾、促、滑的脉象；脘腹胀满，便黏不爽，口苦，纳差，苔白厚腻或兼淡黄是湿热困脾之象；胸闷或痛，舌质暗红为心脉瘀阻之征；心悸，气短，疲乏无力为心脾不足所致。此型亦可见于窦性心动过速，阵发性室上性心动过速，阵发性室性心动过速及各种心室率偏快的期前收缩。

③心气衰微，血脉瘀阻，瘀郁化热

主症：心悸，气短，疲乏无力，胸闷或有疼痛，劳累后心悸，气短尤甚；舌象为舌胖，舌质淡暗或暗红，苔薄；主脉为促代脉。

分析：本型见促代脉，代脉主脏气衰微，故此型患者的病机是心气虚衰，血脉瘀阻，瘀郁化热，与单纯促脉的区别是此型心气虚的程度严重，已达到虚衰的程度。消渴病失治之初，致心气阴受损，血脉瘀阻，再失治则气阴由虚损至衰微，血瘀更甚，而致肺脉瘀阻，肺气受遏，故出现劳累后心悸、气短尤甚。本型主要见于频发室早，频发房早或频发结早，甚至形成二联律或三联律者。

④心阴血虚，血脉瘀阻，瘀郁化热

主症：心悸，气短，胸闷，胸痛，面色不华，疲乏无力，大便易秘；舌象为舌质暗红，有裂纹，薄白或少苔；主脉为涩而数脉。

分析：此型的形成是由于先天阴精不足或失血、大汗等使阴液精血耗伤，或五志过极，心之阴液精血耗伤，或因劳倦，特别是房劳过度损伤肾阴，肾水不能上济于心而致心阴液精血亏虚，不能濡润心脉，而成涩而数之脉象。舌质红暗，有裂纹，大便秘结等也是阴液精血亏虚的征象。本型主要见于快速型心房纤颤。

⑤心气阴虚，肺瘀生水，瘀郁化热

主症：心悸，气短，胸闷，胸痛，咳喘，甚而不能平卧，尿少，水肿；舌象为舌质暗红，苔薄白或薄黄；主脉为细数脉。

分析：此型的病因是由于阴虚燥热之消渴病未能及时治疗而致心气阴受损，血脉瘀阻，再继失治则心气阴由虚损至衰微，血瘀更甚而致肺脉亦见瘀阻，进而肺失肃降，水湿停聚，遂出现心悸，气短，且咳喘不能平卧，尿少，浮肿。舌暗红为血瘀之象，脉细数，苔薄黄乃气阴虚衰，瘀而化热之征。本型见于心力衰竭的心动过速者。主要见于消渴病性心衰病中重度（Ⅱ～Ⅲ度），以左心衰为主者。

（2）阴寒类分五种证型

①心脾气虚，血脉瘀阻，血流不畅

主症：心悸，气短，胸闷或胸痛，乏力，怕热，不怕冷，肢温不凉；舌象为舌质淡暗，苔薄白；主脉为缓而细弱脉。

分析：阴虚燥热之消渴病失治日久，涉及心脾，致使心脾气虚，血脉瘀阻，血流不畅，运行无力缓慢而出现缓脉。此型的特点是脉缓而非迟、非结，不怕冷，甚至怕热，四肢不凉而温，苔薄白质暗淡，一派心脾气虚，心脉失养，流行缓慢滞而不畅之象。但病在心脾而不在肾，是虚证而不是虚寒证，无明显的湿痰之邪。本型可见于窦性心动过缓，交界性逸搏心律，加速性室性自主心律。

②心脾气虚，湿邪停聚，心脉受阻

主症：心悸，气短，胸闷或胸痛，乏力，不怕冷，肢温，脘腹胀满，纳差，大便不实不爽，头晕胀；舌象为苔白厚腻，舌质淡暗；主脉为脉缓而弦滑脉。

分析：此型的特点与前一类型相同之处是脉缓，不怕冷，肢温不凉，说明其病位同在心脾，同是以心脾气虚为本，病位未涉及肾，属心脾气虚而无明显肾虚之象；与前一类型不同之处是，此型以湿邪停聚为主，本虚标实，且标实突出，故见脘腹胀满，纳差，便不实不爽，头胀而晕，苔白厚腻，脉缓兼弦滑等湿停气结之象，同时又有心悸，气短，乏力，舌淡暗等心脾气虚之征。此型亦见于窦性心动过缓，交界性逸搏心律，加速性室性自主心律等。

③心脾肾虚，寒邪内生，阻滞心脉

主症：心悸，气短，胸闷，胸痛，乏力，怕冷，肢冷，便溏，腰腿酸软无力或可伴头晕耳鸣，阳痿等；舌象为舌质淡暗，苔薄白或白滑；主脉为迟脉。

分析：消渴病失治日久而致心肾阳虚，阴寒之邪内生，阻滞心脉故见迟脉。此型的特点是脉迟而非缓、非结，自觉怕冷，肢凉不温，所以此型的病性是阳虚而寒之证，不同于前面两型之气虚无寒。病位则不仅在心脾，而且涉及肾，故可见腰腿酸软，头晕，耳鸣，阳痿等。另外，此型不仅有寒邪，而且有痰阻心脉，故见舌苔白滑。此型主要见于病态窦房结综合征，三度房室传导阻滞或二度Ⅱ型房室传导阻滞及室性自主心律等。

④心脾肾虚，寒痰瘀结，心脉受阻

主症：心悸，气短，乏力，胸闷，胸痛，怕冷或不怕冷，肢温或肢冷；舌象为舌质淡暗，苔薄白；主脉为结（缓而间歇或迟而间歇）或结代脉。

分析：本型的特点是脉结或结代。结脉可缓而有间歇，或迟而有间歇，两者的病机尚有区别，缓而时止者是因心脾气虚加之湿痰与气血凝结，阻滞心脉；迟而时止者是因心脾肾阳虚，寒痰与气血凝结阻滞心脉。两者的症状尚有差别，缓而间歇者不怕冷，肢温；迟而间歇者怕冷而肢凉。结代脉是结脉而间歇频繁出现，甚而连续出现。结代脉与单纯结脉的区别是气虚更甚，已达到衰微的程度。本型主要见于期前收缩而心室率慢者，二度Ⅰ型房室传导阻滞及心室率慢的窦房传导阻滞等。

⑤心肾阴阳俱虚，寒湿瘀阻，心脉涩滞

主症：心悸，气短，胸闷，胸痛，乏力，大便偏干；舌象见舌暗红或有裂纹，苔薄白；主脉为细涩脉。

分析：本型的特点是细迟且参伍不调的涩脉。涩脉的形成与本型心脾肾之阴精及气阳俱虚，且阴津精血不足的病机有关。阴血不足心脉失其濡养；气阳不足，心脉失其温煦，且兼寒湿之邪阻滞心脉，诸多因素致使心脉受损，故出现脉细且缓而参伍不调的涩脉。此型为阴阳气血俱虚，心脾肾俱虚且兼寒湿之邪停蓄的复杂证型。本型主要见于心室率缓慢的心房纤颤。

（3）三种兼有证候

①气机郁结

主要兼有症状：脘腹，胸胁胀满，郁闷少欢，常叹息，大便欠畅，食纳欠佳；主要兼有舌象为舌暗；主要兼有脉象为弦脉。

分析：常因情志不舒，郁郁少欢，日久致肝气郁结，气机不畅，致使心脉瘀阻更甚，可加重前述各类型心律失常，或成为各类型心律失常发作的诱因。

②神魂不宁

主要兼有症状：失眠多梦，易惊，胆怯，精神不易集中或坐卧不宁；主要兼有舌象为舌淡暗；主要兼有脉象为动脉。

分析：此证候多为惊恐、郁怒、思虑、忧郁等情志损伤心脾，使神魂不宁，从而加重心脉流通不畅。

③风热化毒

主要兼有症状：咽痒，咽痛，鼻塞，流涕，甚或恶寒发热，肢体酸痛，口干欲饮；主要兼有舌象为舌红，苔薄白或薄黄；主要兼有脉象为浮脉。

分析：兼此证型是因兼感上焦风热。心律失常发病的重要环节是心脉瘀阻，若加之外感风热之邪，阻滞心脉，尤其是阳热类心律失常再加风热之邪，内外之热相合，可使脉更急而更乱，则数、疾、促脉更加明显。

3. 消渴病性心衰（糖尿病性心脏病心功能不全）的辨证分型

①心气阴衰，血脉瘀阻，肺气受遏

主症：心悸，气短，气喘，动则尤甚；舌象见舌质暗红少津，苔薄白；主脉为细数脉。

分析：阴虚燥热之消渴病未能及时治疗而致心气阴受损，血脉瘀阻，再失治则心气阴由虚损至衰微，血瘀更甚，而致肺脉瘀阻，进而肺气受遏，故出现心悸，气短，气喘，动则尤甚。脉细数为气阴不足衰微之象。舌暗红为血脉瘀阻之象。

②心气阴衰，血脉瘀阻，肺失肃降

主症：心悸，气短，咳喘，不能平卧，尿少，浮肿；舌象见舌质暗红，苔薄白；主脉为细数脉。

分析：阴虚燥热之消渴病未能及时治疗而致心气阴受损，血脉瘀阻，再继失治则心气阴由虚损至衰微，血瘀更甚而致肺脉亦见瘀阻，进而肺失肃降，水湿停聚，遂出现心悸，气短，且咳喘不能平卧，尿少，浮肿。舌暗为血瘀之象，脉细数乃气阴虚衰之脉。此型主要见于消渴病性心衰中重度（心功能NYHA Ⅱ～Ⅲ级），以左心衰为主者。

③心气衰微，血脉瘀阻，肝失疏泄，脾失健运

主症：心悸，气短，胁肋胀痛，胁下痞块，脘腹胀满，肢肿，尿少，大便溏或不爽；舌象见舌质暗红，苔薄白；主脉为细数脉。

分析：阴虚燥热之消渴病未能及时治疗而致心气阴受损，血脉瘀阻，再继失治则心气阴由虚损至衰微，血瘀更甚而致肝脾之脉亦见瘀阻，肝失疏泄，脾失健运，故出现心悸，气短，胁肋胀痛，胁下痞块，脘腹胀满，水肿尿少，大便溏或不爽。此型主要见于消渴病性心衰中重度（心功能 NYHA Ⅱ～Ⅲ级），右心衰为主者。

④心气衰微，血脉瘀阻，肾失开阖

主症：心悸，气短，咳喘不能平卧，尿少，水肿，头晕，耳鸣，腰酸腿软，面目黧黑，甚而肢凉怕冷；舌象见舌质淡瘦；主脉见细数脉。

分析：阴虚燥热之消渴病，未能及时治疗而致心气阴受损，心脉瘀阻，再继失治，则心气阴由虚损至衰微，血瘀更甚，而致肾脉瘀阻，进而肾气阴耗伤，开阖失司而致心悸，气短，尿少，水肿，咳喘，耳鸣，腰酸，面目黧黑，甚而肢冷怕冷。此型多见于消渴病性心衰晚期。

前面已经论述消渴病性心衰（糖尿病性心脏病心功能不全）的病因病机是因阴虚燥热之消渴病未及时治疗致使气阴不断耗伤，进而涉及心，使心脏气阴耗伤，心体受损，心用失常，心脉瘀阻。若再进一步发展而使心用由虚损致衰微，血脉瘀阻加重，致使其他脏腑血脉亦瘀阻不通，进而影响到其他脏腑的功能，于是出现更复杂更严重的消渴病性心衰病。如果影响肺，出现肺脉瘀阻，肺之肃降和通调水道的功能失司，则出现三焦

不利，水饮停聚上逆，凌心射肺，可见心悸，气短，严重者咳喘不能平卧，水肿，尿少。若影响肝脾出现肝脾经瘀阻，可见心悸，气短严重，胁肋胀痛，胁下痞块，脘腹胀满，下肢水肿，大便溏或不爽，尿少。若影响于肾则肾脉瘀阻，开阖失司更致尿少，水肿，动则喘甚，同时头晕，目眩，腰膝酸软乏力，面目黧黑，肢凉。肾脏受累说明病已进入心衰晚期，再进一步发展则会成为阴竭阳绝，阴阳离绝的脱证。

二、治疗方法

《素问·阴阳别论》载"二阳结谓之消"。《临证指南医案》亦指出"三消之证，虽有上、中、下之分，其实不越阴亏阳亢，津涸热淫而已"。从古至今多数医家都认为消渴病的基本病机为阴津亏耗，燥热偏盛，阴虚为本，燥热为标。因消渴病性心病是由消渴病演变而来，故本病发病早期的证候表现多与心脏气阴耗伤，或阴血亏虚，心脉瘀阻，瘀郁化热有关，治疗宜以益气养心、滋阴养血、理气通脉、清热凉血为主；发病中晚期，消渴病失治已久，心脾肺肾诸脏皆受损，阴阳俱虚，寒痰瘀血，水湿内停，治疗则应以温阳散寒、化湿理气、活血通脉、泻肺利水为主。如遇情志，外感所伤，出现气机郁结，神魂不宁，风热化毒等兼夹证候，也需辨证施治，灵活加减用药，以求疗效更佳。

1. 消渴病性胸痹（糖尿病性冠心病，糖尿病性心肌病心绞痛）的辨证选方

①心气阴虚，瘀郁阻脉

治法：益气养心，理气通脉。

方药：通脉理气汤（自拟方）。

太子参 15g，麦冬 10g，五味子 10g，生地黄 10g，天花粉 15g，白芍 10g，香附 10g，香橼 10g，佛手 10g，丹参 15g，川芎 15g，三七粉 3g（分冲）。水煎服，每日 1 剂。

②心脾不足，痰气阻脉

治法：疏气化痰，益气通脉。

方药：疏化活血汤（自拟方）。

紫苏梗 10g，香附 10g，乌药 10g，川厚朴 6g，陈皮 10g，半夏 10g，草豆蔻 10g，太子参 15g，白术 10g，茯苓 15g，川芎 15g，丹参 15g，白芍 10g。水煎服，每日 1 剂。

2. 消渴病性心悸（糖尿病性心脏病心律失常）的辨证选方

（1）阳热类

①心气阴虚，血脉瘀阻，瘀郁化热

治法：益气养心，理气通脉，凉血清热。

方药：清凉滋阴调脉汤（自拟方）。

太子参 15g，麦冬 10g，五味子 10g，丹参 15g，川芎 10g，香附 10g，香橼 10g，佛手 10g，牡丹皮 10g，赤芍 10g，黄连 6g，葛根 15g，天花粉 10g。水煎服，每日 1 剂。

②心脾不足，湿停阻脉，瘀郁化热

治法：理气化湿，凉血清热，补益心脾。

方药：清凉化湿调脉汤（自拟方）。

紫苏梗 10g，陈皮 10g，半夏 10g，白术 10g，茯苓 10g，川厚朴 6g，香附 10g，乌药 10g，川芎 15g，牡丹皮 10g，赤芍 10g，黄连 6g，太子参 15g，白芍 10g。水煎服，每日 1 剂。

③心气衰微，血脉瘀阻，瘀郁化热

治法：补气通脉，凉血清热。

方药：清凉补气调脉饮（自拟方）。

生黄芪 15g，太子参 15g，人参 10g，麦冬 15g，五味子 10g，川芎 10g，香橼 10g，牡丹皮 10g，赤芍 15g，黄连 6g。水煎服，每日 1 剂。

④心阴血虚，血脉瘀阻，瘀郁化热

治法：滋阴养血，理气通脉，清热凉血。

方药：清凉养阴调脉汤（自拟方）。

太子参 15g，麦冬 15g，五味子 10g，白芍 10g，生地黄 10g，丹参 15g，川芎 15g，香附 10g，香橼 10g，佛手 10g，牡丹皮 15g，赤芍 10g，黄连 6g。水煎服，每日 1 剂。

⑤心气阴虚，肺瘀生水，瘀郁化热

治法：补气养心，肃肺利水，凉血清热。

方药：清凉补利调脉饮（经验方）。

太子参 15g，麦冬 15g，五味子 10g，丹参 15g，川芎 10g，桑白皮 15g，葶苈子 10g，车前子 10g，牡丹皮 15g，赤芍 10g，黄连 6g。水煎服，每日 1 剂。

（2）阴寒类

①心脾气虚，血脉瘀阻，血流不畅

治法：健脾补气，活血升脉。

方药：健脾补气调脉汤（自拟方）。

太子参 15g，生黄芪 10g，白术 10g，陈皮 10g，半夏 10g，茯苓 15g，泽泻 15g，羌、独活各 10g，防风 10g，升麻 6g，川芎 10g，丹参 15g。水煎服，每日 1 剂。

②心脾气虚，湿邪停聚，心脉受阻

治法：化湿理气，活血升脉。

方药：理气化湿调脉汤（自拟方）。主要药物组成有：

紫苏梗 10g，陈皮 10g，半夏 10g，白术 10g，茯苓 15g，

川厚朴 10g，香附 10g，乌药 10g，羌、独活各 10g，川芎 10g，丹参 15g，太子参 15g。水煎服，每日 1 剂。

③心脾肾虚，寒邪内生，阻滞心脉

治法：温阳散寒，活血升脉。

方药：温阳散寒调脉汤（自拟方）。

生黄芪 15g，太子参 15g，白术 10g，茯苓 10g，附片 6g，肉桂 3g，鹿角 10g，桂枝 6g，川芎 10g，丹参 15g，干姜 6g。水煎服，每日 1 剂。

④心脾肾虚，寒痰瘀结，心脉受阻

治法：温补心肾，祛寒化痰，活血散结。

方药：温化散结调脉汤（自拟方）。

生黄芪 15g，太子参 15g，白术 10g，茯苓 15g，肉桂 3g，鹿角 10g，干姜 6g，白芥子 10g，莱菔子 10g，陈皮 10g，半夏 10g，川芎 10g，三七粉 3g（分冲）。水煎服，每日 1 剂。

⑤心肾阴阳俱虚，寒湿瘀阻，心脉涩滞

治法：滋阴温阳，化湿散寒，活血通脉。

方药：滋养温化调脉汤（自拟方）。

生黄芪 15g，太子参 15g，白术 10g，茯苓 15g，陈皮 10g，半夏 10g，干姜 6g，肉桂 3g，阿胶 10g（烊化），当归 10g，白芍 10g，生地黄 15g，川芎 15g，丹参 15g。水煎服，每日 1 剂。

（3）三种兼有证候的辨证选方

①气机郁结

治须在该型原有治法中加入理气解郁之法。可选加郁金 10g，枳壳 10g，香附 10g，乌药 10g，大腹皮 10g，川厚朴 6g。

②神魂不宁

治须在该型原有治法中加入安神定志之法。可选用石菖蒲10g，远志10g，炒酸枣仁15g，首乌藤15g，合欢花10g，琥珀粉3g（分冲），朱砂粉1.5g（分冲），生龙骨20g，生牡蛎20g。

③风热化毒

治须在该型原有治法中加入疏风清热之法。可选用薄荷10g，荆芥10g，双花15g，板蓝根15g，锦灯笼6g。

3.消渴病性心衰（糖尿病性心脏病心功能不全）的辨证选方

①心气阴衰，血脉瘀阻，肺气受遏

治法：益气养心，活血通脉。

方药：生黄芪15g，太子参15g（或人参10g），麦冬15g，五味子10g，丹参15g，川芎10g，香橼10g，佛手10g，白芍10g，天花粉15g。水煎服，每日1剂。

②心气阴衰，血脉瘀阻，肺失肃降

治法：益气养心，活血通脉，泻肺利水。

方药：生黄芪15g，太子参15g（或人参10g），麦冬15g，五味子10g，丹参15g，桑白皮15g，葶苈子10g，泽泻10g，车前子15g，白芍10g，天花粉15g。水煎服，每日1剂。

③心气衰微，血脉瘀阻，肝失疏泄，脾失健运

治法：益气养心，活血通脉，疏肝健脾。

方药：生黄芪15g，太子参15g，麦冬15g，五味子10g，丹参15g，川芎10g，香附10g，白术10g，茯苓10g，川楝子10g，泽泻10g，桃仁10g，红花10g，车前子10g，白芍10g，天花粉15g。水煎服，每日1剂。

④心气衰微，血脉瘀阻，肾失开阖

治法：益气养心，活血通脉，温肾利水。

方药：生黄芪15g，太子参15g，五味子10g，丹参15g，

川芎 10g，生地黄 15g，山茱萸 10g，附子 6g，肉桂 3g，胡芦巴 10g，车前子 10g，泽泻 10g。水煎服，每日 1 剂。

第五节　心肌病

心肌病是一组原因未明的原发性或特发性心肌疾病；临床表现主要有心脏扩大、心力衰竭、心律失常、血栓栓塞和猝死；分为扩张型（充血型）、肥厚型及限制型心肌病，其中扩张型及肥厚型心肌病临床常见。

扩张型心肌病，其特征为左室或两心室的心肌变性、坏死和纤维化及部分心肌细胞代偿性肥大，排列紊乱和心内膜不规则肥厚，心肌收缩功能降低，心排血量减少，导致心脏扩大和心力衰竭。临床表现发病年龄小，起病缓慢，多在临床症状明显时才就诊，如有气急，甚至端坐呼吸、水肿和肝肿大等充血性心力衰竭的症状和体征时才被诊断。部分患者可发生血栓栓塞或猝死。主要体征为心脏扩大，常合并各种类型的心律失常。心电图常具有非特异性 ST-T 改变，异常 Q 波，左室肥厚，左或右束支传导阻滞或房室传导阻滞，房性或室性心律失常。超声心动图显示左、右心室扩大，室壁变薄或正常，弥漫性运动减弱；左房扩大，二尖瓣或三尖瓣反流；有时心腔内有血栓；可有左或（和）右室射血分数降低。

肥厚型心肌病，其特征为心室壁呈不对称或对称性肥厚，以室间隔肥厚多见，也有心尖部、左室游离壁肥厚，偶有右室肥厚。肥大的心肌细胞排列紊乱，顺应性差的心肌主要表现为舒张功能异常，收缩功能无障碍。根据左室流出道有无梗阻分两型。一为肥厚型梗阻性心肌病，以特发性肥厚型主动脉瓣下狭窄为代表，主动脉下部室间隔肥厚明显，使流出道有形态或功能的梗阻。二为肥厚型非梗阻性心肌病，心室壁肥厚或心尖部肥厚，左心室与主动脉间无压力阶差。肥厚型心肌病以轻壮年多见，常有家族史。部分患者可无症状，因猝死或在体检时才被发现。许多患者有心悸、胸痛、劳力性呼吸困难。伴有流出道梗阻的患者可在起立或运动时出现眩晕，甚至神志丧失等。体格检查可有心脏轻度增大，抬举性心尖搏动，可闻及第四心音；流出道有梗阻的患者可在胸骨左缘第 3～4 肋间听到较粗糙的喷射性收缩期杂音，心尖部也常可听到收缩期杂音。心电图常有左室或双室肥厚及左房扩大改变，左束支传导阻滞，偶有前壁或下壁出现深的 Q 波或 QS 型，酷似心肌梗死，但 Q 波窄、R 波高可鉴别。超声心动图对诊断本病具有重要意义。室间隔不对称性肥厚，舒张期间隔厚度/后壁厚度 > 1.3，间隔运动低下。有梗阻的病例可见室间隔流出道部分向左心室内突出，二尖瓣前叶收缩期前向运动（systolic anterior movement，SAM 征）及主动脉瓣收缩中期关闭现象。

目前西医治疗心肌病虽有一定疗效，但尚存在许多困难。魏执真教授通过长期临床体会观察、潜心研究总结，运用中医辨证论治的方法治疗心肌病，可使一些经西医治疗，疗效欠满意的患者得到比较满意的疗效。

一、扩张型心肌病

扩张型心肌病临床主要表现是心悸，心率快，气短，乏力，甚至气急，端坐呼吸，水肿和肝肿大等。魏执真教授认为扩张型心肌病的病因病机是先天心气阴血亏虚，心体失养；外感六淫之邪伤及心体；思虑过度、忧郁惊恐、劳倦过度、饮食不节及大病久病等耗伤心气阴血，使心体受损，心用虚衰，因心气虚衰无力帅血运行，致心脉瘀阻，进一步引起其他脏腑血脉瘀阻，气机壅塞，诸脏之"用"皆有减损。故本病的病位在"心"，但也涉及肺、脾、胃、肝、肾等脏腑。以心气衰微，水饮停聚，或瘀郁日久化热为其特点。临床上常见以下证型。

1. 心气阴衰，心脉瘀阻

主症：心悸，气短，气喘，活动多则出现。

主要舌象：舌质暗红少津，苔薄白。

主脉：细数脉。

治法：益气养心，理气通脉。

处方：生黄芪、太子参（或人参）、麦冬、五味子、丹参、川芎、香附、香橼、佛手、白芍、天花粉等。

2. 心气阴衰，血脉瘀阻，肺失肃降

主症：心悸，气短，咳喘，不能平卧，尿少，浮肿。

主要舌象：舌质暗红，苔薄白。

主脉：细数脉。

治法：益气养心，活血通脉，泻肺利水。

处方：生黄芪、太子参（或人参）、麦冬、五味子、丹参、川芎、桑白皮、葶苈子、泽泻、车前子、白芍、天花粉等。

3. 心气衰微，血脉瘀阻，肝失疏泄，脾失健运

主症：心悸，气短，胁肋胀痛，胁下痞块，脘腹胀满，肢肿，尿少，大便溏或不爽。

主要舌象：舌质暗红，苔薄白。

主脉：细数脉。

治法：益气养心，活血通脉，疏肝健脾。

处方：生黄芪、太子参、麦冬、五味子、丹参、川芎、香附、白术、茯苓、川楝子、泽泻、桃仁、红花、车前子、白芍、天花粉等。

4. 心气衰微，血脉瘀阻，肾失开阖

主症：心悸，气短，咳喘不能平卧，尿少水肿，头晕，耳鸣，腰酸腿软，面目黧黑，甚而肢冷怕凉。

主要舌象：舌质淡瘦少苔或无苔。

主脉：脉细数。

治法：补益心肾，通脉利水。

处方：生黄芪、太子参、麦冬、五味子、丹参、川芎、生地黄、山茱萸、附子、肉桂、胡芦巴、车前子、泽泻等。

5. 心气阴虚，肺瘀生水，瘀郁化热

主症：心悸，气短，胸闷，咳喘，甚而不能平卧，尿少，肢肿。

主要舌象：舌质暗红，苔薄白或薄黄。

主脉：脉细数。

治法：补气养心，肃肺利水，凉血清热。

处方：生黄芪、太子参、麦冬、五味子、丹参、川芎、桑白皮、葶苈子、泽泻、车前子、牡丹皮、赤芍、黄连等。

二、肥厚型心肌病

肥厚型心肌病常有家族史，且多数患者有心悸、胸痛、劳力性呼吸困难。有的患者可在起立或运动时出现眩晕等。魏执真教授认为肥厚型心肌病的病因病机主要是先天禀赋不足或劳倦过度、思虑忧郁等使心气阴耗伤，心体受损，气血运行不畅，心脉瘀阻；或饮食不节、思虑伤脾，脾失健运，痰湿内生，痰湿之邪阻滞气机，痰气互阻引起心脉不通；血脉瘀阻日久又可化热；另外，心脉瘀阻兼肝肾阴虚，可致阴虚肝旺，肝阳上亢。

临床常见以下证型。

1. 心气阴虚，心脉瘀阻

主症：心痛时作，心悸气短，胸憋，疲乏无力，口干欲饮，大便偏干。

主要舌象：舌质暗红或嫩红，有裂纹，少苔或薄白苔。

主脉：细数或细弦数脉。

治法：益气养心，理气通脉止痛。

处方：太子参、麦冬、五味子、生地黄、天花粉、白芍、香附、香橼、佛手、丹参、川芎、三七粉等。

2. 心脾不足，痰气阻脉

主症：心痛时作，心悸气短，乏力，胸胁苦满，脘腹痞胀，大便不爽，纳谷不香。

主要舌象：舌胖质淡暗，苔白厚腻。

主脉：弦滑脉。

治法：疏气化痰，益气通脉。

处方：紫苏梗、香附、乌药、川厚朴、陈皮、半夏、草豆蔻、太子参、白术、茯苓、川芎、丹参、白芍等。

3. 心气阴虚，血脉瘀阻，瘀郁化热

主症：心悸，气短，胸闷，乏力，面色少华，口干欲饮。

主要舌象：舌质暗红，有裂纹，苔薄白或薄黄。

主脉：数或促脉。

治法：益气养心，理气通脉，凉血清热。

处方：太子参、麦冬、五味子、白芍、丹参、川芎、香附、香橼、佛手、牡丹皮、赤芍、黄连等。

4. 阴虚肝旺，肝阳上亢

主症：头晕目眩，头胀，急躁易怒，口干、口苦，大便偏干。

主要舌象：舌质红，苔黄等。

主脉：细弦脉。

治法：养阴平肝降逆。

处方：白芍、桑叶、菊花、生石决明、珍珠母、钩藤、天麻、川牛膝、地龙、丹参、川芎、香附、乌药等。

心肌病除以上证型外，病到晚期心肾阴阳虚衰，进一步而致阴竭阳绝，阴阳离绝，则会出现脱证（休克），或阴阳猝厥，而出现厥证（心搏骤停）。

第六节　原发性高血压

原发性高血压是心血管内科的常见病、多发病，临床可见体循环动脉压高于正常，是众多心脑血管疾病的危险因素。有效地降低血压，中止中小动脉血管的不良结构重塑，才能真正地保护心、脑、肾等靶器官。高血压病患者临床最主要的症状是眩晕，中医辨证属于"眩晕"范畴。临床或伴有头痛、颈僵、耳鸣、腰膝酸软等兼夹症候。解决这些临床症候正是中医治疗高血压病的优势。魏执真教授在近 50 年临床实践中运用中医药治疗了大量高血压病患者，取得了良好的临床疗效。

魏执真教授基于长期临床实践观察，认为原发性高血压病发生的关键在于人体的阴阳失调。患者的气血逆乱，或亢害于上，或旁流横行，多见血脉充溢。病机在于阴虚肝旺。魏执真教授依据《素问·至真要大论》的"诸风掉眩，皆属于肝"的论断，认为原发性高血压所致眩晕的临床诊断和辨证治疗应该主要围绕肝来开展。现代人生活压力增大，精神长期紧张，导致血气不宁，肝阴暗耗；且又忧思郁怒，肝气郁日久每可化火伤阴；或老年肾亏，或劳伤过度，致使肾水不足，水不涵木，以上种种均可导致肝肾阴亏，肝阳上亢的临床证候，形成现代医学的原发性高血压病。对此，先贤早有相应认识，叶桂在《临证指南医案》中的论述是"肝为风脏，因精血耗竭，水不涵木，木少滋荣，故肝阳偏亢，内风时起"。有鉴于原发性高血压病所致眩晕的中心病机是"阴虚肝旺"，魏执真教授以柔肝潜阳为法，立"柔肝清眩汤"以有针对性地治疗。

魏氏柔肝清眩汤的药物组成：白芍30g，牛膝30g，地龙30g，生石决明30g（先煎），珍珠母30g（先煎），钩藤10g，天麻10g，香附10g，乌药10g，丹参30g，桑叶10g，菊花10g。

方解：重用白芍为君，养肝血，敛肝阳，益脾肺，柔肝止痛，不健脾而脾自安；以草木介壳沉降之品四味为臣，牛膝补益肝肾，趋下焦，地龙祛风清热，通络利水，合用能引血下行以去有余，又可引诸药下行而补不足，含有上病下取之意；生石决明、珍珠母性属沉静，重用之可以降心火，清肝热，潜肝阳，安心神，利耳目。七味药共为佐使，钩藤、天麻息风祛痰，清心止痉；桑叶，菊花秉秋金肃杀之气，疏散风热，廓清外卫；丹参一味，功同四物，入心、肝二经，通利血脉，安神定志；香附，乌药相合，主散诸般气证，消七情郁结，顺气则风散，理气则血调，二物温燥，阴虚阳亢证本不宜用，但在本方中，与其他药相协，可使潜降之品不失于滞重，寒凉之属多几分温煦，且理气活血之外兼能散肝中之郁，以承肝条达之性。全方药味虽多但错落有致，配伍合理，共奏育阴潜阳、柔肝安脾、理气活血、通脉降浊的功效。原发性高血压病的成因复杂，病位更涉及肝、肾、脾、心多脏，临床症状具有多样性，除眩晕这一主要症状之外，可伴有多个兼症，治疗需要全面兼顾。魏执真教授在临床应用本方时，每多加味。若便秘加草决明和（或）槟榔；腰酸膝软加桑寄生、续断、杜仲；肢体麻木加蜈蚣、全蝎；颈僵加葛根；心烦加龙胆草、莲子心；健忘加沙苑子、远志。随症变量。

第七节　脑动脉硬化

脑动脉粥样硬化是由于脂质代谢障碍所引起的一种疾病，是全身动脉硬化的一部分。其病理改变为胆固醇和脂肪沉积于动脉内膜深处，胶原纤维增生，使动脉内膜增厚，管腔狭窄，小血管闭塞，血管弹性减小，管壁粗糙并形成粥样硬化斑，从而减少了脑的血液供应。患者男性多于女性，多合并主动脉、冠状动脉、肾动脉及周围动脉硬化。本病是一种由多因素引起的，以高度特异性的细胞分子反应为特征的慢性炎症过程，这些因素被称为易患因素或危险因素。

魏执真教授通过长期临床，观察到"脑动脉硬化，脑供血不足"的绝大多数患者四诊所见是头晕、头胀、烦劳恼怒而加剧，急躁易怒，口干、口苦，大便欠畅。脉弦细，舌质红苔黄。此为"阴虚肝旺，肝阳上亢"的表现，而非"气虚血瘀"及"气滞血瘀"的表现。特别是从主症"头晕"的特点分析，"脑动脉硬化，脑供血不足"之头晕多伴"头胀"，而不伴"头空虚感"，亦不伴"头刺痛"。"头胀"是"邪扰清空"，而"头空虚感"是"气血亏虚""清空失养"所致，"头刺痛"是"瘀血"的表现。因而更加支持"脑动脉硬化，脑供血不足"属"阴虚肝旺，肝阳上亢"而非"气虚血瘀"及"气滞血瘀"。魏执真教授认为该病的主要证型应是"阴虚肝旺，肝阳上亢"，应用"养阴平肝降逆"法治疗更为合适，而且通过临床观察显示养阴平肝降逆法之疗效明显优于"益气活血"和"理气活血"法。脑血管超声检查方面，脑供血指标的改善及脑动脉硬化指标的改善，"养阴平肝降逆"法均显著优于"益气活血"及"理气活血"法。

"补阳还五汤"在《医林改错》中记载的主治是"中风后，半身不遂，口眼歪斜，语言謇涩，口角流涎，大便干燥，小便频数，遗尿不禁"。由此可见"补阳还五汤"治疗的是"脑梗死"及其后遗症的"中风，半身不遂"，而非"脑动脉硬化，脑供血不足"的"眩晕"。"脑动脉硬化，脑供血不足"与"脑动脉硬化，脑梗死"虽然都是因为脑动脉硬化，但两者是该病的不同阶段，从中医角度看两者为不同的证，前者是"中风半身不遂"，后者是"眩晕"。两种不同病证之间的中医治法方药是否可通用，要由证型是否相同决定，根据西医病名而简单套用中医治法方药的做法，往往因证型不同而不能取得满意疗效。

另外，"供血不足"不一定是中医"气血虚"之虚证，两者不宜简单套用，此观点也是中医再三强调的原则。

再者，治疗"脑动脉供血不足"和"冠状动脉供血不足"的中药方剂之间是否可因为"动脉供血不足"而通用？"脑动脉供血不足"属中医"眩晕"，而"冠脉供血不足"属中医"胸痹"，其治法方药是否通用，要由通过四诊辨别其证型是否相同而决定，简单套用也是不能取得良好疗效的原因。

总之，这些数十年来中医临床中反复讨论的话题，今天仍有重要的现实意义。魏执真教授严格遵照中医理论，密切联系临床实际，准确辨证论治，是提高中医疗效的关键。

第八节　多发性大动脉炎

多发性大动脉炎是常见的周围血管病，又称为缩窄性大动脉炎、无脉病、主动脉弓综合征、高安氏动脉炎、高安阻塞性血栓性主动脉病等，是主动脉及其分支的慢性、进行性炎变。引起不同部位动脉的狭窄或闭塞；少数病例因炎变破坏动脉壁，造成动脉扩张或动脉瘤。因病变累及的动脉不同而有不同的临床类型，但以头和臂部的动脉受累最为常见，常可导致上肢的无脉症，其次是累及降主动脉、腹主动脉所致的下肢无脉症和肾动脉受累引起的肾动脉狭窄性高血压，也可见肺动脉和冠状动脉受累。

本病的病因尚未明确。有学者认为本病可能是机体被由结核菌、链球菌、病毒等感染后的免疫过程引起的。其病理改变主要是受累动脉的炎症性改变。在大体标本上，受累动脉壁全层呈广泛而不规则的增厚和硬变，管腔有不同程度的狭窄或阻塞。部分病例的动脉壁膨出形成动脉瘤。

临床上将多发性大动脉炎分为 4 型，即头臂动脉型、肾主动脉型、混合型和肺动脉型。其临床表现为起病时多有发热、食欲不振、周身不适、体重减轻、夜汗、关节痛、胸痛和乏力等症状，少数病例发病前无任何症状，常因动脉狭窄与闭塞的表现而就诊。头臂动脉型主要有脑缺血的一些表现，如头昏、眩晕、头痛、视力减退等，严重者可有抽搐、失语、偏瘫或昏迷等；头面部缺血可致鼻中隔穿孔，上颌或耳郭溃疡，牙齿脱落和面部萎缩等；上肢缺血可致上肢无力、酸痛、肢体麻木，甚至肌肉萎缩等。查体可见单侧或双侧动脉搏动消失或减弱。眼底检查可见高安眼底。肾主动脉型如果是下肢缺血则会出现下肢无力、发凉和间歇性跛行等；腹主动脉狭窄或肾动脉狭窄多伴有高血压，严重高血压可导致心力衰竭；肠缺血可出现肠绞痛、腹泻、便血等。查体可发现下肢动脉搏动减弱或消失，血压明显减低或测不出，病变部位可听到血管杂音。混合型临床较为多见，具有上述二型的特点，病变广泛，部位多发，病情一般较重。病变累及肺动脉，可引起肺动脉高压，出现心悸、气短、肺动脉瓣区第二心音增强，并可闻及收缩期杂音。多发性大动脉炎合并高血压者死亡率高。死亡原因最多是心力衰竭，其次是脑出血、心肌梗死、肾功能不全、并发恶性肿瘤、心包炎、夹层动脉瘤、心室颤动及手术突然死亡。

目前西医应用皮质激素、免疫抑制剂、非甾体抗炎剂、抗血小板凝聚剂、血管扩张剂等西药及手术治疗，对多发性大动脉炎的治疗均有一定效果，但尚存在很多困难。魏执真教授通过长期临床体会，使用中医辨证论治方法治疗一些患者可取得满意效果，使不少西医不能解决病痛的患者得到康复。临床多见以下三种证型。

1. 阴虚肝旺型

临床表现：头晕，头痛，耳鸣，多梦心悸，乏力，腰腿酸痛，臂凉，大便干结，尿黄。血压一侧或双侧测不到或血压高，寸口脉细弱或无脉或细弦。舌质红，苔薄黄。

辨证：阴虚肝旺，脉络欠通。

治法：养阴平肝潜阳，活血通络。

处方：白芍、桑叶、菊花、生石决明、珍珠母、钩藤、天麻、川牛膝、地龙、丹参、川芎、香附、香橼、佛手、片姜黄等。

2. 心气阴虚型

临床表现：心悸，气短，胸闷，憋气，失眠多梦，上肢无力、凉、麻或疼痛，口干，大便欠畅。上肢血压测不出或明显降低，寸口脉沉细弱或无脉，舌质暗红，苔薄白或薄黄。

辨证：心气阴虚，血脉瘀阻。

治法：益气养心，活血通脉。

处方：太子参、麦冬、五味子、丹参、川芎、香附、香橼、佛手、鸡血藤、片姜黄等。

3. 脾虚湿停型

临床表现：心悸，胸闷，憋气，气短，脘腹胀，纳差，大便黏不爽，上肢无力、凉、麻或疼痛，活动后加剧。上肢血压测不出或明显降低，寸口沉或无脉，舌质暗红，苔白厚腻。

辨证：脾虚湿停，血脉瘀阻。

治法：健脾利湿，活血通脉。

处方：紫苏梗、陈皮、半夏、白术、茯苓、川厚朴、香附、乌药、太子参、丹参、川芎、鸡血藤、片姜黄等。

虽然上述三型为临床常见证型，然而临证治疗时，必须根据患者的具体情况辨证论治，决不能拘泥于上述三种证型。另外还可在辨证论治基础上随症加减，如视力模糊或复视选加草决明、木贼、潼白蒺藜、密蒙花等；耳鸣选加灵磁石、蝉蜕、胆草等；鼻塞不闻香臭选加辛夷、白芷、苍耳子等；失眠多梦选加莲子心、酸枣仁、首乌藤、百合等；腰腿酸软无力选加桑寄生、续断、杜仲等。

第三章 黄丽娟

第一节 调脾胃在心血管疾病治疗中的应用

黄丽娟教授在心血管疾病的临床实践中总结出：冠心病、风湿性心脏病、肺心病、心肌病、高血压性心脏病及由其他原因引起的心脏疾患，联系中医脏象学说看来，不仅与心有关，而且与其他脏腑也有联系，其中与中焦脾胃更是息息相关。

一、脾胃与心脏疾患的联系

中医对脾胃与心的关系论述很多。从五行生克关系来看，脾土为心火之子，心火为脾土之母，临床常可见母病及子，子病及母，二者在生理和病理方面关系密切。又脾胃为"后天之本"，脾主运化，输布营养精微，是气血生化之源；脾统血，心主血，气血的充足有赖于脾胃的供养。脉以胃气为本，胃为水谷之海，有胃气则生，无胃气则死，故脾胃直接影响心脉。脾气虚弱，运化失司，则血液生化之源不足，致心血不足，血不养心；营气不充，必致心病，而见心悸、易惊、失眠、胸闷及脉结代等。脾阳虚则生内寒，寒凝血脉，可见心血瘀滞之胸闷刺痛心痹。劳倦过度，每伤及脾胃，脾虚运化无权，水湿停着，化为痰浊，痰阻血瘀或水停心下，阻滞脉络，脉道不通，也可促成心与血脉的病变，症见心悸、怔忡、眩晕等。气血上逆达肺凌心而喘促不安。水湿内停可见水肿（包括胸水，腹水），或痰饮聚集，郁而化热上扰心神，可见心悸不宁，胸痹心痛，不寐，甚则癫狂中风。

从经络上看，胃经与心经相通。胃之大络曰虚里，饮食不节，过食肥甘厚味，脾胃积滞，胃失和降，使清气不升，浊气不降，积聚生火则上炎扰心或脾胃失和聚湿生痰化热，蒙蔽心阳而发为心痹、心悸、不寐等。

思虑过度，暗耗心血，血虚无以滋养于脾，脾阴受损，可见心脾两虚的证候：食少，心悸，健忘，面色无华，头晕目眩等；反之，脾阴不足又加重心之阴血不足，脾之运化依赖于心阳的推动，若患心脏病者，心受邪扰，耗伤阴血，血为气母，血少则心气虚；日久损及心阳，母病及其子，心阳不足则必有脾阳虚衰，水湿运化失司，而见水肿、心悸、腹胀等。

综上可见，心病与脾胃关系密切，其中又以脾虚或虚实夹杂之证在心血管病中多见，心病也多波及脾胃，故对不少心血管疾病治疗，当从脾胃入手。

《景岳全书·杂证·脾胃》中说："五脏中皆有脾气，而脾胃中也皆有五脏之气……善治脾胃者，能调五脏，即所以治脾胃，能治脾胃，而使食进胃强，即所以安五脏也。"脾胃虚弱，百病由生，且多种疾病的过程中也有脾虚并存。调理脾胃是治疗心系疾病的重要途径之一。

二、心脏病中脾胃证型的辨证论治要点

1. 心脾两虚证

心悸气短，少食倦怠，腹胀便溏，面色萎黄或有出血倾向，舌淡嫩，苔薄白，脉细弱。

心脾两虚证，常由于久病体弱，老年虚衰及思虑劳倦过度损及心脾所致。

心脏疾病，心血耗损，母病及子，日久脾阴必伤，阴伤耗气，脾气虚弱而致心脾两虚。如各种心脏病后期的心功能不全，水肿，心律失常，冠心病日久及心肌炎后遗症者，除有本病症状外，还兼有上述辨证要点即属心脾两虚。

常用方药：归脾汤、养心汤加减。

2. 脾气虚证

神疲倦怠，食欲不振，脘腹胀满，少气懒言，心悸心痛，动则尤甚，舌淡胖，有齿痕，脉弱无力或滑。

脾气虚证，常为平素脾胃虚弱，或过食肥甘厚味，忧思劳倦损及脾胃所致。

脾气虚损，脾不健运，转输无权，水湿内聚生痰，停于中焦，气机不畅，则见食欲不振，脘腹胀满，上迫于上焦，心阳被遏而见心悸心痛、少气懒言等气机不得宣畅、痰阻血瘀的症状。舌，脉表现属气虚之象，患者常表现为神疲倦怠，动则尤甚。可见于各种心律失常，心功能不全及劳力性心绞痛的中早期患者，如肺心病心功能不全属Ⅰ～Ⅱ级者常有本证存在。

常用方药：四物汤、小建中汤、黄芪建中汤等为基本方加减用药。

3. 脾阳虚证

有脾虚证表现，还可见胸闷憋气，畏寒肢冷，水肿，小便不利，舌淡胖，有齿痕，脉象沉迟细弱。

脾阳虚证是由脾气虚证发展而来，常见于久病或年老脾胃虚弱或过食、忧思劳倦等损及脾胃之因。气虚未能调治而损及脾阳，阳虚气化无权不能行水或外溢肌肤者，可见尿少、水肿，水停心下阻遏心阳，心脉不通则胸闷憋气加重，脾阳不振，阳气不能温煦脏腑四末，阴寒内生而致畏寒肢冷及舌脉等变化。临床心脏病心功能不全Ⅱ～Ⅲ级者或心源性休克的早期（如急性心肌梗死合并心源性休克的早期，冠心病自发性心绞痛及其他不稳定型心绞痛者）患者均可见此证。

常用方药：实脾汤、苓桂术甘汤等加减。

4. 脾肾阳虚证

心悸倦怠，胸闷少气，腹胀纳呆，腰痛阴冷，畏寒肢凉，大便溏薄，四肢浮肿，小便不利，甚者咳喘不得卧，苔白腻，舌淡，脉象沉细或结代。

脾胃为后天之本，肾者先天之本，互相滋养相互为用。由于禀赋弱或心病久留不愈，损及脾胃，二脏阳气耗亏，不能温化水湿，导致水邪内停聚积成饮，上逆阻遏心阳。肾阳虚，膀胱气化不利，则小便不利、水肿。脾阳虚，水谷运化无权则腹胀纳呆。阳气不达四末则肢冷畏寒，脉象沉细迟或结代。本证可见于各种心脏病的后期或病势危重时期，严重者可现唇甲青紫、肢冷汗出、喘不得卧、心悸气短等心阳被遏，水气凌心射肺症状。有缓慢性心律失常、心脏病心功不全后期者，可有本证表现。

常用方药：参附汤合真武汤加减。

5. 脾胃滞热证

多食善饥，脘腹胀满，心悸胸闷，烦急多汗，睡眠不安，口干便秘，口舌生疮，舌红苔黄，脉滑细数。

本证多由于平时饮食不节，过食肥甘，烟酒无度或情志不畅等损及脾胃，运化失职，水谷停滞化热，热滞互阻中焦，胃失和降，腹气不通则脘腹胀满。滞热积聚，熏蒸上炎，损及心阴，阴血亏虚，心神失养而致心悸胸闷、烦急多汗睡眠不安等。胃肠滞热伤阴则便秘口干、舌红苔黄，胃热炽盛可见多食善饥，脉象也为滞热内蕴所致。本证可见于糖尿病或甲状腺功能亢进合并心脏病者。

常用方药：石膏知母加人参汤合生脉散加减，或用补心丹合保和丸加减。

6. 脾胃气滞证

心胸满闷，隐隐作痛，痛无定处，时欲太息，脘腹胀满得嗳气、矢气则舒。苔薄白（薄腻），脉细弦（滑）。

本证多由于七情所伤，情志不遂，肝气郁结，横逆中焦，造成脾胃气滞，气血同源，气病导致血病，则气滞血脉瘀阻而见心胸满闷，痛无定处。脾胃气滞，气机不畅，胃失和降则脘腹胀满，得嗳气、矢气则舒。气滞水湿运化不利则苔腻，脉弦（滑）。本证可见于各种心脏病者，常由于情志不遂而使病情加重者，如冠心病自发性心绞痛、慢性心功能不全者均可见此证存在。

常用方药：加味逍遥散加金铃子散加减。

7. 痰浊阻滞证

心胸痞闷不舒，胀满心痛，心悸气短，肢体困重，咳嗽痰多，苔滑腻，舌胖淡，脉滑或缓。

劳倦及饮食不节均可损及脾胃，使脾胃运化失司，饮食不能化气化血而聚湿生痰，则见咳嗽痰多。痰阻中焦，胃气胀逆，脘腹胀满，脾虚湿留于内故肢体困重，苔腻，脉滑而缓。痰浊上泛，停于胸中，阻滞心脉，可见心悸气短、心胸痞闷不舒、心痛等症状。各种心脏病者都可有痰浊阻滞证，如冠心病、心律失常及肺心病患者有体胖，脾虚者常有痰浊并存，故治疗应以益气豁痰、养心通脉为主。

常用方药：温胆汤合血府逐瘀汤加减。

8. 痰热扰心证

心悸心烦，面赤口干，有痰，失眠多梦易惊，小便赤黄，大便干燥，舌红，苔黄腻，脉象滑数。

本证系由于情志忧郁，思虑伤脾，脾不健运，而致痰湿久蕴化热，痰热互结，上扰心神所致。可见于冠心病及中风等疾病患者。

常用方药：清气化痰汤合苏合香丸加减。

三、从脾胃入手治疗心脏病六法

1. 补益心脾法

本法主要用于有心脾两虚证之各种心脏病患者。由于病证特点各有所异，故治疗应有所区别。例如冠心病性心绞痛心脾两虚者的特点是心痛常在进食后发作，伴有心悸、气短、心胸隐痛，或伴腹胀便溏，舌质淡暗或有瘀斑，脉沉细弱，治疗应以健脾益气养血通脉为主。常用方剂为归脾汤，用黄芪、人参、黄精等重在补益心脾；白芍、当归、赤芍养血通脉；麦冬、莲子心、天冬养心阴；再佐以开郁通痹之郁金、石菖蒲以达到行瘀止痛目的。

对各种心律失常，若由于脾虚失运、气血不足、心脉失养所致的心脾两虚证，特别是心悸不宁、面色无华、气短倦怠者，脉象多为结代（或细数或迟脉），治法应在养血健脾的基础上强调益气活血复脉，常用黄芪、党参、茯苓、白术、当归、生地黄、阿胶、赤芍。快速心律失常者佐以养心阴清热除烦的麦冬、百合、五味子、牡丹皮、黄连。心率缓慢的适当佐以温阳通脉的桂枝、细辛等。

各种心脏病导致慢性充血性心力衰竭的后期患者都有心脾两虚证，其特点是除了心悸气短、腹胀纳差外，常可见阴损及阳，心阳不振导致脾阳不振、四肢不温、水饮内停的水肿、喘息不得卧的本虚标实证，气虚为本，血瘀水饮为标。治法在补气健脾同时应配以活血行水强心药物，可用当归汤和防己黄芪汤加活血药治疗。常用药物有黄芪、太子参、白术、甘草、当归、白芍、玉竹、葶苈子、五加皮、防己、茯苓皮、泽兰、益母草等。

心肌炎恢复期体虚气弱者，常因月经期经血过多导致心悸气短，胸闷乏力，面色萎黄，纳呆便溏，脉细或结代，为脾虚不能统血，导致阴血不足，心神失养的心脾两虚证，治疗应在健脾益气、补益心脾的基础上加强养阴补血之品，常用药有阿胶、熟地黄、当归、白芍、黑桑椹等。

2.益气温脾法

心脏疾病久治不愈者，母病及子，心损及脾胃，轻者脾气虚损，重则脾阳不振，导致水谷运化不利，水湿内停，聚集成痰，痰浊上迫扰心，加重心病，心脉不通，心阳不振。因此，健脾益气、化痰养心、温补脾阳、宣通心脉是治疗心脏疾病不可忽视的大法之一。例如冠心病性心绞痛日久或年迈体虚者，多有劳累加重，遇寒而发的心痛彻背，伴有四肢不温等症，即心病及脾，脾气虚导致脾阳不振，寒凝血脉，阳气不能达于四末所致。治法以益气温阳、宣通心脉为主，常用参附汤和苓桂术甘汤加活血通脉之姜黄、丹参、赤芍等。若形体肥胖，又过食肥甘厚味的冠心病者，常以胸闷憋气为心痛特点，伴有嗜睡倦怠、痰稀、纳呆、心悸不安等，苔厚腻，脉滑或弦滑，此乃由于脾虚，水湿不运，聚积成痰，痰阻血瘀，心脉阻滞所致。常用苓桂术甘汤和二陈汤加减治之。陈皮、半夏、茯苓、甘草健脾燥湿化痰；桂枝、瓜蒌、枳实、薤白、郁金宽胸理气豁痰以通心阳，通则不痛，佐以丹参以助行气通脉，共同起到健脾益气、化痰养心通脉之作用。

凡由于脾虚失运，痰饮内停所致各种心律失常而见心动不安，怔忡胸闷，兼有纳呆、呕恶眩晕、多痰或浮肿、苔腻脉滑数或结代等症者，用温胆汤、苓桂术甘汤、平胃散为基本方，可以党参、云茯苓、半夏、陈皮、苍术、厚朴、枳实、郁金、瓜蒌、甘草等健脾益气，化痰祛湿，丹参、柏子仁、炒酸枣仁等养心安神复脉。若心律失常伴有畏寒肢冷、水肿等脾阳虚证时，应以真武汤加减，使阳气健旺，水湿得去，达到温脾利水宁心的目的。

各种心脏病久病失养，慢性心功能不全者，常由于心血不足致脾气（阳）亏虚，水湿不运，水饮内停，凌心射肺或外溢肌肤而见心悸气短，动则尤甚，咳喘痰多，尿少水肿以致四肢不温，腹胀便溏等。常用实脾饮和五苓散加减治疗。附子、干姜温脾暖中，桂枝温阳化水，茯苓、白术、甘草健脾利湿，腹皮、厚朴行气利水，桑白皮、葶苈子泻肺利水强心。应重用黄芪加强益气健脾利水之力，佐以养血活血之当归、赤芍，诸药合参达到益气温脾、行气利水强心之功用。

此外，结核性心包炎反复出现心包积液者，久治不愈，常可见脾虚失运，痰饮内停，阻遏脉络之胸闷，憋气，喘促咳喘痰稀薄以致水肿等症，应用防己黄芪汤合四物汤加减治疗，黄芪、太子参、白术、薏苡仁、茯苓、甘草益气健脾利湿；防己、桑白皮、甘遂、椒目开宣肺气通调水道；阴虚有热者可加麦冬、地骨皮、百部滋阴清虚热；半夏、陈皮化痰；另加赤芍、桃仁活血祛瘀以助水湿吸收，共同达到益气健脾、化痰祛湿的目的。

3. 温补脾肾法

冠心病不稳定型心绞痛者，常见心胸剧痛，往往感寒而发，四肢厥冷伴汗出，平素腰膝酸软，纳少便溏，心悸乏力等脾肾阳虚证候，当用参附汤合右归饮加减以补心脾肾之阳气，佐以赤芍、益母草、川芎等活血通脉除心痛。另外，对一些顽固性心绞痛者，用一般治疗方法效果差时，常加用温补脾肾、温阳通脉法治疗而见效。常用药物有仙茅、淫羊藿、巴戟肉、肉苁蓉、附子、肉桂、细辛等。

各种缓慢性心律失常，如窦性心动过缓，二、三度房室传导阻滞，窦房传导阻滞及病态窦房结综合征者，症见心悸怔忡、胸闷乏力、形寒肢冷、面色苍白、水肿、脉沉迟结代等脾肾阳虚证。以参附汤合四逆汤加减以温补脾肾、益气复脉。常用附子、干姜、人参、黄芪、细辛、五味子、炙甘草等。若脾气虚甚，加茯苓、白术；肾阳不足明显者加巴戟天、淫羊藿等湿肾助阳。

对Ⅱ、Ⅲ级心功能不全者，如见有动则喘甚，咳嗽痰多，喘息不得卧，胸腹胀满，甚至有胸水、腹水、肢冷汗出、唇甲青紫、脉细结代、舌淡暗、苔白或腻、小便不利、肢肿等，则属脾肾阳虚，水气凌心证。以参附汤为主加大黄祛瘀生新以荡涤积滞，或用真武汤合实脾饮加葶苈大枣泻肺汤、生脉散以温补脾肾，泻肺逐饮益气宁心。

心肌炎重症者，常见胸闷憋气，面色无华，畏寒肢冷，舌胖淡，脉沉迟或结代等脾肾阳虚、心脉不畅证，常用党参、黄芪、附子、淫羊藿、黄精、甘草益气温阳健脾补肾，丹参、当归活血养血不留瘀，麦冬取其阴阳互根，阴生阳长，生化无穷之功。

4．清胃化滞法

糖尿病者，若合并心脏病时，常出现心悸气短，胸闷烦急，多汗消瘦，多食善饥，口渴多饮，睡眠不安，口干便燥，舌苔黄燥，脉象滑数等脾胃滞热、灼伤心阴之证，治以清胃化滞、养阴宁心之法。常用方药为导赤承气汤合二阴煎加减，黄柏、大黄、黄连清热导滞，清心降火，生地黄、玉竹、麦冬、百合养阴润燥清热，远志、炒酸枣仁宁心安神，云茯苓、甘草健脾利湿和中，赤芍活血祛瘀。若胃热伤阴，胃阴不足，加生石膏、知母清热生津，玉竹、白茅根清泻胃热。

甲状腺功能亢进合并心脏病者，也常有脾胃滞热，熏蒸于心所致之心悸而烦、口干头晕、舌质红、脉象细滑数，治法和用药如前所述。

5．舒理气机，理脾和血法

脾胃气滞，若不能及时条达气机必导致气滞血瘀，心脉阻滞而发心悸，胸痹心痛，胸胁胀满，痛无定处，舌苔腻，脉象弦（滑）等症状。例如冠心病自发性心绞痛等不稳定型心绞痛等常与情志有关，情志郁结，横逆犯脾，脾胃气滞而血脉不通，故有上述症候表现，当以疏理气机、理脾和血、通脉止痛为治法。常用方药有柴胡疏肝散合血府逐瘀汤加减，柴胡、香附、枳壳理气解郁，兼脾虚者加党参、白术、甘草以健脾益气，当归、白芍养血和血，川芎、桃仁、红花行瘀通脉止痛。

若因脾胃气滞化热，上扰心神，导致各种病因的快速心律失常。其临床特点是两胁作痛，脘腹胀满，心悸怔忡，烦躁少寐，苔白或黄腻，脉象滑数或结代。治以疏肝理脾、清热和血复脉。常用方药为丹栀逍遥散加生脉散加减。柴胡、香附、郁金以疏理气机，云茯苓、白术、甘草、生姜以健脾和胃，当归、白芍养血和血，牡丹皮、栀子、麦冬、五味子等清热宁心以复脉。

若有慢性心功能不全或有急性左心功能不全者，也可兼见脾胃气滞（七情不遂所致）、血脉瘀阻之证，可见胸腔胀满疼痛，心悸乏力，纳呆咳喘，上腹有痞块疼痛拒按，治以疏理气机、理脾和血祛痰之法。常用方药可选加味逍遥丸合桃红四物汤加减。若心气不足明显者，加黄芪、太子参补益心脾之气虚；心悸甚者，加炒酸枣仁、柏子仁、首乌藤、莲子心等宁心除烦；肝脾肿大疼痛明显者，加用元胡、五灵脂、蒲黄、三棱、莪术等活血行瘀，散结止痛。

6. 清热化痰法

脾虚或思虑伤脾，脾失健运，痰湿蕴久化热；或肥胖之人，多湿痰盛，也易化热生火，痰热互结，熏蒸上炎，上扰心神。轻者胸闷心烦，失眠易惊。重者可见神志不清，胡言乱语，舌红，苔黄腻，脉滑数等症状。如冠心病者，可由于痰热互结导致痰闭心脉，剧烈心痛，胸脘满闷不舒，治宜清热化痰、宣痹通脉之法，可急服黄连温胆汤加减。黄连清热泻火；茯苓、陈皮、半夏、甘草健脾燥湿祛痰；竹茹、枳实清热和胃；痰热盛者，加胆星、瓜蒌、海蛤壳清热化痰；痰瘀互结者，适当配合活血行瘀之品，如益母草、泽兰叶、桃仁、红花及赤芍等。若伴明显烦急不寐，加朱砂安神丸以清心宁神。热伤阴之口干便秘者，加生地黄、麦冬、元参及少许大黄以涤肠胃滞热。

若痰热扰心所致心律失常，以心悸失眠，烦急胸闷，口干、口苦，苔黄脉数滑为主症者，治宜清热豁痰、宁心安神之法，以黄连温胆汤加减；若心悸甚者，加远志、茯神、酸枣仁养心安神；若有气郁者，加香附、郁金理气解郁；热甚者可加牛黄清心丸。

第二节　调理肝脾治疗胸痹心痛病

一、胸痹心痛与肝脾的关系

1. 心痛与肝郁

胸痹心痛其病位在心，但与肝关系密切，可以认为肝为起病之源，心为传病之所。清代陈修园在《医学从众录》中说"心痛及心包之络不能旁通于脉故也"，进一步指出心病病位在心脏的血管，人体（血管）脉络的主要构成——筋膜，筋脉。《素问·痿论》言"肝主筋膜"，所以与肝关系密切，肝之病必影响筋脉。肝对筋的滋生濡养，体现肝与心的相生关系，即心脉发病可由肝所发（木生火）。

肝的疏泄功能一旦失常，升发阳气无力，不足以温煦筋脉，脉寒则挛急，气血运行受阻，不通则痛，致使心痛。"肝者凝血之本"（《图书编》），"木（肝）气冲和条达，不至遏抑，则血脉得畅"（《血证论·脏腑病机论》）。因此，在病理上，气滞血瘀多为肝之疏泄失司的结果。肝失疏泄偏于气滞者，可直接或间接导致心痛发生。其痛多为闷痛，并多见郁郁不乐，疼痛随情绪变化加重，呈现胸闷、嗳气、上腹胀痛、两胁不舒、脉弦等症。若肝失疏泄偏于血瘀者，心痛多为刺痛，或痛彻肩背，痛处不移，舌质暗或有瘀斑，舌下青筋青紫，脉弦涩。《医学心悟》曰："血痛者，痛有定处而不移，转侧若刀锥之刺。"此乃由气滞导致血瘀引起。如《仁斋直指方》所说："气者，血之帅也，气行则血行，气止则血止，气温则血滑，气塞则血凝，气有一息不通，则血有一息不行。"这说明了气对血的重要关系。肝主疏泄，心主血脉，此乃肝与心的密切关系。由于肝气郁滞化火伤阴，火迫脉急，以及阴虚内热，肝风内动，均可致心脉挛缩、血脉瘀阻而发心痛之证。如陈士铎所云"肝旺则心亦旺"，即是心与肝的密切联系。肝之疏泄不及（气滞）和太过（气虚）均致心脉瘀阻不通而发心痛。

　　黄丽娟教授指出一个病的发生发展及其治疗预后，均与人群所处的自然社会环境及情志等因素密切相关，不可忽视。《灵枢·邪客》曰："心者，五脏六腑之大主也，精神之所舍也。"整体而言，情志有节，意和气畅，营卫调和，心脉通畅，津液四布，脏腑功能正常，机体则处于相对阴阳平衡、气机条达、血脉冲和的状态。若超强度的、突然持续性的、长期的不良情志刺激和易感素质相结合，可使气血运行不畅，脏腑功能紊乱，阴阳失衡，导致疾病的发生发展，这种情志发病，即七情内伤。如张景岳所述"而凡情志所属，唯心所统"，可见七情内伤，先损之心，而且必损之心。所以七情内伤在胸痹心痛病因病机中占据独特的地位，临床可运用情志反应诊断胸痹心痛，指导辨证分型，通过调摄心理，疏情达志来配合治疗预防。

　　冠心病（胸痹心痛）在我国已成为多发病，发病率在逐年上升。虽说历代中医学普遍认为胸痹心痛病因是外感六淫，内伤七情及饮食劳逸，但黄丽娟教授强调不同的时代致病因素有所偏重。人们在激烈竞争的环境中生存，工作、学习的压力，家庭生活的负担，复杂的人际关系，使人们承受着很大精神心理压力，导致情志不畅，肝气郁滞，造成有些心理承受力弱者出现意志消沉、抑郁不乐之症，肝之疏泄不及，心脉随之不畅，则胸闷憋气、胁胀，多见于女性。郁久化热，可致心中灼而痛，或剧痛，也有因暴怒突发心痛或口苦咽干、烦躁胁痛，多见于男性。

2. 心痛与脾虚

《灵枢·经脉》曰："脾足太阴之脉。""属脾，络胃。""其支者，复从胃别上膈注心中。"《素问·平人气象论》中说："胃之大络，名曰虚里，贯膈络肺，出于左乳下，其动应衣，脉宗气也。"左乳下即心尖搏动之处，也述心与脾胃的密切关系。

《素问·太阴阳明论》述："今脾病不能为胃行其津液，四肢不得禀水谷气，气日以衰，脉道不利。"此即指出脾病则运化不能：一方面不能把水谷精微运到周身，以养四肢百骸，气亦因之日渐衰减；另一方面，脾土衰弱不能制湿，而湿内生，形成痰浊之邪。阻塞脉道，形成脉道不利之果。湿浊上干胸中，则可致胸阳痹阻不宣，心痛也。

同时应该看到，当人们享受着不断改善的工作生活环境及物质文化生活条件时，有的人会形成不良的饮食生活习惯，过度温饱，过食肥甘，酗酒嗜烟，饮食失节。体力劳动及必要的运动减少，劳逸失度，导致食滞湿浊停滞于内，伤及脾脏，脾虚失运，厚浊积聚，滋生痰浊，上犯胸中，积于血脉中，脉络受阻，痹阻胸阳。《素问·经脉别论》中"食气入胃，浊气归心，淫精于脉"即是此理。若平时情志不舒，气郁、气滞或偏于年老体虚，均可有血瘀、气机不畅，血失于推动循行之力而成瘀，形成痰瘀互结的病理变化，表现为胸痹心痛之病候。

二、调理肝脾治法的应用体会

"气血冲和，百病不生，一有拂郁百病生矣"，指出情志变化使人体气血逆乱，所以肝气通则心气和。又如有"见肝之病当先实脾""治痰不治脾胃非其治也"的前人观点。黄丽娟教授强调了情志不遂致肝郁气滞和生活饮食不节导致的脾虚痰浊瘀血互结是当前多数中青年胸痹心痛发病之关键，因此当从调理肝脾、解郁化痰、祛瘀通脉止痛治之。具体组方加减用药如下。

1．解郁通脉汤

此方以逍遥散为基础结合临床体会化裁组方，功效为疏肝解郁、和血通脉、宁心止痛，用于肝郁导致心气滞、血脉阻之心痛者。

临床表现：以胸闷憋气、善太息、两胁胀痛为主，胸痛不重，情志抑郁，嗳气少食，多由情绪变化而引发。心悸心烦，舌质略红，舌苔薄白，脉以弦为主，女性患者多见。

方药：柴胡，郁金，薄荷，玫瑰花，丹参，白芍，元胡，茯苓，炒酸枣仁，麦冬，五味子，炒白术。

柴胡疏肝解郁，以白芍佐之，助其升散，使之养血柔肝而不伤阴血。治肝郁血滞胁肋胀痛。

郁金行气止痛，配元胡活血止痛，用于胸胁痛。

薄荷，玫瑰花，一入气，一入血均为轻散之剂。前者重在解郁和中，散肝郁所生之热，开表清里；后者重在行气解郁、和血散瘀，辅佐郁金、元胡，尤其解忧郁情绪。

丹参、炒酸枣仁、麦冬、五味子：养血活血通脉，养阴宁心安神，用于阴血亏虚所致之心烦失眠汗出等，丹参又可凉血清心。

茯苓、白术：健脾助运，配柴胡，郁金疏肝升阳，复脾运，使脾健而不伤肝木。茯苓还可配丹参、炒酸枣仁宁心安神。

临床加减：

肝郁化热（火）扰心者，症见胸中烦热、口苦、咽干、便秘，舌红苔黄，轻者可加牡丹皮、炒栀子、莲子心（不用生栀子，防其苦寒伤胃）。重者心烦不寐，可选用羚羊粉、黄连清心肝火，加重镇之生牡蛎、珍珠母，适量的酒大黄取其力为缓泻、活血（生大黄泻下力较强），防止伤正气。

兼有气虚、神疲乏力、气短，遇劳发作，病程较长、较重者应加用黄芪，轻者选用太子参为轻补之品。若有腹胀便溏脾虚者，选用党参为宜，但用量不宜大，防止补滞气壅，不利于豁痰通瘀。若心气虚明显，脉结代者，重用太子参或人参。

若有肝胃不和湿浊阻滞，有气逆呕恶者，加旋覆花、代赭石、生姜、枳壳等以降逆和胃、宽中下气。若湿浊重者，胸闷，纳呆腹胀，肢重倦怠，便溏，舌苔腻，应化痰湿，加藿香、紫苏梗、木香、砂仁或陈皮、半夏等治疗。

气郁化热伤及肝肾以致阴亏者，头晕耳鸣，腰酸乏力，健忘心悸，心烦不寐，口咽干燥，舌红少苔，应配用二地、山茱萸、首乌藤、枸杞子、沙参等。特别可用百合，其性味平和，不寒不热，不滋腻，寒热皆可用；阴虚热扰的心悸不寐、汗出、烦急者用之，清心除烦，宁心安神，养五脏定志，除心下急满痛。另外，选用上述滋阴药应配砂仁等宽中下气、醒脾开胃之品，防止补阴滋腻之弊端。

若伴血瘀证者，见痛有定处不移，舌暗或多瘀斑，可选用桃仁、鸡血藤活血化瘀通络。甚者用三棱、莪术、三七。心痛甚，瘀血明显，舌下青筋紫暗者，可用虫类药，如水蛭、土鳖虫、地龙之类。但用之要症消药止，防止破血太过伤气。用时配伍补气之品黄芪、太子参等以达到气充血行的作用。

愤怒气滞即刻引起挛急性心痛，可选用破血行气、通经止痛的姜黄、三棱、莪术，甚至可选用息风解痉的全虫、蜈蚣等虫类药均可奏效。

肝郁伴遇冷发作，或夜间阵发伴畏寒肢冷，此为阳气无力不足以温煦筋脉，心脉挛急心痛者，可配用辛温芳香走窜的细辛，取其散寒止痛作用，加以娑罗子性味甘温，疏肝理气宽中，有温通功效。二者助郁金、玫瑰花增强止痛之效。该证还可配用桂枝，取其温经通阳之力，通络止痛。甚者可适当选用温肾壮阳，治心腹冷痛的仙茅、肉桂、狗脊等。

2. 化痰祛瘀通脉汤

此方原于瓜蒌薤白半夏汤与菖蒲郁金汤合方加减化裁组成。功效为化痰祛瘀、通阳宣痹，用于痰瘀互结、心脉痹阻之胸痹心痛（冠心病）。黄丽娟教授临床诊治中，发现相当多的中年以上患者，形体肥胖，生活饮食不够节制，损伤脾胃，酿痰生湿阻于脉络，致气血运行不畅，痰瘀互结，心脉痹阻，发为心痛胸痹。

临床表现：胸痛憋闷，有压榨窒塞感，头晕倦怠，胁满腹胀或伴呕恶纳呆，有的进餐后诱发心痛，有的素体肥胖，大便溏不爽，口中黏腻，舌体胖质暗红，苔白或黄腻，脉弦滑。

方药：瓜蒌、薤白、郁金、石菖蒲、半夏、茯苓、桃仁、丹参、元胡、炒酸枣仁、枳壳、生牡蛎。

瓜蒌、薤白合用，涤痰散结，宽胸通阳，半夏燥湿化痰助脾阳。三药合用治胸痹痰浊重，苔腻浊者。

郁金、石菖蒲合用开心窍，涤痰清心，化痰散结，壮胸阳，减轻疼痛。郁金重在行气活血，散瘀化痰。石菖蒲重在利气化湿豁痰，开窍宁神。二者配合除胸闷头晕，胸满胁痛。

茯苓则健脾利湿，湿去则痰无所生，乃治痰之本，配炒酸枣仁宁心安神，治便溏，苔腻。辅佐郁金、石菖蒲解除脾虚湿痰停滞之胸闷心悸。

枳壳行气宽中力缓和，辅佐瓜蒌、薤白治胸胁痞满疼痛，大便不畅（枳实，降气开痞，导痰浊下行，耗气破结之力强于枳壳，破气导滞，除满消痰）。

桃仁活血祛瘀力较强，可润肠通便化痰，配合瓜蒌、郁金对痰瘀互结的胸痹有涤痰散结宽胸之功。

元胡活血行气止痛，能治上下内外气血不宣之病，主一切肝胃胸腹诸痛，配瓜蒌、薤白、郁金治痰瘀互结胸胁疼痛。

丹参配炒酸枣仁养血宁心安神，提高止痛效果。又配元胡加强活血祛瘀止痛之力。

生牡蛎平肝潜阳、化痰软坚散结，对于痰火郁结的胸痛配丹参、桃仁化痰祛瘀软坚，加强重镇止痛之力。

临床加减用药：

若乏力、气短、神疲较重者，可加用太子参补气不燥。气虚重，乏力明显，每逢劳累发作者，加用黄芪。黄芪炒用健脾益气力强，偏于温补，温中止渴，炙黄芪补而不燥。若伴水肿肢沉用生黄芪，补气以助脾化痰浊，补气有助行血祛瘀，进而通阳宣痹。

脾虚重者若兼有腹胀便溏乏力，则应选用党参扶正补气，但用量不宜过大以免不利豁痰散瘀。

若常遇寒加重者，口黏腻，渴不欲饮，便溏，舌淡胖色暗，苔白腻，应属寒痰瘀血互结。加用细辛，辛温，散寒止痛，化痰祛瘀效果明显。娑罗子，性味甘温，疏肝理气，宽中和胃，配合郁金、细辛温通止痛，治心胃疼痛收效甚好。

还可选用仙茅、狗脊温而不燥，温肾壮阳，取其祛寒除湿治心腹冷痛之功效。寒甚伴肢冷者，治以温阳散寒止痛、化痰饮、温补心脾肾阳虚。治心痛可选用附子、干姜、肉桂等，伴有脉缓者，加用桂枝，以助薤白温通心阳。

若平时嗜烟酗酒无度，口气浊秽舌苔白腻，胸满闷痛者，是属湿浊食滞重，加炒白术、陈皮、白豆蔻、胡黄连等健脾化浊导滞以祛浊止痛。若苔黄腻、舌质红者应属湿浊郁而化热，则应加藿香、佩兰芳香化浊去热，重者应选用天竺黄、黄连、藿香、酒大黄、砂仁等清热化痰，清心定志，芳香化湿导滞。对于痰浊重者，即便有气虚之证，但若频发疼痛或剧痛时，也应遵循急则治标的原则，当以治痰活血止痛为先，佐以扶正补气。

对痰瘀互结化火，致心肝火盛者，心痛头晕，心悸烦躁不安，胸闷灼痛，口干，口苦，大便干燥，舌红苔黄厚少津，脉弦滑数，应主方减半夏、薤白，加栀子、牡丹皮、连翘、羚羊粉，治以清心泻火除烦、活血散结祛瘀。加玄参取其养阴清热功效，配连翘，清心散结。甚者可配伍琥珀粉、龟甲、生牡蛎等，治以清热滋阴、镇静安神，达到神安痛止。

如常有餐后痛，舌苔垢浊者，多为食滞化热，可选用鸡内金、砂仁、木香、酒大黄、炒莱菔子等化滞通下，消食化积，清热泻火，活血祛瘀，行气化湿，降气化痰，使上下气畅，胸闷心痛消。

若痛伴有定处者，舌紫暗，或有瘀斑，苔腻，为痰浊伴瘀血甚所致疼痛。可选用三七粉，活血化瘀止痛，且有利水消肿功能，对于有水肿之心痛更有效。

若伴有高血脂、脂肪肝等合并症者，腹胀胁痛，可选用消食化积、活血散瘀的生山楂、草决明，清肝滋阴润肠通便之何首乌，破血行气、通便止痛之姜黄。这些药物均有降脂作用。

三、活血化瘀药的使用

黄丽娟教授指出胸痹心痛的瘀血，绝大多数是在气虚（阳虚）的基础上形成的，不同于实证血瘀，治疗应是在扶正基础上的益气活血、通脉止痛。通补兼施，配用太子参或少量黄芪；对于体弱者，可适当配用养血活血的当归、丹参、川芎、鸡血藤；瘀血重且体强，也可适量选用破血散瘀的三棱、莪术、乳香、没药；用虫药水蛭、土鳖虫，缓解心痛。而对于瘀血与气滞并存者，则可选用行气活血作用的元胡、玫瑰花、郁金，重则用姜黄等。

四、宁心安神药的应用

伴有心悸、神疲乏力、失眠少寐、心烦头晕等症的心痛者，是由于心神失调。心主血脉的功能是以心藏神为前提。治疗时调治心神应适当选用安神宁志之品，使心神得安，血脉流畅，心痛得缓。血虚者选用炒酸枣仁、柏子仁、龙眼肉、丹参，配首乌藤。阴虚有热者，选用百合、麦冬、龟甲、鳖甲。若心火盛者加黄连、羚羊粉。肝阳上亢者选用磁石、龙骨、牡蛎、紫石英等。痰阻心窍者可用远志、茯神。

五、舌象、脉象的分辨价值

黄丽娟教授治疗时很重视舌象、脉象，根据其变化确定治疗方案，估计病势的发展、预后。舌为心之苗，心开窍于舌，舌象变化在诊治中不可忽视。胸痹心痛者，血脉不畅，舌质多较暗，苔薄白。一般患者舌质变化不会很快。有热象则舌质发红，痰瘀则苔黄腻，热盛化火则苔黄少津，阴虚发热则舌红苔少乏津。血瘀者舌质紫暗或有瘀斑。湿滞者苔白厚。痰浊盛者苔白腻厚，痰热盛者苔黄厚腻。有食滞，则为苔白厚垢积难化之苔。寒盛（阳虚）者为灰黑苔或伴腻苔。

舌苔由薄白苔转为厚腻苔，是心脉痹阻所致的清浊失其升降，即痰浊加重的表现。

患者由舌红少苔或无苔衍生出白苔，是胃气得复的表现，多表示病势由危转安，表示气阴两虚得以调治。

若由厚腻苔转少苔或无苔，常见病势加重，标实之（痰浊）化热伤阴，走向正虚之势，治疗应注意扶正治本。

脉象直接与心脉痹阻的程度轻重相关。一般病初多见沉脉，瘀血可见涩脉，痰浊有滑脉，气虚为沉细脉，痛甚可见弦脉，病势重可见结、代、促脉。

总之，黄丽娟教授临证中十分强调辨证施治，因人制宜。各种证型在病程中随内外因素的变化而变化，互相转化或兼夹出现，所以以"祛邪通脉不伤正，扶正补虚不留邪"为原则。

第三节　调脏腑治疗心悸

心悸是指患者自觉心中悸动，惊惕不安，甚则不能自主的一种病证。在临床中，因心悸而求治者，或兼有心悸者占临床就诊的相当大的一部分。黄丽娟教授认为心悸者，其本属虚，其标属实，其虚在阴阳气血之失调，其实与痰瘀、寒热、七情有关，这些又与五脏功能的盛衰关系密切，往往相因为患，互为因果。临证务须细辨，注意标本缓急阴阳气血之变异，才能伏其所主，先其所因，治得其本，方为尽善。

一、五脏均能使人"悸"，调理脏器可治"悸"

补益肺气能增强血行推动力。心肺同居上焦，肺主气，心主血，血的运行要靠气之推动，故气血须臾不能相离。肺气旺盛，贯于心脉，周流不息，将水谷精气及吸入天然之清气输送全身，濡养四肢百骸，人体功能得以维持正常。肺气虚弱，运血无力，则可引起心悸。临床常见之肺心病即属此类的典型。其可见心悸胸闷，咳喘气短或有自汗，甚则口唇紫绀，脉象细滑或有结代，舌质紫暗等症。其治法，古书早有记载，如《灵枢·杂病》说："心痛，但短气不足以息，刺手太阴。"这说明古人对心悸从肺论治早有认识，一般可采用补肺益气法，以增加运血之力，如重用生黄芪来补气。

疏肝达郁，调畅血运。肝者将军之官也，为藏血之脏，主疏泄，在志为怒。心主神明，又主血脉，在志为喜。情绪波动经常是引起心脏病发作的重要因素，多见心悸胸闷，心前区不适，抑郁或烦躁等。在治疗中使用疏肝解郁，调畅血运法，常获佳效。盖肝以血为本，以气为用，体阴而用阳，心与肝乃是主血（血液循环）与藏血（血容量调节）的关系，心肝配合，方能气血畅达，滋养全身。本病因情志抑郁，疏泄失司，由气及血，气滞血瘀，使心失所养导致心悸。故在治疗中，用疏肝行气，调畅血运法。药用芍药、龟甲养血柔肝；郁金、佛手、玫瑰花理气疏肝。

资助生化，心神得养。《灵枢·经脉》云："脾足太阴之脉，其支者，复从胃，别上膈，注心中。"这说明脾胃在经络上与心相通，脾为后天之本，气血生化之源，元气之强弱，直接影响心气的虚实，饱餐后致心脏病发作者，临床屡见不鲜。脾虚失运，生化乏源，气血不足，血凝留滞，营卫失和，胸中宗气难以贯入心脉，血运无力，经脉不通而致脉结代或急缓不整。在治疗中，使用健脾补气之法，资助生化，以养心神，至为重要。

滋阴降火，坎离相济。心悸的产生与肾的关系极为密切。《素问·五脏生成》曰："心之合脉也，其荣色也，其主肾也。"一般中老年人及妇女更年期后，肾气渐衰，内分泌及免疫功能低下，全身抗病能力下降，心脏病的发病率大大升高。肾为先天之本，五脏之阴非此不能滋，五脏之阳非此不能发，张景岳云："肾与命门为元阴元阳之舍，心赖之则君火以明。"若肾水不足，阴不敛阳，君火上炎则心神失宁，心律不整。若命门火衰，水气不化，逆而上犯，凌心射肺亦可导致心悸。故不少心悸病证从肾论治则能提高疗效。心居上焦，其性主动，以火为主，肾居下焦，其性主静，以水为主。心阳下降，温暖肾水，肾阴上济，滋养心阳，上下相交，动静结合，水火既济，保持平衡。因水不济火而致心悸，常用芍药、桑寄生、玄参、麦冬、五味子等药，益肾滋水，敛浮越之火，佐以酸枣仁、紫石英、牡蛎、当归等药镇心安神通脉。

活血化瘀以通心脉。脉者，血之府也，血行于脉中，贯于肉腠，环周一身，这里的血脉，实指血液循环。据临床所见，各种原因如气虚、血虚、阴虚、阳虚、寒凝、水湿、痰浊、瘀血等，均能使心血运行不畅而引起心悸。针对心脉瘀滞，采用活血化瘀法治疗，每获佳效。现代医学研究表明活血化瘀法能改善微循环，增加冠脉血流量，改善血液黏稠度及血管弹性，减少或防止血栓形成，促使心肌细胞再生。黄丽娟教授认为，在使用活血化瘀法时亦应辨证运用，因心悸患者中虚者居多，即使实证，亦多虚中夹实，故治疗中当结合具体情况灵活掌握，方能得心应手。

二、辨证要点

1. 辨明病变的虚实兼夹

本病的成因以阴阳气血亏虚为本，痰饮瘀浊阻滞为标，属于本虚标实。虚以气血阴阳为主，实以血瘀痰饮为先。血瘀、水饮、痰浊虽属病理产物或病理现象，但在一定情况下，如心脉瘀阻，水饮凌心，痰热扰心，又可成为心悸的直接病因。因此，辨证时不仅要探求邪正虚实的轻重程度及其病机变化的转归，且要辨明是一脏亏虚或多脏虚损，是一证或多证兼夹，方能正确地辨证论治。凡活动后心悸甚者，虚证为多；活动后心胸憋闷者，多为心脉瘀阻或痰浊阻滞。见有胸闷心痛，脉律不整，出现迟、促、结、代诸脉者，多为心脏器质性病变，且多有夹瘀病变。心悸时作时止，脉律如常者，多为脏腑亏损功能性病变。另外临床结合心电图检查，对明确诊断有重要价值。

2. 辨明脏腑间的病机转化

本病病位在心，以虚为主。而其本虚的病机又与其他脏腑的病理虚损转化有关。心脏病变可以导致其他脏腑的功能失调或亏损。如《灵枢·口问》云："心动则五脏六腑皆摇。"反之，其他脏腑病变亦可直接或间接影响于心。如肾阴不足，可以导致心阴亏损；肾阳不足，可以导致心阳衰微；肝血亏虚，可以导致心血不足。肝气郁结，可以形成气滞、血瘀、痰浊、水饮等病理产物，亦可成为心悸的致病之因。所以必须辨明心脏与他脏的病机转化，才能正确地判断病情，决定治疗的标本先后，轻重缓急。

三、运用藏象理论治疗心悸

1. 脏器虚衰养心毋忘补肾

心悸虽为患者自觉症状，但究其原因，不独在心，脏腑功能失调，气血阴阳虚衰，均可导致心悸。临床上，黄丽娟教授发现心悸以老年患者多见，人至老年，脏器虚衰。如心气不足，心血亏虚，无以自养；肝血不足或木不生火，不能荣心；脾气不旺，生化乏源，无以养心；肺体不润，宣降失司，致心脉不畅，或内生痰饮，均可发生心悸。老年心悸的治疗，尤当重肾，因为年老脏器虚衰，尤以肾虚为根本，诸脏不足，均与肾虚有关。心为离火，阳中有阴，肾为坎水，阴中有阳，其位有上下之分，赖气机升降，使心肾交通，水火既济，阴阳互滋。而心本乎肾，肾脏虚惫，则肾水不能上滋心阴以济心火，肾阳不能上温心阳以鼓动血脉，或加重心脏原有症候，使心神不安，心悸遂作。《景岳全书·怔忡惊恐》云："盖阴虚于下，则宗气无根，而气不归源，所以在上则浮撼于胸臆，在下则振动于脐旁，虚微者动亦微，虚甚者动亦甚。"其临床特征有心悸健忘，头晕胸闷，腰膝酸软，或畏寒怕冷，或五心烦热，尺脉沉弱。治疗在益气养心的同时，注意补肾。用药上多桑寄生、杜仲同用，以取阴中求阳、阳中求阴、阴平阳秘之意。他药如山茱萸、枸杞子、桑寄生、何首乌、五味子等都可随症选用。

2. 肝气郁滞疏肝当须健脾

心者，君主之官，神明出焉，可见心与人的精神活动休戚相关。若情志不遂，肝郁抑脾，气机阻滞，健运失司，生化乏源，则营阴受损，心失所养，神失所藏，即所谓忧郁伤神而致心悸不宁。临床表现多为心悸胸闷，常因情绪不畅而诱发或加重，嗳气频作，两胁攻撑作痛，食少便溏，舌淡苔薄，脉象弦细。治疗当以疏肝解郁、健脾和营为法。用方多取《太平惠民和剂局方》之逍遥散加味。逍遥散疏肝解郁，畅达气机，令脾土健运，水谷精微得以输布于五脏六腑，营血调和充盈得以养心体，则肝气疏，营阴旺，心悸止。药选玫瑰花、薄荷、郁金疏达散结；木香、砂仁辛散宣泄，行气宽中，以增解郁之功；茯苓、白术、芍药健脾和营，补血柔肝；或益以龟甲、阿胶珠等血肉有情之品，甘润滋阴，和营生精，以助濡养之效。

3. 心肺同居上焦从肺治心

肺主气而朝百脉，肺气旺盛，可以资助心气运行，使血流通畅。心气虚证常重用黄芪，可用黄芪配瓜蒌皮，人参配五味子。前者以黄芪补气，瓜蒌皮宣肺化气，可以补而不滞，肺气盛而心气足；后者以人参益气养阴，五味子补阴敛气，补中有收，可用于气阴两虚证。

四、用药特点

1. 以补为通

本病以虚为本，虽有血瘀、水饮、痰浊等病理产物，但多为虚实夹杂证，祛瘀之药，切忌猛峻。如血瘀阻络证，忌用破血攻伐之品，宜以丹参、桃仁、红花，配伍黄芪、太子参、麦冬、五味子等药，益气养血，活血化瘀，以补为通，使邪去而不伤正。

2. 平调阴阳

治疗阴虚、阳虚证，重点在调节阴阳平衡，用药须注意阴阳间相互生化的机制度。如温通心阳、温补肾阳时，根据"阳无阴不长""阴为阳之基"，可适当配伍麦冬、白芍、生地黄、枸杞子等养阴药，既可调和阳药的辛散燥烈，又可收阴生阳长之效。治疗阴血虚证，在运用麦冬、元参、地黄、白芍的同时，可佐以少量桂枝或肉桂，取"无阳则阴无以化"之意，起到阳生阴长的作用。

3. 祛邪安正

痰热上扰祛邪方能安正。若见到心悸心烦，夜寐不安，口干口苦，舌红，苔黄腻，脉滑者，为痰热内扰所致，此时应以清化痰热为主，邪去方能安正。一般多选用黄连温胆汤化裁，选药如竹茹、半夏、陈皮、枳壳、远志、黄芩、贝母、天竺黄等。诸药合用，泄热逐痰，取效迅捷。痰湿不明显者，可单用莲子心、炒栀子或黄连，清热除烦。

4. 益气活血

瘀血阻络通络还须益气。王清任在《医林改错》血府逐瘀汤所治症目中指出："心跳心慌，用归脾安神等方不效，用此方百中。"证之临床，确有效验。心悸患者，年老多见，纯为血瘀阻滞者较少，究其原因，多与脏腑气血虚衰，心气鼓动乏力有关。诚如《景岳全书》所言："凡人之气血，犹源泉也，盛则流畅，少则壅滞，故气血不虚则不滞，虚则无有不滞。"临床表现为心气不足为主，兼夹瘀血阻络。选方可仿补阳还五汤之意出入以补气温阳、活血化瘀。药如生黄芪、北沙参、白术、茯苓、黄精、炙甘草等。如属心阳不振，鼓动无力，心悸怔忡，胸闷刺痛，唇青舌紫，畏寒怕冷，脉来缓慢，则应温阳化瘀，用桂枝甘草龙骨牡蛎汤合丹参饮。临床上即使无明显血瘀征象，也可在辨证用药中加入通络之品，如细辛、丹参、赤芍、当归等，对提高疗效不无裨益。

5. 注重安神

临证中，患者在表现有心悸不宁的同时，常伴有寐少梦多、眠艰易醒、恍惚不安等心神不安症状。因此，在补心养心的基础上，常须选用一些宁心安神之品，心神得安，则心悸也易止。一般心血不足，选远志、白芍；心脾不足，选合欢皮、茯苓；心肾不足，阴阳失调，选首乌藤。不过这些药物功效都较弱，不妨加入重镇之品，如龙骨、牡蛎、紫石英、灵磁石等，以达重镇安神之效。

6. 辨"病"用药

心动过缓者用参附汤有效，但人参、附片（先煎）须用至15～30g方可有效。黄丽娟教授大部分患者使用细辛5～6g。舌苔白滑，脉象迟弱的虚寒证，加炙麻黄、细辛各5～6g，功效尤著。夹瘀者，加桃仁15g，红花10g，丹参30g；兼肾阳虚者，加山萸肉12g，淫羊藿15g。心动过速者，用黄连5g，苦参10g，赤、白芍各20g，葶苈子30g，生牡蛎30g（先煎），甘草10g，临床观察有减慢心率的效果。期前收缩属功能性者，用桂枝龙骨牡蛎汤，生脉散加丹参、炒酸枣仁、桑寄生治疗，可使期前收缩消失；期前收缩属于器质性病变者，多加用益气活血药，如黄芪、桑寄生、桃仁、川芎、红花、丹参等，亦可改善症状。

在用药方面，黄丽娟教授认为，心在体为脉，无论哪种原因导致的心悸，在辨证的基础上，常加用丹参、赤芍、红花、百合、枳壳、婆罗子、佛手等药，谓此类药活血化瘀，行气开郁，能调畅血运又不伤正。现代医学证明，上述药物大都有疏通血脉、扩冠、降低血清脂质、抑制血小板聚集、加快血流速度、降低血液黏稠度的作用，从而减轻动脉粥样硬化、改善微循环、提高心肌耐缺氧能力、保护心肌、抗心律失常等。实践证明，确有疗效。

第四节　调脏腑治疗高血压病

中医对高血压病早有认识，《黄帝内经》即有"诸风掉眩，皆属于肝"的描述，后世医家从不同方面对其进行了研究。现今中医界普遍认为，此病多由先天禀赋异常（阳亢或阴虚为多见）、七情失调、饮食失节、内伤虚损等引起，病位主要在心、肝、脾、肾，病机是脏腑经络的气血阴阳失调。

高血压病初期表现的眩晕、头痛、烦急易怒等，归属于中医学"眩晕""头痛""肝阳""肝风"等病证的范畴。根据《黄帝内经》"诸风掉眩，皆属于肝"的理论，结合高血压"眩晕"的主症，黄丽娟教授认为本病的发病机制与肝的关系最为密切。肝为风木之脏，其性刚劲，赖肾水以滋养，主藏血，主升主动，体阴而用阳，即以血为体，以气为用。肝喜条达而恶抑郁，若情志伤肝，肝气郁结，气滞而血瘀，此为疏泄不足。由于肝气郁结，致使气血不能上行于头，故可产生眩晕、头痛、耳鸣等症，同时还会伴有胸胁胀满疼痛、胸闷气憋、喜叹气、情绪抑郁及脾胃消化功能失常的症状，舌质正常或色暗，有瘀斑，其脉弦涩或沉弦。若肝气疏泄太过，血运过旺，引起气逆血壅，即为肝气上逆，致使气血上冲于头，亦可出现眩晕、头痛、耳鸣及头胀等症，同时还会伴有胸胁胀满疼痛、呼吸气粗、烦躁易怒，失眠多梦及脾胃消化功能失常的症状，舌质正常或红，其脉弦滑或浮弦。肝气郁结太久或肝气上逆过盛，可能会引起"气有余，便是火"的肝火上炎证，其眩晕、头痛、耳鸣、头胀等症不但会加剧，甚至有可能发生"中风"，还会出现一系列"上火"现象，如面红目赤、头脑发热、口苦等症，也还会有胸胁胀满疼痛，呼吸气粗，烦躁易怒，失眠多梦，以及脾胃消化功能失常的症状，舌质色红或暗红，苔黄，其脉弦数或浮弦数。若肝火耗伤阴血或素体肝肾阴血虚少者，由于"阴不制阳"就会引起阴虚阳亢，而发生肝阳上亢或肝风上扰证。肝阳上亢，气血运行太过而上冲，故有眩晕、头胀、耳鸣等症，伴有五心烦热，胸胁灼痛，烦躁易怒，失眠多梦，盗汗，颧红，头热，腰膝酸软，疲乏无力，男子遗精，妇女月经不调，舌质色红少津或无苔，脉象浮弦细数或浮大而弦数。若因于肝风上扰者，不仅会有肝阳上亢及阴血虚少的病理变化，同时还会有颈项强硬不舒，肢体麻木，手抖头摇，舌体歪或颤动等症状，严重者可发生中风。

《灵枢·口问》曰："上气不足，脑为之不满，耳为之苦鸣，头为之苦倾，目为之眩。"《景岳全书》中"眩运一证，虚者居其八九"强调"无虚不作眩"。由于先天肾气虚衰或气血两虚，致使气血不足以上养于头部，均可有眩晕、耳鸣等症，并同时伴有疲乏无力、少眠或嗜睡、心悸、气短、脉象无力等。而肾气虚衰又有以肾阴不足为主、以肾阳不足为主和阴阳两虚之别。肾为先天之本，藏精生髓，司收摄而主潜敛。若肾阴虚损而髓海空虚，则机体收摄潜敛之能力即感不足，遂致头晕、耳鸣、眼花等症，对此，《黄帝内经》有"髓海不足，则脑转耳鸣"的记载。肾阴不足为主的，又有肝阳上亢证与心肾不交证的区别：后者以心悸、失眠、多梦、腰膝酸软、疲乏无力、遗精、月经不调、舌红少津或无苔、脉象细数等临床症状为特征。肾阳不足为主的，可有面色苍白、听力减弱、小便频数或失禁、男子遗精早泄或阳痿、妇女月经不调或宫冷不育、腰膝冷痛酸楚、舌质色淡、苔白、脉象沉弱等症。阴阳两虚证，既有肾阴不足的症状特点，又有肾阳不足的症状特点。属于气血两虚者，气虚无以行血，血虚无以濡养，除有眩晕、面色萎黄、疲乏无力、气短声微、舌质色淡、脉象细弱等症外，同时又有心血不足而引起的心悸、失眠，以及脾气失运的饮食减少、消瘦、大便稀溏等症。

《丹溪心法·头眩门》有"头眩，痰挟气虚并火……无痰不作眩""头痛多主于痰，痛甚者火多"之记载。高血压病的发病机制之一是痰饮或痰热壅盛阻滞胸阳，清浊相混，清窍被扰，发为眩晕头痛；若痰热夹肝火上泛，进一步扰动心神，蒙蔽清阳，即可发生中风、昏厥等严重后果。"有形之痰邪不除，无形之火热亦难息降"，叶天士提出"痰瘀有形之阻"，痰饮或痰热阻滞气机，气滞而血瘀，而导致血脉的阻滞。脾胃乃后天之本，主受纳运化，伤之，则健运失司，水谷不化，聚湿生痰，痰饮阻塞脉管，影响气血的流通，而发生血瘀。若偏重于痰饮为病者，可见痰涎较多、喉中不利、水肿、心悸、气短等症。若偏重于瘀血为病者，其四肢末端、面部、口唇有紫绀，舌质色暗或有瘀斑，舌下静脉粗大或紫暗，脉象涩或结代，同时也可以有胸胁部刺痛的症状。

高血压的病理机制和主证分析，可概括为七情所伤、内伤虚损、忧思劳倦等，引起肝肾阴阳失衡，气血功能之逆乱，而导致出现眩晕、头痛、耳鸣、头胀、乏力等，均可见于各种类型的高血压病。大部分高血压病患者的病情发展比较缓慢，除血压升高外，最多见的是眩晕、头痛、耳鸣、急怒、项强、乏力、失眠等，此类症状皆因"厥阴肝脉会于巅""厥阴风火逆于上，清阳不升"，风火乘虚上扰所致。从脏器本身的阴阳关系讲，肝血不足，肝气亦虚。肝气虚则条达疏泄之能减弱。肝失于条达，则肝郁而旺。疏泄失常，易致脾运失健，而脾运不健又多缘于气（肝脾之气）不足。中气虚弱，不仅升清有碍，血亦不能正常随气而至，致使血气不能上荣，是以症见头脑空眩（眩晕而头脑不清）而神倦身疲、脉多虚弦等。此外，痰浊阻滞为患，亦多与气虚不运有关，若痰浊阻滞胸阳，清浊相混，浊阴上扰清窍，则多见由气虚兼有痰浊所引起的眩晕，或兼有头胀且重之感。由此可以理解，高血压的发病机制是以内因为主，其病变主要是在心、肝、脾、肾四脏之血气阴阳的失调或虚衰。高血压病的辨证治疗具体分以下几方面。

1. 肝气郁结证

眩晕，头痛，耳鸣，有头闷不清爽之感，伴有胸胁胀满疼痛，胸闷憋气，喜叹气，情绪抑郁，多疑善虑，梦多易惊，脘腹胀满，纳食减少，妇女月经错后，经来两乳房及腹部发胀作痛，舌质正常或色暗，有瘀斑，其脉弦涩或沉弦。

遣方用药以疏肝理气为主，辅助予以活血通脉之品。对这类患者除给予药物治疗外，还要重视开导宽慰，注意采用一些情志疗法，改善患者不良情绪。

用药：白蒺藜 20～30g，川芎 10～15g，木香 6g，紫苏梗 15g，砂仁 10g，首乌藤 15g，醋柴胡 6～10g。

柴胡性寒，味苦、微辛，入肝、胆经，为疏肝解郁之要药。

即使柴胡有"升阳""伤阴"之弊，但只要无显著的阴血虚少或阳亢的肝气郁结证，就可以大胆应用，非但不会升血压反而有显著降低血压效果。对于阴血虚少或阳亢的肝气郁结证，配合适量的滋阴养血或清肝泻火药，柴胡仍然可以使用。

2．肝气上逆证

眩晕，头痛，头胀，耳鸣如潮，耳内堵塞发胀感，伴有胸胁胀满疼痛，呼吸气粗，烦躁易怒，心急不安，恶心，胃胀，不能进食，失眠多梦，舌质正常或红，其脉弦滑或浮弦。

遣方用药以平肝降逆为主，辅助予以柔肝潜镇之品。因肝气上逆，气血上冲于头，故应气血同治，既要降气又要引血下行；因尚未形成肝火上炎证，所以应用甘寒、酸寒或咸寒之品为宜。若热象明显者，可酌情加入凉血、苦寒清热之品。这类证型的高血压病患者切忌恼怒生气，否则最易发展成肝火上炎或肝阳上亢证，甚者可引起中风，所以对此类患者的劝解、宽慰、开导十分必要。

用药：白芍30g，乌药10g，龟甲15g，沉香3g，生牡蛎30g，磁石20g，丹参30g等。

白芍味苦、酸，性微寒，归肝、脾经，《滇南本草》认为白芍"收肝气逆疼，调养心肝脾经血，舒经降气"，有养血敛阴、柔肝止痛、平抑肝阳之功，若配伍甘草或乌梅还有酸甘化阴之效。

3．肝火亢盛证

眩晕，头痛，耳鸣，头胀，面红目赤，头脑发热，口苦，胸胁胀满疼痛，呼吸气粗，烦躁易怒，心急不安，失眠多梦，口苦口干，小便黄赤，大便干燥，舌质色红或暗红，苔黄，其脉弦数或浮弦数。

遣方用药以平肝泄热为主，辅助予以凉血、柔肝潜镇之品，用药不可专用苦寒降火，以防伤阴。

用药：菊花 10～15g，钩藤 10～30g，石决明 30g，白芍 15g，生地黄 15～20g，夏枯草 15g，炒栀子 6～10g，郁金 12g，首乌藤 15～30g，泽泻 30g，牡丹皮 10g，紫石英 15g，生赭石 30g（先煎），牛膝 15g 等。

钩藤味甘，性凉，入肝、心包经，《本草纲目》载其"平肝风，除心热"，《本草新编》载其"去风甚速，有风痉者必宜用之"。本品既能清肝热，又可平肝阳。

4. 肝阳上亢证

眩晕，头胀，耳鸣如蝉，伴有五心烦热，胸胁灼痛，烦躁易怒，失眠多梦，盗汗，颧红，头热，腰膝酸软，疲乏无力，男子遗精，妇女月经提前且量多色红，舌质色红少津，苔少或无苔，脉象浮弦细数或浮大弦数而沉取无力。

遣方用药以平肝潜阳为主，辅助予以息风、滋阴之品。偏重于阳亢者，以清热、潜阳为主，滋阴为辅；偏重于阴虚者，则以滋阴、潜阳为主，清热为辅。若阴虚与阳亢皆重者，清热、滋阴、潜阳与息风并重。

（1）阳亢偏重而阴虚较轻者

眩晕，头痛，耳鸣，头胀，面红目赤，头脑发热，口苦，烦躁易怒，心急不安，失眠多梦，口苦口干，小便黄赤，大便干燥，舌质色红或暗红，苔黄，其脉弦数或浮弦数。上焦实证较明显。

治以天麻钩藤饮加减：

天麻 15g，钩藤 15～30g，炒栀子 6～10g，生石决明 30g（先煎），首乌藤 15～30g，远志 6～10g，菊花 10～15g，桑寄生 30g，茯苓 30g，白蒺藜 15g，益母草 15g。

天麻味甘，性平，归肝经，是肝风内动之常用药，亦为治疗头晕目眩之主药。《本草纲目》记载"天麻，乃肝经气分之药"，故天麻入厥阴之经而治诸病。罗天益云："眼黑头眩，风虚内作，非天麻不能治，天麻乃定风草，故为治风之神药。"故天麻具有平肝潜阳息风之功用，适用一切肝风内动、肝阳上亢、风痰上扰证型，在高血压病各型应用普遍。

（2）阴虚偏重而阳亢较轻者

症状以腰膝酸软，疲乏无力，走路不稳，头重脚轻，男子遗精，妇女月经提前且量多色红，舌质色红少津，苔少或无苔，脉象细数等下焦虚证较显著。

治以三甲复脉汤加减：

白芍 30g，龟甲 15g，生牡蛎 30g，生地黄 15～20g，阿胶10g，麦冬 15g，女贞子 15g，元参 10～30g，牡丹皮 15g。

生地黄味甘、苦，性寒，入心、肝、肾经，《名医别录》载其"主男子五劳七伤，女子伤中"，《药性论》载其"补虚损，温中下气，通血脉"，具有养阴清热之功。生地黄为益阴血之上品，滋阴润燥，而无滋腻之患，其性凉而滑利流通，气味和平，可以滋养脏腑之不足。

（3）阴虚与阳亢皆重者

阳亢证与阴虚证的临床症状都表现得比较显著，舌质色红少津，苔少或无苔，脉象浮弦细数或浮大弦数而沉取无力。

治以镇肝息风汤加减：

龟甲 15g，生牡蛎 30g，女贞子 15g，夏枯草 15g，白芍15～30g，元参 15～30g，钩藤 30g，首乌藤 15～30g。若加入活血化瘀、凉血清营药物，疗效更佳，如赤芍、牡丹皮、丹参、紫草等，一般用量在 15～30g。

龟甲，味甘、咸，性寒，归肝、肾、心经，《本草备要》载其"滋阴益智"，《本草通玄》载其"大有补水制火之功"，具有滋阴潜阳、益肾健骨、养血补心之功用。龟甲滋阴降火，虽寒凉但不损脾胃，且能增进食欲。

5. 肝风上扰证

眩晕欲仆，头重脚轻，走路不稳，或伴有头痛，颈项强硬不舒，手足头面有蚁行感，头面部肌肉抽搐或跳动，肢体麻木，手抖头摇，舌体歪或颤动，舌质色红，苔黄少苔或无苔，脉象细数或浮大而弦数。

若为肝火上炎而致的实风，治以平肝凉血、潜阳息风为主；若因肝阳上亢而致的虚风，治以育阴柔肝、潜阳息风为主；若同时加入凉血活血之品，不但可以增强降血压效果，而且有防止传变而预防中风的作用。

（1）实风证

眩晕、头痛、头胀较剧，同时伴有面红目赤，头脑发热，耳鸣口苦，胸胁胀满疼痛，呼吸气粗，烦躁易怒，心急不安，失眠多梦，口苦口干，小便黄赤，大便干燥，可发生突然晕倒、神志不清、牙关紧闭、四肢抽搐的中风证，其特点是发病急，来势较猛，患者晕倒前有时并没有明显的中风预兆，但多伴有肝火犯胃引起的恶心、呕吐症状。

治以羚羊钩藤汤加减：

羚羊角 3g，钩藤 15～30g，菊花 15g，白芍 15g，生地黄 15g，茯苓 20g，牡丹皮 15g，生石决明 30g，僵蚕 12g，全蝎 3～5g，白蒺藜 15g。

石决明味咸，性寒，入肝经，具有清肝泻火息风之效。《医学衷中参西录》载："为凉肝，震肝之要药……故善治脑中充血作疼，作眩晕，因此证多系肝气，肝火挟血上冲也。"

（2）虚风证

一般来势较实风为缓，发病过程较长，临床症状逐渐加重，并有中风的预兆，眩晕较重，而头痛、头胀较轻，并以头重脚轻，走路不稳为最早症状。

治以大定风珠加减：

白芍 30g，生牡蛎 30g，龟甲 15～30g，生鳖甲 15～30g，五味子 10g，麦冬 15g，元参 15g，炒酸枣仁 30g。

牡蛎，味咸，性微寒，入肝、肾经，《神农本草经》载其"除拘缓"，《海药本草》载其"主……虚劳乏损……去烦热"，具有平肝潜阳、息风止痉之效。

6. 心肾不交证

眩晕耳鸣，心悸，失眠，多梦，腰膝酸软，疲乏无力，健忘，五心烦热，盗汗，遗精，月经不调，舌红少津或无苔，脉象细数。治宜滋阴清热与养心安神并重。

用药：炒酸枣仁 30g，五味子 10g，生地黄 15～20g，麦冬 15g，远志 10g，茯苓 25g，泽泻 30g，女贞子 15g，泽兰 15g，酒大黄 5g，郁金 12g。

酸枣仁，味甘，性平，归肝、心经，《本草纲目》载其"疗胆虚不得眠，烦渴虚汗之证"，《本草再新》载其"平肝理气，润肺养阴"，具有养心阴、益肝血而宁心安神之效。酸枣仁性收敛且气味平淡，当佐以他药，方见其功，佐归、柏，可以敛肾；又因其甘，炒香后香气入脾胃，可醒脾和胃。

7. 肾气虚衰证

（1）阴虚偏重者

头晕，耳鸣，眼花，面红目赤，心悸，失眠，多梦，腰膝酸软，疲乏无力，遗精，月经提前量多，舌红少津，苔黄或少苔，脉象细数无力。治以补阴为主，辅助以清热潜阳。

用药：生地黄 15～20g，鳖甲 15g，龟板 15g，女贞子 15g，白芍 15g，北沙参 15g，元参 15～30g，百合 10g，牡丹皮 15g，泽泻 15～30g，茯苓 20g，山药 20g，槲寄生 30g，郁金 12g，白蒺藜 15g。

女贞子，味甘、苦，性凉，归肝、肾经，《本草备要》载其"益肝肾，安五脏……除百病"，《神农本草经》载其"主补中……养精神"，具有补益肝肾、清热明目之效。本品补而不腻，为一味清补之品。

（2）阳虚偏重者

面色苍白，畏寒肢冷，听力减弱，小便频数或失禁，男子遗精早泄或阳痿，妇女月经不调或宫冷不育，腰膝冷痛酸楚，水肿，大便稀溏，饮食减少，舌质色淡，苔白，脉象沉弱。治疗以温补肾阳为主。

用药：肉桂 5～10g，熟地黄 12g，肉苁蓉 15g，山萸肉 10g，山药 20g，牡丹皮 15g，泽泻 30g，茯苓 20g，杜仲 15g。

肉苁蓉，味甘、咸，性温，归肾、大肠经，《药性论》载其"大补壮阳"，《本草备要》载其为"养命门，滋肾气，补精血之要药"，有补肾阳、益精血之功效。而且，肉苁蓉温而不热，补而不峻，暖而不燥，滑而不泄，为药力缓和的温补肾阳之要药。另可加利水、补气之品，如太子参、生黄芪、生薏苡仁、防己、泽兰。

（3）阴阳两虚者

头晕，耳鸣，眼花，心悸，失眠，多梦，腰膝酸软，疲乏无力，遗精，听力减弱，小便频数或失禁，男子遗精早泄或阳痿，妇女月经不调，水肿，大便稀溏，饮食减少，舌红或淡少津，苔黄或少苔，脉象细数无力或沉弱。治疗应补阴温阳同时兼顾。

用药：菟丝子15g，生地黄15～20g，鳖甲15g，龟甲15g，女贞子15g，白芍15g，山萸肉10g，山药20g，牡丹皮15g，泽泻30g，茯苓20g，肉苁蓉15g，肉桂5～10g，石斛15g，远志6g，石菖蒲10g。

菟丝子，味辛、甘，性平，归肝、肾经，《神农本草经》载其"补不足，益气力，肥健人"，具有补阳益阴之功用，本品既补肾阳，又补肾阴，为平补肾气之药。

8. 痰湿壅盛证

眩晕或伴有头痛，四肢和颜面发胀或浮肿，麻木感，胸闷气憋，口中黏腻，饮食不多，疲乏身困，头部昏蒙不爽，痰涎较多，喉中不利，水肿，心悸，气短，舌体胖大，有齿痕，苔厚或腻，脉象濡或滑。治疗应以祛痰降浊为主，治以半夏白术天麻汤加减。

用药：清半夏10～15g，白术15g，天麻10～15g，石菖蒲10g，郁金12g，茯苓15～30g，远志12g，苍术15g，生山楂15g，桃仁10g，僵蚕12g，枳壳10g。

若痰热明显者，加豨莶草15g，郁金12g，炒栀子15g，草决明20g等。

半夏味辛，性温，入脾、胃经，《医学启源》载其"治太阳痰厥头痛，非此不能除"，《主治秘要》云其"燥胃湿，化痰，益脾胃气"，具有燥湿化痰、降逆止呕之功用，为治湿痰之要药，能够荡涤痰浊，降气开痰，则风阳自息。

9. 气血两虚证

眩晕，心悸，少眠或失眠，面色萎黄，疲乏无力，气短声微，饮食减少，消瘦，大便稀溏，不耐劳累，每因稍劳则上述症状加重，休息后减轻，舌质色淡，脉象细弱。治疗应以补益心脾、气血双补为主；气虚偏重者，以健脾补气为主，辅以升举阳气的药物。

用药：生黄芪 30g，炒白术 15g，茯苓 30g，太子参 20g，五味子 10g。

血虚偏重者，以养血为主，兼顾补气。

用药：当归 10g，白芍 15g，丹参 15～30g，首乌藤 15g，生地黄 15～20g，生黄芪 30g，太子参 20g，五味子 10g。

由于本证心脾两虚，在表现出气血虚衰的症状时，又存在气虚不能运血而致瘀血阻脉的临床症状，因此治疗时适当在气血双补的基础上加入一些活血通脉药是必不可少的，如川芎 10g，桃仁 10g，红花 10g，地龙 10g，赤芍 15g 等。生黄芪味甘，性微温，归脾、肺经，《珍珠囊》载"黄芪甘温纯阳……补诸虚不足……益元气……壮脾胃"，《日华子本草》载其"助气……补血"，为补气之要药。生黄芪补肺脾之气，且有升举阳气及利尿消肿功效。补益升清之品较难运。临床治疗心血管疾病时，医生很少用或不敢用升清药，恐党参、黄芪、升麻、柴胡导致血压升高。临床上出现因为气血两虚而气血不能上行充盈头脑的病理变化时，人体的血压调节系统可以反应性升高血压，以维持大脑及其他脏器对气血的需求；而经过补气血的治疗后，气血得以上行充盈头脑及其他脏器，此时血压调节系统则又相应地降低血压，以保持气血供应的平衡。另从中医升清降浊分析，清气上升，浊气自然下降。其实升清药不会实质性地升血压，关键在于辨证用药，抓住病证的本质就不必担心应用补气升阳之品。

10. 瘀血阻滞证

眩晕，头痛，四肢末端、面部、口唇有紫绀，胸胁部刺痛，舌质色暗或有瘀斑，舌下静脉粗大或紫暗，脉象涩或结代。治以活血化瘀为主。

用药：川芎10g，桃仁10g，红花10g，地龙10g，赤芍15g，益母草30g，丹参15g，元胡10g，玫瑰花10g，酒大黄10g，泽兰15g。

气久郁化火，肝火煎熬血液亦可成瘀。唐容川《血证论》载"血积既久，亦能化为痰水"。痰阻气机，则血行不畅，以致血瘀形成。若气阴虚，气虚不运，阴虚不濡，均可导致血行不畅而出现血瘀。所以血瘀证可并现于以上各型，故治疗用药谨记兼顾应用活血化瘀之品。

泽兰，味苦、辛，性微温，归肝、脾经，《日华子本草》载其"消扑损瘀血"，具有活血化瘀、行水消肿之功用；本品辛散温通，不寒不燥，性较温和，行而不峻，具有祛瘀散结而不伤正气的特点。高血压的辨证要领是运用审证求因的理论进行辨证论治。切莫只受水银柱之限，水银柱本身的高低并没有寒热虚实之分，水银柱的高低是帮助我们临证采取正确方法的一个判断指标，但不能受其所限。临证对平肝泻火、潜镇肝阳类药运用较多，但潜镇药也不完全降血压。大多医生认为血压高就降压，而忽视中医治病是从人体的整体观去辨证论治，忽视阴阳寒热虚实的要领。对高血压的辨治，主要是"求因""治本"，详审七情病因病机，不仅要从人的整体观考虑，辨别肝热、阳亢、阴虚、夹痰、夹瘀之不同，还需了解环境、气候、职业、年龄、社会等全面掌握病证因果，用中医学的哲学理论和独特的辨证论治优势，指导治疗用药。

高血压的治疗是对人体内偏颇的调整，是治本之举。高血压的治疗主要是根据疾病的病机病证，针对性地调节人体机能，从而使受损的脏器功能得以恢复，使造成高血压的诱因得以控制，从而改善血液流变，增强活血功能，气血运行顺畅，使血压自我调整，达到平稳正常。

中医药治疗高血压具有平稳降压、明显改善临床症状的绝对优势。根据上述的理论和经验，黄丽娟教授主持完成了院内制剂醒脑延寿片治疗高血压的临床观察。

醒脑延寿片由黄芪、川芎、龟甲、炙何首乌、地龙、牛膝、豨莶草、葛根、广郁金、石菖蒲、法半夏、菊花、人工牛黄、生山楂、冰片等组成。配制成糖衣片剂，每片含生药 0.3g。其中黄芪、川芎、龟甲为君药，可滋阴潜阳、益气活血、温补五脏、通调肝脾、补益元气、通行经络，补而不滞，走而不守，使气血得充，脑得润养。地龙、广郁金、山楂活血通络、行气化滞，可增强君药活血通络之效。法半夏、石菖蒲清热化痰、醒神开窍，辅佐君药，以升清降浊、宣化痰瘀、活血通络、清热解痉。葛根、菊花除热升津、清肝息风、开窍醒神，并以寒凉之性佐君药温阳之性，以防伤阴之弊。何首乌、豨莶草、人工牛黄为佐药，补肝肾、清虚热，防止君臣之品温燥伤阴。牛膝一味，将药引入肝肾之经。诸药合用，益气兼行血，活血兼化痰，滋肾兼平肝，滋阴以潜阳，气血共调，阴阳并举，痰瘀同治，以达到益气活血、滋肾平肝、化痰醒神的功效。

本方用于治疗阴虚阳亢、气虚血滞，兼痰湿阻络型高血压，疗效满意。观察 200 例患者，将其随机分为两组。治疗组100 例，年龄平均（59.32±9.07）岁，病程平均（10.42±5.67）

年。对照组100例，年龄平均（60.27±5.66）岁，病程平均（10.36±5.03）年。治疗组：给予醒脑延寿片，每次6片（生药含量约0.3g），每日3次，饭后30分钟口服。对照组：给予牛黄降压丸，每次1粒，每日3次，饭后30分钟口服。疗程均为4周。结果治疗组临床症状改善总有效率95%，对照组总有效率87%，治疗组明显优于对照组（$P < 0.01$），证明醒脑延寿片能明显改善眩晕头痛、心悸烦热、失眠肢麻、腰膝酸软等临床症状。通过益气活血、滋肾平肝、化痰醒神的功效，醒脑延寿片能对血压的治疗起到综合性的全面调节作用。药理药效研究结果也证实，其具有降压、抑制血小板聚集、改善脑循环的作用[①]。

第五节　治疗高脂血症

高脂血症是血浆脂质浓度超过正常高限时的一种疾病，是临床常见病、多发病，是动脉粥样硬化（AS）的首要危险因素。AS所致的心脑血管疾病是当前危及人类健康和生命的主要疾病之一，高脂血症是全面心血管危险谱的一个组成部分。因此，降脂治疗成为一、二级预防冠心病（CHD）的重要组成部分之一。

高脂血症诊断标准：在正常饮食情况下，两周内若有两次测血清总胆固醇（TC）均 ≥ 6.0mmol/L（230mg/dL），或甘油三酯（TG）≥ 1.54mmol/L（140mg/dL），或高密度脂蛋白胆固醇（HDL-C）男性 ≤ 1.04mmol/L（40mg/dL）、女性 ≤ 1.17mmol/L（45mg/dL）者，即可确诊。

高脂血症临床可分为：①高胆固醇血症（血清TC水平增

---

① 王倩，金玫，黄丽娟. 醒脑延寿片治疗高血压性眩晕100例［J］. 中国中医药信息杂志，2004，11（7）：631.

高）；②混合性高脂血症（血清 TC 与 TG 水平均增高）；③高甘油三酯血症（血清 TG 水平增高）；④低高密度脂蛋白血症（血清 HDL-C 水平减低）。按病因可分为：①原发性高脂血症；②继发性高脂血症（常见病因为糖尿病、甲状腺功能低下、肾病综合征等）。

中医理论认为高脂血症的病理基础以痰浊血瘀为主，故黄丽娟教授以利湿浊活血化瘀之治法，并结合自己多年临床经验研制出三黄消脂灵，临床证实其降脂减肥效果平稳，不良反应小。其后研发的清血消脂片作为院内制剂，在临床广泛使用。"三黄消脂片治疗高脂血症的临床与实验研究"获市科技进步奖三等奖。

清血消脂片由大黄、蒲黄、姜黄、白术、石菖蒲、泽泻、草薢、茵陈等组成，具有利湿兼行血、活血兼化痰、祛瘀兼通脉、通腑以泄浊的功效。临床与实验研究显示其具有调节血脂，改善临床症状，使用安全等特点。

临床观察中研究人员将 200 例高脂血症患者随机分为口服清血消脂片的治疗组和口服月见草油的对照组，临床观察 3 年。

治疗前后均检查血清总胆固醇（TC）、甘油三酯（TG）、高密度脂蛋白胆固醇（HDL-C）、谷丙转氨酶（ALT）、血尿素氮（BUN）、血肌酐（Cr）并评估中医症状积分。结果表明：临床总有效率为 89.33%，明显优于对照组（$P < 0.01$）。明显改善眩晕头重、胸闷气短、肢麻沉重、大便不畅等症，其疗效有效率均在 90% 以上，并明显优于对照组（$P < 0.01$）。同时 TC 下降 14.11%，TG 下降 38.08%，HDL-C 升高 26.92%，均明显优于对照组（$P < 0.01$）。中医症状评分优于对照组（$P < 0.05$）；ALT、BUN、Cr 治疗前后比较无统计学差异（$P >$

0.05）。对血液系统和心、肝、肾功能及血压、心率等的监测均未见异常变化，提示清血消脂片可以有效调节血脂，改善临床症状，使用安全。[①]

清血消脂片的动物实验研究曾观察其对大鼠血脂的影响：取大白鼠，随机分成 5 组，每组 12 只，设立空白对照组、模型组、清血消脂片大剂量组、清血消脂片小剂量组（2.0 vs 1.0g/kg/d）和月见草油组（0.4g/kg/d），各组动物自由进食高脂饲料 2 个月，2 个月后开始给药，每日灌胃 1 次，连续给药 10 日。各组动物均于给药后的第 11 日称体重后处死，取血样，按常规方法，用血液生化分析仪测定血清 TC、TG、HDL、LDL 等指标，用组间比较进行统计学处理。结果显示清血消脂片大、小剂量组动物血清 TC、TG 显著低于模型组（$P < 0.01$），对 LDL 和 HDL–C 无显著性影响（$P > 0.05$）。

动物实验研究曾观察清血消脂片对猫心脑血管的影响：将猫随机分为 3 组，即清血消脂片大剂量组、清血消脂片小剂量组、月见草组，灌胃给药后 30min 以戊巴比妥钠麻醉，颈正中切开皮肤，分离两侧颈总动脉，一侧插导管测定收缩压（SBP）、舒张压（DBP）、平均动脉压（MAP）；另一侧用电磁流量计测定脑血流量（CCF），用八导生理记录仪测定心电图（ECG）Ⅱ导联、血压和心率，进行组间 t 检验。结果清血消脂片能增加正常猫的脑血流量（$P < 0.05$），对血压、心率和心电图无明显影响，提示其有改善脑循环的作用。

清血消脂片对兔血小板的影响研究：自清醒家兔颈总动脉采用 2.8% 枸橼酸钠抗凝（9∶1），1000r PM 离心 10min，获得

---

① 王振裕, 金玫, 黄丽娟. 清血消脂片对血脂水平的影响[J]. 中国中医药信息杂志, 2002, 9（7）: 17–19.

富血小板血浆（PRP），取 PRP 0.425mL 于比浊管内，再加受试药 0.05mL（等体积生理盐水进行对照）于 BS2631 型血小板聚集仪内 37℃恒温搅拌，保温 5min 后，记录一段线，再加入 ADP（5μgP25μl）记录曲线同对照组比较，计算聚集抑制率。川芎嗪作阳性对照药。结果显示清血消脂片对血小板聚集有抑制作用。[①]

① 尹珉，薛孔芳，王莒生，等．清血消脂片降血脂作用的试验研究 [J]．中国实验方剂学杂志，2001，7（4）：62-63.

下篇　医案精选

首都医科大学附属北京中医医院心血管科发展近70载，逐步发展为卫生部国家中医心血管病重点专科、国家中医药管理局心血管病重点学科／重点专科、北京市中医管理局心血管病重点学科／重点专科、北京市中医心血管病防治办公室、北京市医院管理中心重点医学专业、北京市国家中医重点专科辐射工程首都核心专科、燕京流派创新性传承"拳头"工程承担单位。孕育了许心如、魏执真、黄丽娟等国家级名老中医继承专家，尚有夏军、金玫、刘红旭等在全国具有重要影响的中医、中西医结合心血管病知名专家，在北京乃至全国均享有较高的学术地位。

　　心血管科在不断地学术传承与发展过程中，逐步形成了泻肺利水法治疗心力衰竭、凉血清热法治疗心律失常和益气逐瘀法治疗冠心病性心绞痛（胸痹心痛）三个独具特色的心血管疾病治疗大法，并称"治心三法"。本篇内容将在前文基础上介绍精选医案，以飨读者。

第一章　全国名老中医许心如教授医案

第一节　风湿性心脏病心力衰竭案

韩某，男性，62岁。

主诉：风湿性心脏病20年，受凉后咳喘1周。

患者20年前因受凉后喘促，到当地医院就诊，诊断为"风湿性心脏病"，此后间断因受凉、劳累等因素诱发心悸、气促，渐至浮肿、尿少，每日服用地高辛0.125mg。10年前曾在当地医院行二尖瓣扩张手术，术后症状一度改善。1周前因冒雨受凉，出现喘促心悸，咳嗽咳痰，动则加重，自行加服速尿（呋塞米）20mg/日，效果不佳。近3日喘憋不能平卧，来院就诊，以"风湿性心脏病，二尖瓣狭窄合并关闭不全，心房纤颤，心力衰竭，肺部感染"收住院。入院后查体，神清，精神弱，血压（BP）100/70mmHg，脉搏（P）97次/分钟，呼吸（R）20次/分钟，双肺中下部可闻及较多湿啰音，心尖搏动左移，叩诊心脏扩大，心音强弱不等，心律绝对不齐，心率（HR）104次/分钟，二尖瓣听诊区可闻及收缩期粗糙的吹风样杂音及舒张期低调的隆隆样杂音，余瓣膜听诊区未及病理性杂音，肝脏下界约在右肋下3cm，双下肢膝以下凹陷性水肿。

刻下症：心悸气促，动则加重，喘息咳嗽，咳较多白色清稀痰液，乏力口干，肢肿尿少，食少纳呆，大便不爽，夜寐不安，口唇紫绀，舌质暗红，舌苔白腻，脉细滑弱。

西医诊断：风湿性心脏病，二尖瓣狭窄合并关闭不全，心房纤颤，心力衰竭，肺部感染。

中医诊断：喘证。

辨证：气阴不足，水饮犯肺，兼有瘀血。

西医治疗：每日仍口服地高辛 0.125mg，呋塞米 20mg，螺内酯 20mg，间断给予西地兰 0.2mg，呋塞米 20～60mg 静脉推注；给予头孢霉素抗炎，氨茶碱解痉平喘。

中医治法：益气养阴，泻肺利水，兼以活血。

处方：生黄芪 30g，潞党参 30g，寸麦冬 10g，五味子 10g，桑白皮 60g，葶苈子 60g，云茯苓皮 30g，水红花子 15g，车前子 30g，当归 10g，赤芍 10g，防己 10g。上方 7 剂，每日 1 剂，浓煎 200mL，分温两服。

二诊：用药至第 3 日，患者喘促、咳痰症状略有好转，尿量略有增加，但是用药期间利尿剂用量增加，负平衡逐渐减小，心电图出现较多室性期前收缩，考虑与利尿、丢钾和洋地黄类药物应用有关。遂停用西地兰，适当补钾；中药治法不变，前方每日再加 1 剂，浓煎 200mL，2 剂，每日分 4 次服用。

三诊：用药至第 6 日，患者喘促、咳痰症状进一步好转，可平卧入睡，浮肿减轻，尿量增加，保持每日出入量负平衡，潮热汗出，纳差不食，舌红苔腻。拟前方加地骨皮 15g，陈皮 10g，浓煎 200mL，继服 7 剂。

因患者之前中药尚有存余，患者第 7 日共服用 3 剂中药，此后每日服用 1 剂，喘憋、心悸逐渐好转，尿量每天维持在

1500mL左右，下肢水肿逐渐消退，纳食渐佳，精神转好。共住院3周后出院。

四诊：患者出院前心悸、喘憋明显好转，无痰，纳可，下肢轻度水肿，自觉乏力明显，舌质淡红，舌苔薄白，脉细而弱。前方桑白皮、葶苈子改30g，加炒白术12g，淮山药15g，继服14剂。

按：本患者久患风湿性心脏病，耗气伤阴，脾气不足，气不化水，水饮内停，适感风寒，引动内邪，水饮犯肺发为咳喘，水气凌心发为心悸，水溢肌肤发为水肿。心肺气虚，动则耗气，故动则加重；脾虚及肾，开阖失司，故小便不利；舌质暗红为有瘀，舌苔白腻为有痰饮，脉细滑弱为气阴不足、水饮内停之候。

辨证属气阴不足，水饮犯肺，兼有瘀血，治法为益气养阴、泻肺利水、兼以活血。治以张仲景《金匮要略》葶苈大枣泻肺汤合防己黄芪汤加减。方中黄芪、党参益气，桑白皮、葶苈子泻肺，共为君药，云茯苓皮、防己、车前子、水红花子健脾利水共为臣药，当归、赤芍活血化瘀共为佐使。二诊时患者治疗见效，但西药洋地黄、利尿剂使用受限，中药效不更方，倍量服用，以图进效。三诊时患者已经明显好转，但是阴虚证有所加重，脾气更虚，加地骨皮与桑白皮合泻白散方义养阴利肺，加陈皮理气醒脾。四诊时诸症缓解，唯气虚证加重，加用白术、山药健脾益气。

许心如教授结合中医经典理论和临床实践，认为气虚水停是心力衰竭的重要病机。心主血脉，肺朝百脉、通调水道，心肺同居上焦，生理上联系密切，病理上互相影响。心气受损，经脉运行不利，首先影响肺脏，心气不足，脾气受损，使水液代谢异常；水湿停聚，水气凌肺，肺气上逆而为咳喘，水气凌心则心悸，泛于肌肤而成水肿。基于上述认识，许心如教授在国内率先提出"泻肺利水法"治疗心力衰竭，以《金匮要略》葶苈大枣泻肺汤和防己黄芪汤为主方组成心衰合剂，前期研究显示本药具有扩张血管、利尿及正性肌力作用，具有较好的临床疗效；近年来的研究表明心力衰竭系列合剂具有调整心力衰竭患者神经内分泌、改善左室重构、减少细胞凋亡等作用。本例即为心衰合剂组方加减，在益气扶正的基础上，重用桑白皮、葶苈子泻肺利水，初期各用 60g，见效后因西药强心利尿受限，进一步加量至 120g，第 7 日葶苈子、桑白皮用量一度达到180g，终获良效。但葶苈子久用破气，患者后期乏力明显，故力宏之药应中病辄止，减量使用，同时加用健脾益气之品。

第二节 冠心病急性心肌梗死案

戴某，女性，72 岁。

主诉：心前区疼痛 12 小时。

患者因生气后心前区疼痛 12 小时不缓解到医院急诊就诊，查心电图示 Ⅱ、Ⅲ、aVF 导联 S-T 段抬高 0.2mV，血清心肌损伤标志物阳性，诊断为"冠心病急性下壁心肌梗死"，收入冠心病监护病房，依照急性心肌梗死诊疗指南常规治疗。

刻下症：患者胸闷胸痛，固定不移，汗出肢冷，口唇青紫，大便秘结，舌质淡暗，苔白稍腻，脉象弦滑。

西医诊断：冠心病，急性心肌梗死。

中医诊断：真心痛。

辨证：气滞血瘀，夹痰阻络，胸阳不展。

西医治疗：依据《急性心肌梗死诊疗指南》规范化治疗。

中医治法：理气活血，化痰通络，宣痹通阳。

处方：酒当归 20g，大川芎 10g，炒赤芍 10g，紫丹参 30g，全瓜蒌 30g，姜半夏 15g，薤白头 10g，酒大黄 10g，元明粉 10g，川厚朴 10g，炒枳壳 10g，川桂枝 10g，白芥子 10g，北细辛 3g，肉苁蓉 30g，醋元胡 10g，净桃仁 10g，南红花 10g。上方 3 剂，每日 1 剂，浓煎 200mL，分温两服。

二诊：上方 3 剂，患者胸痛缓解，仍时有胸闷憋气，大便日二行，余症缓解，舌质淡红，苔黄稍厚，脉象弦滑。治从前法，加强行气止痛、清化热痰之力，以桃红四物汤合瓜蒌薤白半夏汤合大承气汤加味治之。

处方：酒当归 20g，大川芎 10g，炒赤芍 10g，紫丹参 30g，全瓜蒌 30g，姜半夏 15g，川黄连 5g，酒大黄 10g，元明粉 10g，川厚朴 10g，炒枳壳 10g，醋元胡 10g，川楝子 10g，娑罗子 30g，胆南星 10g，淡竹茹 10g，净桃仁 10g，南红花 10g。上方 4 剂，每日 1 剂，浓煎 200mL，分温两服。

三诊：上方 4 剂，患者胸痛胸闷缓解，略感疲乏，纳食不香，余症缓解，舌脉同前。

处方：酒当归 20g，大川芎 10g，炒赤芍 10g，紫丹参 30g，全瓜蒌 30g，姜半夏 15g，川黄连 5g，酒大黄 5g，川厚朴 10g，炒枳壳 10g，醋元胡 10g，川楝子 6g，淡竹茹 10g，广佩兰 10g，净桃仁 10g，南红花 10g。上方 7 剂，每日 1 剂，浓煎 200mL，分温两服。

按：本患者因情绪变化而发病，使得肝气不舒，肝郁气结，气滞血瘀，心脉瘀阻，发为胸痛；气郁于胸，胸阳不展，汗出肢冷；肝气犯胃，脾胃运化失司，痰浊内生，胃失和降，大便不通。患者口唇青紫、舌暗脉弦为心脉瘀阻之象；苔腻脉滑为痰浊内生之候。方用桃红四物汤（《医宗金鉴》）去滋腻的熟地黄，改丹参养血活血；合用瓜蒌薤白半夏汤（《金匮要略》）以宣痹通阳、化痰降浊。方中加用大承气汤，大承气汤出自仲景《伤寒杂病论》，主治阳明腑实，以通腑为主，可治大便不通。且方中诸药，尚可行气逐瘀，《神农本草经》记载大黄"下瘀血……荡涤肠胃，推陈致新"，《药品化义》云元明粉"因咸走血，亦能通经闭，破瘀血"，《神农本草经》记载厚朴"主中风伤寒，头痛寒热，惊悸，气血痹，死肌，去三虫"，《药性本草》记载枳实"主心腹气结"。方中再加白芥子、川桂枝利气豁痰、温阳通脉，北细辛、醋元胡辛温发散、行气止痛，肉苁蓉温润通便。

二诊时患者胸痛症状已经缓解，仍有胸闷，舌质转红，舌苔转黄，考虑痰已化热，用方瓜蒌薤白半夏汤改小陷胸汤，清化热痰；去川桂枝、白芥子、北细辛、肉苁蓉，加胆南星、淡竹茹加强清热化痰之力，加婆罗子、川楝子加强行气止痛之功。三诊时患者诸症基本痊愈，治法同前，守方不变，适当减少药物，以期巩固疗效。

第三节 冠心病不稳定型心绞痛案

刘某，男，54岁。

主诉：劳累后胸痛频繁发作1周。

患者1年前因胸痛不缓解在外院就诊，诊断为"急性下壁心肌梗死"，经住院治疗，好转后出院。近1周无明显诱因心绞痛频繁发作，多于劳累时发作，上2层楼或步行300米左右即发作，持续5～10min，可以经过休息或含服硝酸甘油缓解，每日发作3～5次，伴有夜间发作。心电图示Ⅱ、Ⅲ、aVF导联 qr 型，$V_4 \sim V_6$ 导联 S-T 段压低。既往有高血压、糖尿病史。

刻下症：胸痛阵作，劳累诱发，乏力倦怠，口干喜饮，纳食尚好，二便正常，夜寐欠安，舌质暗红，舌苔薄白，脉象细弱。

西医诊断：冠心病，不稳定型心绞痛。

中医诊断：胸痹心痛。

辨证：气阴两虚，心脉瘀阻。

西医治疗：依据不稳定型心绞痛诊疗指南规范化治疗。

中医治法：益气养阴，活血化瘀，理气止痛。

处方：三参通脉方。太子参 30g，润元参 15g，紫丹参 15g，炒白芍 15g，炒赤芍 10g，醋元胡 10g，炒枳壳 10g，北细辛 3g，娑罗子 10g，炒酸枣仁 30g，女贞子 15g，北柴胡 10g。上方 7 剂，每日 1 剂，浓煎 200mL，分温两服。

二诊：上方药后，患者心绞痛发作明显减少，每天发作 1 ～ 2 次，无夜间发作，疼痛程度减轻，自觉精神状态较前明显好转，大便较干，三日一行，舌脉同前。前方润元参加至 30g，娑罗子加至 15g，加酒当归 15g，净桃仁 10g。继服 7 剂。

三诊：患者心绞痛明显缓解，1 周内偶有发作，可以步行上 2 层楼，仍有乏力感，大便仍干，二日一行，排便无力，舌脉同前。前方去柴胡，枳壳改枳实 10g，加生黄芪 30g，酒大黄 6g，川厚朴 10g。继服 14 剂，带药出院。

四诊：2 周后患者门诊复查，心绞痛发作 1 次，余诸症缓解，可步行 1000 米，上 4 层楼未发作心绞痛。予三参通脉口服液，续服 3 个月，随访心绞痛鲜有发作，运动耐量良好。

按：三参通脉是许心如教授 20 世纪 60 年代立法组方，治疗冠心病气阴两虚、心脉瘀阻型的经验方剂，最初为二参通脉合剂，逐步形成院内制剂三参通脉口服液。方剂立法益气养阴、活血化瘀、理气止痛；以太子参、元参、丹参三药为核心，太子参重在益气，元参专在养阴，丹参养血活血，合奏益气养阴、活血通脉之功，共为君药；醋元胡活血祛瘀，理气止痛为臣药；细辛、枳壳、娑罗子温通止痛，并可制约君药味苦性寒之弊，助其通脉止痛之效，白芍、赤芍养血活血、缓急止痛；酸枣仁宁心安神，女贞子滋阴益肾，柴胡疏肝行气，共为佐使。二诊元参加量意在咸以入血，软坚散结，兼以润便；娑罗子加量意在进一步加强行气止痛之功；酒当归、净桃仁活血通便。三诊患者以乏力、便干为主要症状，故加黄芪以补气，枳壳改枳实，加酒大黄、川厚朴，加强行气活血的同时，取小承气汤之意，加强通便之效。患者三诊获佳效，予院内制剂三参通脉口服液，连服3个月，巩固疗效。

第四节　扩张型心肌病案

患者盛某，男，38岁。初诊时间：2012年1月10日。

主诉：劳力性胸闷气促2年，加重1个月。

患者2年前因活动后气促反复于当地西医院就诊，确诊为"扩张型心肌病，慢性心力衰竭"，规律服用血管紧张素转化酶抑制剂（ACEI）类药物、β受体阻滞剂、利尿剂、阿司匹林等药物，然活动耐量未见明显改善。1个月前患者受凉后，胸闷气促症状较前加重，活动耐量下降明显，欲行中医诊治，遂求医于许心如教授。查体：HR 70次/分钟，BP 120/70mmHg。神志清楚，精神尚可。双肺呼吸音粗，双下肺可闻及少量湿啰音。心律齐，心界大，心音弱，各瓣膜听诊区未闻及杂音及额外心音。双下肢轻度水肿。舌暗红，苔薄白，脉弦细。2011年12月26日超声心动图提示符合扩张型心肌病超声改变，左心增大，左室壁运动普遍减低，左心功能减低（左室舒张末径：64mm；左房前后径：40mm；室间隔厚度：6.8mm；EF：20%）。

刻下症：胸闷气短，动则加重，可平卧，夜间时有憋醒。无心前区闷痛，无发热恶寒。乏力，时有自汗出，时有咳嗽，咳白痰，口干，纳差，眠欠安，小便量少，大便偏干。

西医诊断：扩张型心肌病，慢性心力衰竭，心功能Ⅲ级（NYHA分级）。

中医诊断：喘证。

辨证：气阴两虚，水饮内停。

西医治疗：拜阿司匹林（阿司匹林肠溶片）0.1g qd（每日1次）；倍他乐克（酒石酸美托洛尔片）25mg bid（每日2次）；蒙诺（福辛普利钠片）10mg qd；曲美他嗪20mg tid（每日3次）；呋塞米20mg qd。

中医治法：益气养阴，泻肺利水。

处方：选用心衰1号方加减。生黄芪30g，太子参15g，麦冬15g，五味子15g，葶苈子30g，桑白皮20g，益母草15g，水红花子15g，车前子30g，连翘20g，浙贝母10g，防风10g，丹参30g，炙甘草10g。21剂。每剂浓煎300mL，每日早、晚各150mL。

二诊（2012年1月30日）：胸闷气促不适较前好转，自觉活动耐量提高，无咳嗽咳痰，仍乏力，纳差，眠欠安，二便尚可。舌暗红，苔薄白，脉弦细略滑。2012年1月29日超声心动图显示左室舒张末径为61mm；左房前后径为45mm；EF为40%。原方去浙贝母、连翘、防风；加陈皮10g，炒白术15g，山药10g。间断于当地抄方共60余剂。

三诊（2012年4月10日）：胸闷气促明显缓解，已上班工作，乏力、口干、纳差亦较前缓解。现睡眠欠佳，梦多易醒。舌暗红，苔薄白，脉弦细。双下肢未及水肿。2012年3月29日超声心动图显示左室舒张末径为60mm；左房前后径为44mm；EF为37%。原方去陈皮、炒白术、山药、炙甘草；加炒酸枣仁20g，合欢皮30g。间断抄方共60余剂。

四诊（2012年6月19日）：未诉明显胸闷气促，可行一般生活运动，睡眠较前好转，时有头晕，二便尚可。舌暗红，苔薄白，脉弦细。2012年6月18日超声心动图显示左室舒张末径为55mm；左房前后径为33mm；EF为56%。原方加升麻10g，白蒺藜20g。间断抄方共90余剂。

五诊（2012年9月4日）：患者曾因工作劳累出现胸闷气短，经休息后好转，中西医用药未间断。就诊时未诉明显气促憋闷，略感乏力，无头晕，纳眠尚可，二便可。舌暗红，苔薄白，脉弦细。2012年9月4日超声心动图显示左室舒张末径为54mm；左房前后径为32mm；EF为58%。原方去白蒺藜、升麻；加当归10g，川芎20g。间断抄方共120余剂。

六诊（2013年1月29日）：未诉明显胸闷憋气，长期正常工作，纳眠可，二便调。舌暗红，苔薄白，脉弦细。2013年1月28日超声心动图显示左室舒张末径为55mm；左房前后径为35mm；室间隔厚度为10mm；EF为56%（患者超声心动图主要参数变化见图1）。原方去炒酸枣仁、合欢皮，加枸杞子30g。调治半年，诸症悉平。超声心动未见明显变化。目前仍定期复诊，病情稳定。

按：扩张型心肌病是一种以心腔扩大、心肌收缩功能受损为主要特征的原因不明的心肌疾病，是除冠心病和高血压以外导致心力衰竭的主要病因之一。分析本病案特点：①临床诊断明确。目前超声心动图仍是扩张型心肌病临床诊断最主要依据。患者就诊前后反复于不同医院行超声心动图检查，结合患者症状体征、既往病史情况，扩张型心肌病确诊无误。②发病史较长。患者初诊时已有 2 年扩张型心肌病病史，并规律服用指南所推荐的西药，但心衰症状及心室重塑情况控制欠佳。③西药应用剂量未达标。我国 2007 年颁布的《慢性心力衰竭诊断治疗指南》强调 ACEI 类药物及 β 受体阻滞剂在慢性心力衰竭的一线用药地位，并给出了用药剂量建议，即 ACEI 或血管紧张素 II 受体阻滞剂（ARB）及 β 受体阻滞剂类药物先从小剂量应用，逐渐增至目标剂量或患者最大耐受剂量（美托洛尔目标剂量为 200mg，1 次 / 天；福辛普利目标剂量为 20 ～ 40mg，1 次 / 天）。结合患者初诊时心率及血压水平，其美托洛尔及福辛普利用量尚未达标。

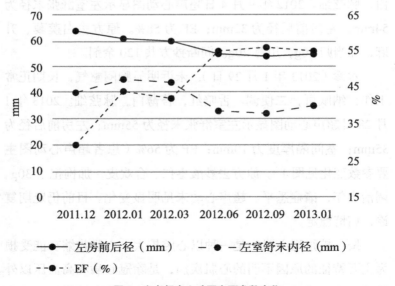

图 1　患者超声心动图主要参数变化

本案患者初诊时许心如教授辨为气阴两虚、水饮内停，治以益气养阴、泻肺利水，选用心衰1号方为基本方，根据患者临证具体表现，随症加减。近受风寒，时有咳嗽咳痰者，原方基础上加防风、连翘、浙贝母以化痰止咳、祛风解表；或气虚、乏力表现突出者，以陈皮、炒白术、山药健脾益气；或清阳不升、头目眩晕者，以升麻、白蒺藜升清阳、化浊痰；或血不养神、睡眠欠安者，以酸枣仁、合欢皮养血安神；待病情相对稳定，加以当归、川芎、枸杞子养血活血、补肾养阴。纵观许心如教授选方用药，非寒非燥、非刚非柔，力求利中有补、补中有行，以达利而不伤正、补而不壅滞之效，以巧取胜，效果显著。

患者在常规西药治疗基础上加用中药后，取得满意效果，原因为两点：①辨证准确，用药得当。许心如教授行医60余载，临证经验丰富，初诊即牢牢把握患者气阴两虚、水饮内停之证候特点，以心衰1号方加减对证施治，疗效满意，也进一步说明心衰1号对证属气阴两虚、水饮内停患者的心衰症状之改善、生活质量之提高具有积极作用。②抑制心室重塑，改善心功能。总结患者中医治疗前后超声心动图报告结果，发现常规西药治疗加用中药后心室重塑得到抑制，心脏功能获得改善，提示心衰1号方可能具有单独或协同ACEI或β受体阻滞剂等药物抑制心室重塑、提高心功能的作用。进一步论证其抑制心室重塑、改善心功能的效果。

第二章　全国名老中医魏执真教授医案

第一节　频发室性期前收缩医案

患者，女，62岁。初诊日期：2010年1月14日。

患者近1个月时觉心悸，于外院就诊查动态心电图提示频发室早。目前服用倍他乐克25mg bid，仍时觉心悸，自测脉搏有间歇。既往有高血压病史。查体：BP 140/70mmHg，双肺未闻及干湿啰音，HR 74次/分钟，心律不齐，期前收缩12次/分钟，各瓣膜听诊区未闻及病理性杂音，肝脾未及，双下肢不肿。动态心电图示窦性心律，室早3614次。

刻下症：时觉心悸，劳后易发，胸闷气短，乏力，口干喜饮，时有头晕头胀，纳可，二便调，入睡难。舌红暗，苔薄黄，脉弦细促。

西医诊断：频发室性期前收缩。

中医诊断：心悸病。

辨证：心气阴虚，血脉瘀阻，瘀郁化热。

治法：益气养阴，理气通脉，凉血清热。

处方：方以魏执真教授自拟的清凉滋补调脉汤加减。太子参30g，沙参30g，麦冬15g，五味子10g，香附10g，香橼

10g，佛手 10g，乌药 10g，牡丹皮 15g，赤芍 15g，黄连 10g，生石决明 30g，珍珠母 30g，莲子心 1.5g。7 剂，水煎服，日1 剂。

按：该患者频发室早，所见脉当为促脉。按照魏执真教授治疗心律失常应"以脉为主，四诊合参"的指导思想，辨证时首先抓住促脉这一脉象。促脉，为脉时有一止而脉率不慢。根据《濒湖脉学》的记载，促脉主阳、主热、主火，为阳热极盛、阴液欲亡之脉，故可考虑热为该患者发病的关键因素。再结合该患者胸闷气短、乏力、口干喜饮、舌红暗、苔薄黄的症状及舌象分析，辨证当属心气阴虚、血脉瘀阻、瘀而化热，故治以益气养阴、理气通脉、凉血清热。方中太子参、沙参、麦冬、五味子益气养阴，香附、香橼、佛手、乌药理气以助通脉，牡丹皮、赤芍凉血清热，黄连厚肠以防牡丹皮、赤芍寒凉致泻。患者时觉头晕头胀、入睡难、脉弦，乃肝阳上亢之征，故加珍珠母、生石决明以平肝潜阳、镇心安神，莲子心清心安神。全方共奏益气养阴、理气通脉、凉血清热之功，使心气阴充足，血脉通，瘀热清，而促脉平。

第二节　高血压病3级（很高危）医案

患者，女，62 岁。初诊日期：2016 年 6 月 15 日。

患者有高血压病史 10 余年，血压最高 180/90mmHg。目前服药：硝苯地平控释片 30mg qd，厄贝沙坦 150mg qd。自测血压（150～160）/90mmHg。查体：BP 160/90mmHg，HR 70 次/分钟，律齐。既往史：2 型糖尿病、高脂血症。

刻下症：时觉头晕头胀，无视物旋转及呕恶，无肢体麻木及活动不利，口干喜饮，两目干涩，腰酸，心烦易急，纳可，二便调，眠欠安。舌红暗，苔薄白，脉弦细。

西医诊断：高血压病3级（很高危）。

中医诊断：眩晕病。

辨证：阴虚肝旺。

治法：养阴平肝降逆。

处方：方以魏执真教授自拟之柔肝清眩汤加减。白芍30g，桑叶10g，菊花10g，生石决明30g，珍珠母30g，天麻15g，钩藤10g，川牛膝30g，香附10g，乌药10g，女贞子15g，旱莲草15g。7剂，水煎服，日1剂。

二诊：服药1周，患者诉头晕头胀减轻，平日自测血压（130～150）/90mmHg，夜寐欠安，早醒。舌红暗苔薄，脉如前。查体：BP 140/90mmHg。前方加百合15g，炒酸枣仁15g。

三诊：服药1个月，患者自测血压130/80mmHg左右，无明显头晕，口干、两目干涩、腰酸及睡眠均好转。舌如前，脉细略弦。查体：BP 130/70mmHg。

按：该患者来诊时以"头晕头胀"为主症，伴有"口干喜饮，两目干涩，腰酸，心烦易急"，结合舌脉，辨证当属阴虚肝旺、肝阳上亢，故治以养阴平肝降逆。《临证指南医案》中载："凡肝阳有余，必须介类以潜之，柔静以摄之，味取酸收，或佐咸降，务清其营络之热，则升者优矣。"观魏执真教授之柔肝清眩汤，方中生石决明、珍珠母，归肝、心经，功能平肝潜阳，且二者为介类，即"介类以潜之"之意；白芍归肝、脾经，其性柔润，有养肝阴、调肝气、平肝阳之效，即"柔静以摄之"。从药性药味看，生石决明、珍珠母性味咸寒，白芍苦、酸、甘、微寒，即为"味取酸收，或佐咸降"之意。从归经看，所选之生石决明、珍珠母、白芍又皆归肝经，对于阴虚肝旺、肝阳上亢的病机特点，也尤为适宜。钩藤、天麻，亦归肝经，二者共用可平肝潜阳止眩晕。桑叶、菊花清肝热利头目。川牛膝味苦酸，性平，功善苦泄下降，能引血下行，治疗阴虚阳亢之证时，与上述诸药配伍，可增强潜阳镇摄之力。香附、乌药，主散诸般气，与他药相协，可使潜降之品不失于滞重，且理气活血之外兼能散肝中之郁，以承肝条达之性。方中并加女贞子、旱莲草滋补肝肾。二诊时患者夜寐欠安，早醒，故加百合、炒酸枣仁，以养阴益肝、清心安神。服药1个月余，患者无明显头晕不适，诸症好转。初诊时患者自测血压（150～160）/90mmHg，服药1个月余后，自测血压130/80mmHg左右，血压得到良好控制。

第三节　心力衰竭医案

患者，男，62岁。初诊日期：2012年10月12日。

患者近1年时有活动后喘憋气促，乏力，下肢肿，外院诊断"冠心病，陈旧性心肌梗死，心力衰竭"，现服呋塞米20mg qd，螺内酯20mg qd，以及冠心病二级预防药物。近两周因劳累再发喘憋，动则喘促。既往有高血压、高脂血症病史。查体：BP 150/90mmHg，双肺未闻及干湿啰音，HR 96次／分钟，心律齐，二尖瓣听诊区可闻及3/6级收缩期吹风样杂音。双下肢凹陷性水肿。超声心动图示节段性室壁运动异常，左室扩大，二尖瓣少量反流，左室功能减低，EF 48%。

刻下症：喘憋，动则喘促，夜间需高枕卧位，无夜间憋醒，平素时有心悸、气短，乏力，咳嗽痰白，大便干。舌质暗红，苔薄黄，脉细数。

西医诊断：心力衰竭，心功能Ⅲ级（NYHA分级）。

中医诊断：心衰病。

辨证：心气虚衰，血脉瘀阻，肺气壅塞，水饮停聚。

治法：益气养心，理气通脉，泻肺利水。

处方：方以魏执真教授自拟方加减。太子参30g，麦冬15g，五味子10g，香附10g，乌药10g，桑白皮30g，葶苈子10g，车前子30g，车前草30g。7剂，水煎服，日1剂。

二诊：服药1周，患者喘憋、心悸、气短、下肢肿、大便干均减轻，继服上方2周后，喘憋、下肢肿进一步减轻，咳嗽咳痰亦好转。查体：HR 85次/分钟。活动后仍觉心悸气短，前方去桑白皮、葶苈子，加生黄芪30g以增强补气之力。

三诊：继服药1个月，患者日常活动后无喘憋，下肢肿消除，心悸气短明显减轻，前方去车前子、车前草，继服2周巩固疗效。

按：该患者既往有冠心病、陈旧性心肌梗死、心衰，近2周因劳累致喘憋再发，动则喘促，夜间需高枕卧位，下肢水肿，从症状分析，该患者中医辨证为心气衰微、血脉瘀阻，已涉及肺，肺脉瘀阻，肺失肃降，治节失司，不能通调水道，下输膀胱，致水饮停聚，凌心射肺，出现心悸、气短、咳嗽、喘憋、下肢浮肿；脉细数，舌质暗红，苔薄黄，为心气阴虚、血脉瘀阻、瘀而化热之征，治拟益气养心，理气通脉，泻肺利水。方中太子参、麦冬、五味子益气养心；香附、乌药调畅气机，理气以助通脉；桑白皮、葶苈子、车前子、车前草清肃肺气，泻肺利水。诸药共用，起到了心气复、血脉通、聚水除、水道利的作用，能使心衰缓解。

第三章 全国名老中医黄丽娟教授医案

第一节 病毒性心肌炎医案

患者，男，16岁，学生。初诊日期：2018年7月7日。

患者3年前感冒、发烧后出现胸闷、心悸等不适，于当地医院就诊，诊断为"病毒性心肌炎"，经治疗之后症状减轻，3年来间断出现心悸、气短不适，活动及上楼时明显，偶有心前区闷痛不适，规律服药，多次复查超声心动，EF 60%～75%，冠脉造影未见异常。患者诉年初行心电图提示T波倒置（未见心电图），且血压控制不佳，遂至黄丽娟教授处求诊。患者既往有高血压病史3年，血压最高160/110mmHg，目前口服依那普利片1片qd，比索洛尔5mg bid，盐酸曲美他嗪1片tid。否认食物及药物过敏史。查体：BP 140/100mmHg，HR 72次/分钟，心律齐，未闻及病理性杂音，双肺未闻及干湿啰音，肝脾未及，双下肢不肿。2018年6月21日查甲功七项阴性；血脂系列未见异常，尿常规正常，空腹血糖6.8mmol/L。

刻下症：时有心悸、气短，上楼及活动时明显，时有心前区闷痛、眼前黑矇、时有夜间憋醒，无晕厥，寐差，纳呆，大便稀。舌淡红、胖，苔薄黄、少津，脉沉细。

西医诊断：病毒性心肌炎，高血压。

中医诊断：心悸病。

辨证：气阴两虚。

治法：益气养阴，清热宁心。

处方：太子参15g，麦冬10g，五味子10g，百合20g，龟甲20g，丹参30g，白芍15g，郁金12g，元胡15g，牡丹皮15g，炒栀子10g，羚羊角粉0.6g，北沙参15g，炒酸枣仁40g，合欢皮15g，茯苓20g。14剂，水煎服，日1剂。

二诊：服前方2周后，患者诉服药后心悸减轻，但活动后仍加重，可步行500～600米，夜间胸闷心悸，仍有憋醒，每夜2次，坐起后减轻，血压140/110mmHg，大便日2次，多梦，纳食不香。舌胖，苔白腻，脉沉弦。辅助检查：24小时动态心电图示窦性心律不齐，部分窦性心动过速，偶发成对室早，偶发房早，部分成对，短阵房速，ST-T改变。超声心动图示心内结构未见异常，EF60%。原方基础上加用木香6g，砂仁10g，白蒺藜30g，葛根20g及僵蚕15g。

三诊：继服上方2周，夜间憋醒减轻，时有头晕，晨起眼睑发胀，餐后腹胀，口干，口渴，大便尚可。舌淡红，苔白，脉沉弦。去元胡、白芍、白蒺藜、葛根，加用生黄芪、钩藤、半夏、煅磁石及乌药。

按：病毒性心肌炎是由嗜心性病毒感染机体引起的，以心肌及心肌间质非特异性炎症为主要病理改变的局限性或弥漫性心肌炎性病变。中医学中无"病毒性心肌炎"这一病名，根据临床的症状归纳为"胸痹""心悸""怔忡""虚劳"等病的范畴。

黄丽娟教授依据多年的临床实践经验，认为本病病机为本虚标实，以正气亏虚为本，邪毒、瘀血、痰湿为标，强调正气不足是发病的内在因素，邪毒是发病的重要外在因素。针对临床表现，黄丽娟教授将其分成急性期、恢复期和后遗症期进行辨证施治。本例患者病程已达6年，心悸、气短、胸闷，活动后加重，应属病毒性心肌炎后遗症期。此期大多邪毒已尽，但由于病程较长或是失治、误治，导致气阴亏虚、心脉不畅之证更为严重，或生湿化痰，痰瘀互结，心脉瘀阻，甚者阴损及阳，出现阳虚水泛、水饮凌心之证。故而临床表现以心律失常为主，严重者有的发展为心肌病变，导致后期出现心功能衰竭。后遗症患者有的伴有全身症状，有的没有明显症状，只是在心电图上有供血不足的ST-T改变及（或）各种心律失常。

本例患者为青少年，素体虚弱，外感邪毒而发病，邪毒侵犯于心，心气不足，病程日久，气阴两虚，瘀血阻滞，故而患者出现心悸、胸闷、气短，活动后加重，时有心前区闷痛、眼前黑矇等。所以治疗中除了注意气阴亏虚之本虚的调治，还要兼顾血瘀邪实的治疗，故以益气养阴、清热宁心，兼活血通络为治则。

黄丽娟教授以生脉饮补益滋阴、养心复脉，重用太子参、麦冬、五味子、百合、龟甲。龟甲滋阴养血、补心安神。麦冬、五味子合用滋阴敛汗，补肺养心，以使气阴两复。百合联合酸枣仁清心安神以宁心定悸。丹参活血化瘀，养血安神，且现代研究提示丹参能加强心肌收缩能力、改善心脏功能，不增加心肌耗氧量；扩张冠状动脉，增加心肌血流量；扩张外周血管，使血流增快等。白芍养血柔肝。郁金为"血分之气药"，活血止痛，行气解郁；元胡既能入血分以活血祛瘀，又能入气分以行气散结，二者相须为用，且药性一寒一温，既加强行气活血的功效，又无过寒过热之弊。患者年少，本应是朝气蓬勃，活力四射，但自患病以来身体虚弱，时有心悸、气短，胸闷且活动后症状加重，夜寐差，且有夜间憋醒，其心情烦躁，急躁易怒，为肝火旺盛之表现。黄丽娟教授治疗选用牡丹皮、炒栀子及羚羊角粉清肝泄热，配以炒酸枣仁、合欢皮等宁心安神。

患者服药后第一次复诊之时症状已然减轻，但血压偏高，多梦，纳食不香。原方加用白蒺藜、葛根及僵蚕，治以平肝潜阳、降压；木香、砂仁理气健脾开胃，并且可防补阴之药滋腻脾胃。患者再服之后夜间憋醒次数减少，餐后腹胀，血压平稳，睡眠较差。患者目前症状较稳定，血压平稳，心悸、气短等症状减轻，故在原方基础上去元胡、白芍、白蒺藜、葛根等疏肝理气及滋阴潜阳之药；患者病程后期以气虚为主，故太子参易生黄芪，联合桃仁重在益气活血；煅磁石重镇安神，半夏及乌药健脾和胃、行气。

黄丽娟教授在治疗病毒性心肌炎的不同发病阶段，抓住气阴不足、心脉不畅这一根本病机，将益气滋阴、活血养心治则贯穿始终，根据不同阶段的病机特点及兼症，配以清热解毒、利水化湿、清热凉血、化痰消浊、温阳利水等治法，大多取得良好的效果。

第二节　过敏性鼻炎医案

患者，男，36岁，职业不详。初诊日期：2018年12月10日。

患者3年前冬春季节变换时无明显诱因出现鼻塞、打喷嚏、流涕、咳嗽，就诊于当地医院就诊，医院予以诊断"过敏性鼻炎"，予以抗过敏、宣肺通窍、止咳化痰等中医药治疗之后症状缓解。当年秋季再次出现上述症状，再次对症治疗后症状缓解，但患者诉自此每遇冷空气、刺激性气味后就会打喷嚏、流涕，但未规律治疗。患者诉2017年秋季及2018年春季发作较为严重，症见咳嗽、少痰、咽痒、鼻塞、流涕、打喷嚏、眼痒，当地医院诊断为"过敏性鼻炎、咳嗽、过敏性哮喘"，经对症治疗之后症状缓解。2018年10月患者再次出现上述症状，且活动后偶有喘促，间断吸入激素解痉平喘，上述症状持续至今，为寻求中医治疗至黄丽娟教授门诊处。既往有过敏性鼻炎病史。否认食物及药物过敏史。查体：神清，精神可，BP 125/70mmHg，双肺呼吸音清，未闻及明显干湿啰音，心音正常，HR 72次/分钟，律齐，各瓣膜听诊区未闻及病理性杂音，腹软，无压痛及反跳痛，无下肢水肿。

刻下症：咳嗽，甚则呛咳阵阵，平卧时明显，少痰，色黄质稠，可咳出，受凉后偶有喘促、咽痒，遇冷空气则鼻塞、流涕、打喷嚏，夜间盗汗，眼干涩，口干，纳可，睡眠尚可，大便干，2天1次，小便可。舌略暗、略胖，苔薄白，脉细滑。

西医诊断：咳嗽变异性哮喘。

中医诊断：咳嗽。

辨证：风邪犯肺，气逆伤阴。

治法：疏风清热，润肺止咳。

处方：生黄芪15g，防风12g，地龙12g，乌梅10g，黄芩15g，半枝莲30g，牡丹皮10g，百合15g，炙麻黄6g，细辛3g，辛夷10g，苍耳子10g，桔梗12g，锦灯笼5g，炙甘草10g，枳壳10g，酒大黄8g。14剂，水煎服，日1剂。

二诊：服前方后呛咳减轻，卧下时仍咳嗽明显，少痰，咽痒减轻，大便可。舌略暗，舌体胖，苔薄白，脉细滑。在原方基础上炙麻黄加量，并加用前胡 20g，枇杷叶 20g，浙贝母 20g，桃仁 10g。

三诊：继服上方 2 周，服药后未发作哮喘，仍晨起遇冷空气时咳嗽，打喷嚏，流涕，无明显口干，纳可，大便可。舌略暗，苔薄白，脉细滑。去百合，加用泽兰 30g。

四诊：继服上方 2 周，患者服药后症状明显减轻，未再次出现喘促，夜卧时偶有咳嗽，晨起遇冷空气时打喷嚏，流涕减轻，无痰，纳可，大便通畅。舌略暗，苔白，脉细滑。患者服药后疗效显著，继续服用，并嘱患者继服 2 周以巩固。嘱患者适量户外活动，清淡饮食。

按：此患者发病有明确的季节性，且既往当地曾明确诊断为过敏性鼻炎，近两年症状逐渐加重，时有喘憋不适、咳嗽、少痰、咽痒，黄丽娟教授考虑此病是由过敏性鼻炎演变而成的咳嗽变异性哮喘。

黄丽娟教授认为本病为本虚标实，因肺脾气虚、卫外不固，而致风寒湿邪乘虚而入，正邪相争，营卫失和，邪气壅塞、津液不纳，与肺、脾、肾三脏虚损有关。黄丽娟教授认为中医药治疗过敏性疾病主要从祛邪和补虚两方面入手。祛邪以祛风清热、理气活血、祛痰湿为主；补虚主要是调理肺、脾、肾三脏不足，尤以调理脾肺为主。

《薛生白医案》记载："脾为元气之本，赖谷气以生，肺为气化之源，而寄养于脾也。"本患者病程较长，缠绵不愈，肺气亏虚，肺气不宣则见鼻塞；肺虚日久伤脾，脾虚运化水湿失常，水液代谢失衡，痰饮内伏于肺，受到外界因素刺激，触动伏痰，导致痰气交阻，引发咳嗽。患者青年男性，本应身体健壮，但近年受疾病受扰，心情不畅，肝郁化火，上逆于肺，肝阴不足，阴虚火浮，上扰于肺，也可致肺失宣降而作咳。肺气不降则可见呛咳阵阵，平卧明显。肺虚久咳，阴虚津亏则可见口干、咽干，甚者见眼干涩等。根据舌脉，黄丽娟教授辨证为风邪犯肺，气逆伤阴，治以疏风清热、润肺止咳，并辅以清肝之品。

选方用药时，黄丽娟教授取过敏煎之意加减。方中黄芪有扶正治本、祛邪固表之功，可起到滋补脾肺的效果，防风有祛邪散风之功，二药合用取玉屏风散之意，可起到益气、固表、护卫之功效，以提高机体抵抗力。同时防风味辛、甘，性微温，归膀胱、肝、脾经。《药类法象》言防风："治风通用……除上焦邪。"《长沙药解》言其能"行经络，逐湿淫……敛自汗、盗汗"，李东垣言"若补脾胃，非此引用不能行"。黄丽娟教授认为：一则脾虚失运，水谷不化，则卫气不固，易感受风邪，必用防风入膀胱经以驱散风邪；二则脾虚痰湿内蕴，则阳气易滞于内，须用防风入脾胃以除湿，令阳气升达于外。另防风配以地龙可清热息风，解痉平喘。

乌梅味酸，性平，敛肺止咳，对肺虚久咳、阴虚津亏者有生津润肺、下气除热定喘的作用。现代药理研究证明，乌梅能抗过敏，可能是因为乌梅能产生非特异性刺激，使机体产生更多游离抗体，中和侵入体内的过敏原。炙麻黄性温，味辛，归肺、膀胱经，辛能开其闭，温可散其邪，最能拔出深陷之邪，为宣发肺气之要药。麻黄具有直接调节肺气宣降活动之能力，有助于恢复肺气正常生理功能。黄芩、半枝莲、牡丹皮、百合等配伍能起到清热解毒、润肺止咳的作用，且现代药理研究显示牡丹皮能抗变态反应。锦灯笼利咽清热，配防风可清热利咽止痒，枳壳、酒大黄可清热通便泻大肠，清瘀热利肺气。细辛

味辛，性温，归肺、胃经，可祛风寒、通鼻窍，用于治疗风
寒头痛、鼻塞、鼻渊、鼻流浊涕。辛夷辛温发散，芳香通窍，
《玉楸药解》载其"泄肺降逆，利气破壅"。其性上达，外能祛
除风寒邪气，内能升达肺胃清气，善通鼻窍，为治鼻渊、鼻塞
流涕之要药。苍耳子有通鼻窍、散风寒、祛风湿之功，辛夷有
祛风通窍之功。黄芪、炙甘草益气固表，辛夷散邪，通鼻窍，
加牡丹皮清热凉血，从而使方药相合于病情，标本兼治，相得
益彰。

患者服药2周复诊之时，诉咳嗽较前减轻，尤其是呛咳较
前明显减轻，但仍平卧时咳嗽，无痰，遇冷空气或是刺激性味
道时打喷嚏、流涕。患者认为此方有效，仍沿用疏风清热之法，
但考虑患者仍咳嗽明显，故此次加强宣肺之力。在原方基础上
炙麻黄加量至10g以增加肺气宣发之功。加用前胡、枇杷叶、
浙贝母，三药合用增强清肺止咳之力，且前胡味苦，性微寒，
清心降气，肺气降，则升者亦升，而痞愈矣。《本草汇言》载：
"前胡，散风寒、净表邪、温肺气、消痰嗽之药也。"黄丽娟教
授选用桃仁，考虑其入血分，归肺、心、大肠、肝经，有活血
祛瘀、通便的功效，对于伏痰瘀热、咳喘者，能起到清热润肠、
祛瘀化痰、止咳逆上气之作用。黄丽娟教授在原方基础上增加
了清热止咳化痰之药，且此方可散伏痰、祛瘀，疗效倍增。

患者再次就诊之时症状减轻，验证了黄丽娟教授组方的疗
效。患者第2次复诊之时未再喘促，但晨起遇冷空气时咳嗽，
打喷嚏，流涕，无明显口干，无咽痒及眼干涩等，纳可，大便
可。黄丽娟教授增加清热止咳药后，患者症状明显减轻，卧下
时咳嗽也明显减轻，口干等症状缓解，故处方在原方基础上去
百合，考虑患者遇冷空气时打喷嚏明显，加用泽兰芳香悦脾，

温通营血。泽兰味苦、辛，性微温，入肝、脾经，其气芳香，通肺益脾，且入脾行水，入肝治血。从组方选药上可见黄丽娟教授用药之严谨，考虑之周全，故患者服药之后疗效显著。

患者第 3 次复诊之时症状基本缓解，黄丽娟教授考虑患者病程较长，嘱患者再服药两周以巩固疗效。

第三节　静脉炎医案

患者，女，58 岁，职业不详。初诊日期：2018 年 12 月 12 日。

患者 1 周前因肺部感染于外院输液治疗，3 日前突然出现左上肢沿血管走行方向色红，疼痛，当地医院考虑为静脉输液引起的"左上肢浅静脉炎"，随即停液，完善血常规、血凝及上肢动静脉超声，自诉结果均未见异常（未见报告），予以外敷药物（具体不详），但未见好转，且红肿越来越重，色红，皮温增高，皮肤紧绷感，遂今日至黄丽娟教授门诊求治。患者既往 1 周前因发热、肺部感染于当地社区医院行抗感染治疗，经治疗已痊愈。否认冠心病、高血压、糖尿病病史。否认食物及药物过敏史。月经史：已绝经 7 年。查体：神清，精神尚可，左上肢外侧皮肤暗红，肿胀，皮温高，BP 130/70mmHg，双肺呼吸音清，未闻及明显干湿啰音，心音正常，HR 74 次 / 分钟，律齐，各瓣膜听诊区未闻及病理性杂音，腹软，无压痛及反跳痛，无下肢水肿。

刻下症：左上肢疼痛，肿胀，皮肤紧绷感，皮肤色暗红、皮温高，上肢活动自如，急躁易怒，口干、口苦，手心烦热，纳可，夜间因左上肢胀痛睡眠较差，二便尚可。舌红瘦，少苔，脉弦。

西医诊断：左上肢浅静脉炎。

中医诊断：青蛇毒。

辨证：热壅血瘀。

治法：清热解毒，活血化瘀。

处方：蒲公英30g，金银花30g，连翘15g，白花蛇舌草30g，夏枯草15g，牡丹皮10g，川芎10g，桑枝30g，浙贝母15g，白芍15g，元胡10g，羌活8g，茯苓15g，炒酸枣仁30g，青蒿15g。7剂，水煎服，日1剂。嘱患者清淡饮食，畅情志。

二诊：服前方1周后，左上肢紧绷感减轻，皮肤颜色变浅，血管颜色变浅，疼痛明显减轻，舌暗红，苔薄白，脉弦。

处方：鸡血藤30g，元胡15g，羌活10g，川牛膝20g，百合30g，麦冬10g，五味子10g，生黄芪30g。

三诊：继服上方1周，上肢紧绷感消失，疼痛减轻，皮肤颜色基本恢复，寐安，偶有胃脘不适，大便可。舌略暗，苔薄白，脉弦。黄丽娟教授在原方基础上加用丹参15g，陈皮10g，砂仁10g。

四诊：继服上方2周，症状继续减轻，红肿热痛消退，继用原方再服1周，巩固疗效。

按：输液性静脉炎在中医学中没有明确的病名，但与中医学的"青蛇毒"症候相似，是因湿热之邪外侵，以致气血凝滞，脉络滞塞不通而成，早在《素问·痹论》中就有"痹在于脉则血凝而不流"的描述。其特征以局部筋脉肿胀色红、灼热疼痛，可触及条索状物为主。

本患者有明确的经脉输液治疗史，"输液性静脉炎"的诊断明确，急性发病。黄丽娟教授认为热蕴于内，鼓动血液，故见皮肤发红；血液蕴于一处，壅滞不行，故见肿胀；不通则痛，故患处疼痛难忍，热蕴血中，壅滞不散，故见局部灼热。这个时候的治疗尤为关键，如治疗得当则效果明显，预后良好；反之则病情缠绵，反复发作。

患者处于急性期，热象明显，应以清热解毒为主。黄丽娟教授重用蒲公英，其味苦、甘，性寒，归肝、胃经，可清热解毒，消肿散结。《本草经疏》载："蒲公英味甘、平……得水之冲气，入肝、胃，解热凉血之要药。"蒲公英虽为苦寒之品，但"其气甚平，既能泻火，又不损土，可以长服久服而无碍"(《本草新编》)。清热解毒之品甚多，为何独选蒲公英？黄丽娟教授考虑此时证型为火热瘀滞、脉络不通，但不能一味泻火，蒲公英妙在既善于消肿散结，又善于消火，故可两用之也。同时蒲公英与金银花，同是清热解毒、消痈之物，二物毕竟孰胜？《本草新编》载："夫蒲公英止入阳明、太阴二经，而金银花则无经不入，蒲公英不可与金银花同于功用也。然金银花得蒲公英而其功更大。"金银花、连翘质轻，味辛，性凉，功在清热兼以引热毒外出，使邪有出路。白花蛇舌草、夏枯草、牡丹皮，味苦，性寒，功在凉血化瘀兼清里热，且夏枯草、牡丹皮清肝泄热；川芎引诸药入血分兼以疏通脉络；痰瘀明显，筋脉呈条索状，压痛明显，应消痰通络、软坚散结，加用浙贝母；桑枝、羌活善于走上而对上肢痹证尤佳；元胡疏肝理气通络，白芍柔肝缓急、止痛。上述诸药合用共奏清热解毒、凉血散瘀之功。患肢肿胀明显应渗湿利水，加用茯苓，另茯苓健脾护胃，可防苦寒之药碍胃；患者疼痛影响睡眠，选用酸枣仁养肝、宁心安神，与青蒿合用增加清虚热除烦之力。

患者服用1周之后复诊，诉红肿热痛大为好转。黄丽娟教授考虑经过1周的治疗患者热证较前减轻，治法除继续清热解毒外，应加重行气化瘀之力。黄丽娟教授依据多年临证经验，认为治疗静脉血管疾病时要贯穿一个"气"字，气行则血行，血行则瘀散，气不滞则热减。故在原方基础上加元胡以行气活血；同时加用川牛膝破血下行，联合羌活一下一上，加速气血运行；鸡血藤"去瘀血，生新血，流利经脉"，诸药合用使"气行则血行"。脾胃为气血生化之源，气旺则血行，生黄芪大补脾胃之气；现代研究表明生黄芪有降低血浆纤维蛋白原含量、抗血栓形成及改善红细胞功能的作用；瘀久化热，虚热内生，黄丽娟教授加用麦冬、五味子和生黄芪养阴清热、益气生津。

患者再服 1 周之后，条索状物消退，皮肤颜色基本恢复正常，疼痛明显缓解，黄丽娟教授继续在前方基础上加用丹参活血化瘀，祛脉络之瘀。此次复诊之时患者诉偶有胃脘不适，服苦寒之品有伤脾胃，故在前方健脾护胃之剂基础上，加用味苦、辛，性温，理气健脾、燥湿化痰之陈皮，且加用醒脾调胃之要药砂仁，以期化湿开胃、温脾行气调中。

四诊时，患者症状进一步缓解，红肿热痛已退，药已对症，故守方用药 1 周，以固疗效。

黄丽娟教授认为活血化瘀是治疗本病的基本大法，化瘀通脉应贯穿治疗始终，还需根据患者不同表现、不同病变阶段审证求因、辨证施治，发病早期多湿热壅滞，故以清热解毒、活血化瘀为主。

第四节　慢性心功能不全医案

患者，女，44 岁，职业不详。初诊日期：2017 年 11 月 28 日。

患者 10 年前无明显诱因出现胸闷气短，劳累后明显，伴有喘憋不适，且出现咯血，遂至外院就诊，诊断为先天性心脏病、心功能不全、肺动脉高压等，自诉 EF 最低 34%。10 年来患者规律服用利尿剂（呋塞米 / 托拉塞米交替）、正性肌力药物（地高辛片 0.25mg/0.125mg）交替以改善心功能不全症状，他达那非治疗肺动脉高压，病情控制尚平稳。10 日前无明显诱因自觉胸闷气短症状加重，伴乏力、心悸、汗出、憋气、夜间高枕位、纳差、晨起眼睑浮肿、双下肢水肿。现患者仍规律服用上述药物，未行相关检查，为寻求中医治疗前来就诊。查体：精神弱，唇色紫暗，杵状指，双侧球结膜充血，BP 140/70mmHg，双肺呼吸音清，未闻及明显干湿啰音，心音弱，HR 87 次 / 分钟，律齐，心尖搏动向左下移位，心界向左下扩大，心尖部可闻及收缩期杂音，腹稍膨隆，无压痛及反跳痛，肝脏下界位于肋缘下 2 横指，质韧，双下肢凹陷性水肿。

刻下症：胸闷憋气，气短乏力，伴心悸汗出，口干，夜间不能平卧、高枕位，入睡困难，未出现夜间憋醒，纳差，晨起眼睑浮肿，双下肢水肿，大便干。舌略暗，苔白腻，脉沉细数。

西医诊断：慢性心功能不全，肺动脉高压，先天性心脏病，室间隔缺损。

中医诊断：心衰病。

辨证：气虚血瘀，水饮内停。

治法：益气活血，利水渗湿。

处方：生黄芪 30g，党参 15g，麦冬 10g，五味子 10g，葶苈子 15g，桑白皮 20g，水红花子 3g，猪苓 30g，桂枝 10g，茯苓 30g，枳壳 15g，炒酸枣仁 40g，白芍 15g，郁金 12g，元胡 15g，桑寄生 30g，百合 30g，牡丹皮 12g，酒大黄 8g。14 剂，水煎服日 1 剂，嘱患者避风寒，避免感冒。

二诊：患者服前方 4 周后胸闷憋气、气短、乏力等症状减轻，时有心悸，活动后憋气、气短，经休息可减轻，口干口渴，纳食增加，夜寐差，咯少许痰，腰酸，大便通畅。双下肢不肿。舌暗红，苔薄白，脉沉细。在原方基础上加重炒酸枣仁及枳壳用量，大便通畅遂停用酒大黄，加用山萸肉 15g，北沙参 15g，威灵仙 15g。

三诊：患者再服 5 周之后精神明显好转，胸闷、心悸减轻，劳累后憋气、气短，时有双下肢轻度水肿，睡眠有所好转，咽干，时有反酸。舌暗红，苔薄白，脉结代。病情尚平稳，继续以原方为基础加减，在原方基础上加龟甲 20g，泽兰 30g，紫苏梗 15g。

后患者症状明显减轻，病情平稳。

按：该患者西医诊断为慢性心功能不全，在中医学属"心衰病"范畴。其基本病机属本虚标实，气虚是病理基础，血瘀是中心病理环节，而痰饮、水湿是主要病理产物。本例患者久病不愈，伤及元气，心气、心阳推动血液运行，心气不足则气血运行欠畅，血不行则凝滞，凝滞则不通，不通则痛，故发为胸闷、心悸；心气不足，气短难续故气短；脾土为心火之子，母病可及子；心肾之间有水火既济的关系，故心气亏虚可致脾肾气虚，水湿内停，凌心射肺而见心悸气短，动则尤甚，汗出，喘息不得卧，胸腹胀满，水肿等。血不养心、心神失养则影响睡眠且多梦。本病为本虚标实，病位在心、脾、肾、肝，治法为益气活血、利水渗湿。

黄丽娟教授认为母病及子，心功能不全，心气虚则会影响脾胃功能，脾胃失运亦影响心之气血的生成与运行，故黄丽娟教授常常"母子同治"。针对本患者黄丽娟教授采用生黄芪和党参同用。生黄芪补胸中之气，兼有行水之功，与党参配伍使用，补益脾肺之气。脾肺气旺，则宗气充沛，宗气助心行血，宗气足则血行有力，脉道通利，同时健脾则气血化生有源，气血充足，心血充盈，心有所养，心之功能旺盛，心血充盈，则脉道充盈而通利。黄丽娟教授在益气时注意"阴中求阳"，其用意有二：一是阳得阴助，则生化无穷；二是慢性心衰经西医利尿剂治疗之后，机体阴气易伤。若出现阴阳俱虚的病理状态，则扶阳更难，故治疗时佐益阴之品，如酸枣仁、麦冬、五味子、百合等。党参、麦冬、五味子组成党参方的生脉饮，可培土生金，泻火除烦。

水肿是心衰的主要临床表现，黄丽娟教授认为见到患者水肿、尿少时要利水，在未见到水肿、尿少症状时应适当利水。水饮为阴邪，最易伤人阳气，当振奋阳气、开发腠理、通行水道，治疗本患者时黄丽娟教授使用桂枝、葶苈子、水红花子、桑白皮、茯苓等药，同时配伍生黄芪、党参，共奏健脾利水之功。党参健脾益气，茯苓甘淡，健脾利水，渗湿化饮，桂枝温阳化气。茯苓、桂枝相合可加强温阳化气之力；桑白皮泻肺平喘、利水消肿；水红花子散血消癥，消积止痛，利水消肿。方中葶苈子入肺泄气，开结利水，使肺气通利，痰水俱下，则喘可平，肿可退。方中白芍、郁金、元胡、牡丹皮可柔肝、疏肝清热，合酒大黄以清上部火热、通便。整方既益气活血、渗湿利水，又疏肝清热、健脾通调大便。

患者第1次复诊之时症状已有所减轻，应继续以原治则为大法，但气虚日久损阴，患者出现咳少许痰、腰酸等症状，故黄丽娟教授在原方基础上加用北沙参养阴清肺、祛痰止咳，山茱萸补益肝肾，同时配以祛风除湿、通络止痛之威灵仙。患者第 2 次复诊时症状明显减轻，精神好转，黄丽娟教授治疗上仍以益气活血为大法，根据患者症状表现进行加减，此时患者咽干、口干、胃胀，睡眠不佳，故黄丽娟教授加用龟甲合酸枣仁滋阴养血、补心安神，紫苏梗理气宽中；患者时有双下肢水肿，病程日久阴虚内热，故黄丽娟教授选用具有清热、利水消肿作用之泽兰。

纵观此次患者的诊治过程再次显现了黄丽娟教授辨证用药之精良，提示临证时不能只看当下症状及舌脉，要始终抓住主要问题，结合症状而辨证用药，不能"头痛医头、脚痛医脚"。

第五节　心律失常（二度Ⅱ型房室传导阻滞）医案

患者，女，34 岁，职业不详。初诊日期：2018 年 6 月 21 日。

患者 2010 年无明显诱因出现心悸、胸闷，于辽宁省当地医院查心肌酶，考虑"心肌炎"，予以控制心室率等治疗之后，症状好转。后胸闷、心悸间断发作，劳累后加重。2018 年 6 月复查 24 小时动态心电图提示偶发室早，窦性心律，二度Ⅱ型房室传导阻滞。超声心动提示左室假腱索，左室舒张功能减退。查体：精神尚可，BP 130/700mmHg，双肺呼吸音清，未闻及明显干湿啰音，心音正常，HR 72 次 / 分钟，律齐，各瓣膜听诊区未闻及病理性杂音，腹软，无压痛及反跳痛，无下肢水肿。

刻下症：时有心悸、胸闷、乏力，无一过性黑蒙，劳累后加重，双下肢无水肿，心情不畅，时有咽干咽痛、自汗、眠可、纳可，二便可。舌略暗红，苔薄白，脉弦细。

西医诊断：心律失常（二度Ⅱ型房室传导阻滞、偶发房性期前收缩），心肌炎后遗症。

中医诊断：心悸病。

辨证：气阴两虚，心脉不畅。

治法：益气滋阴，活血养心。

处方：生黄芪15g，太子参15g，麦冬10g，五味子10g，丹参30g，红景天12g，白芍15g，郁金12g，元胡10g，阿胶珠10g，北沙参30g，百合20g，茯苓20g，龟甲20g，炒酸枣仁30g，连翘15g，牡丹皮12g，半枝莲30g，黄连10g，苦参5g，14剂，煎服日一剂。

二诊：患者服上方2个月后症状明显减轻，仍劳累时出现胸闷不适，近期睡眠差，纳可，大便尚可。舌淡红、胖，苔白，脉沉细。黄丽娟教授在前方基础上去苦参，郁金加量至15g，加用桂枝6g及合欢皮15g。

三诊：服药2个月后未再次出现胸闷不适，纳可，眠安，二便可。但近日鼻炎发作。舌边尖红，苔薄白，脉沉细。黄丽娟教授在原方基础上加用半枝莲30g，防风10g，生薏苡仁10g。

四诊：1个月后患者再次出现胸闷、心悸偶发，仍以劳累后明显，经休息可自行缓解；近1周感受风寒，无发热恶寒，咽干咽痒，偶有咳嗽，无痰，纳可，睡眠可，二便调。舌边红，苔白少津，脉沉细。辅助检查：24小时动态心电图（2018年11月6日）示窦性心律，偶发室性期前收缩，偶发室上性期前收缩。原方去桂枝，牡丹皮加量至15g，加用黄芩15g，前胡20g，桔梗6g。

后患者症状较前好转，病情平稳。

按：本例患者病毒性心肌炎病程已达8年之久，考虑为病毒性心肌炎后遗症期。患者多表现心悸、胸闷、胸痛、心律失常，属中医的"心悸""怔忡""胸痹"等范畴。患者临床症状反复出现，客观检查指标一直未恢复正常。黄丽娟教授认为正是由于机体正气虚弱，御外功能下降，各种致病邪毒反复入侵，从而导致病程反复，迁延不愈。该期大多邪毒已尽，但由于病程较长或是失治、误治，导致气阴亏虚、心脉不畅之证更为严重，或生湿化痰，痰瘀互结，心脉瘀阻，甚者阴损及阳，出现阳虚水泛、水饮凌心之证，故而临床上以心律失常为主，如常见的有房室或束支传导阻滞、期前收缩及交界性心律等。有的患者则表现为心肌劳损，严重者有的发展为心肌病变，以至影响到后期出现心功能衰竭。患者就诊时依据其 24 小时心电图检查结果可诊断为心律失常，二度 Ⅱ 型房室传导阻滞，为心肌炎的后遗症。黄丽娟教授认为病机为本虚标实，正气亏虚为本，邪毒、瘀血、痰湿为标，强调正气不足是发病的内在因素，但患者就诊之时，仍间断出现咽干、咽痛、自汗等，舌质暗红，虽说此期病邪已去，但尚有余热毒邪未尽，故黄丽娟教授在治疗之时兼以清热解毒。此外，患者为年轻女性，发病之后，症状反复发作，时轻时重，心情不畅，肝气不舒，故用药时辅以疏肝行气之品。

　　黄丽娟教授认为患者虽处心肌炎后遗症期，但根据患者临床表现及舌脉，仍邪毒未清，余热未尽，气虚无以生津，或阴虚无以化气，气阴由伤转虚，则导致气阴两虚证。生黄芪补气扶正，使心气得生，心阴得固，与太子参合用能益气养阴，显著改善心悸、胸闷、气短、乏力等症状。方中麦冬、五味子合用滋阴敛汗，补肺养心，以使气阴两复。白芍养血柔肝。郁金血止痛、行气解郁；元胡既能入血分以活血祛瘀，又能入气分以行气散结。二者相须为用，且药性一寒一温，既加强行气活血的功效，又无过寒过热之弊。黄丽娟教授考虑患者病久阴血不足、阴不敛阳，故选用阿胶珠滋阴养血、益肝肾；龟甲、炒酸枣仁、百合滋阴养血，宁心安神；患者正值青年，本应朝气蓬勃，活力四射，但自患病以来胸闷、气短，且活动后症状加重，心情不畅、抑郁，肝郁化热，黄丽娟教授选用牡丹皮清肝泄热，配以炒酸枣仁宁心安神，黄连、半枝莲、苦参清热解毒，使毒热净，则不再耗伤营阴，心神得养，心脉得复。

患者服药之后症状明显减轻，疗效明显。患者复诊之时症状减轻，仍劳累时出现胸闷不适，近期睡眠差，黄丽娟教授仍用前方为主，考虑其余毒势弱，去苦参、半枝莲，仍用黄连清热解毒、凉血清心；睡眠较差，选用合欢皮解郁、和血、宁心，同时加重郁金用量，疏肝行气；患者舌质胖、嫩，且为防止患者出现阳虚，黄丽娟教授选用温通经脉，助阳化气之桂枝。

患者再次服药之后诉胸闷几乎未再发作，继续使用前方治疗。但患者既往有鼻炎病史，近期天气转凉之后再次发作，黄丽娟教授认为"正气存内，邪不可干"，此病发作皆由患者正气不足。外邪入侵，鼻炎发作，益气滋阴仍是根本，加用药性较为缓和的防风以祛风寒而解表，生薏苡仁健脾补肺，增强患者免疫力。

患者第三次复诊之时诉再次出现胸闷、心悸偶发，仍以劳累后明显，经休息可自行缓解；且近一周感受风寒，咽干咽痒，偶有咳嗽，无痰。24小时动态心电图示窦性心律，偶发室性期前收缩，偶发室上性期前收缩。患者2018年6月份行24小时动态心电图时提示可见二度Ⅱ型房室传导阻滞。服药近4个月之后复查，未再见房室传导阻滞，中药临床疗效明显。虽说患者再次出现劳累后胸闷、心悸，休息自行缓解，但复查只见偶发室早及室上早，再次验证黄丽娟教授选方用药的准确，故治法继续以益气滋阴、活血养心为主。患者近期感受风寒之后出现咽干咽痛、咳嗽，且患者既往有鼻炎病史，故在原方健脾补肺基础上，去桂枝，佐以清热解毒之品，如黄芩、连翘等，防止其日久出现痰热；并加重清热凉血之药牡丹皮的用量；加用宣肺、利咽之桔梗。诸药共用则心气阴足，血脉通，心悸止。

第四章　首都国医名师夏军教授医案

夏军，主任医师，硕士研究生导师，首都国医名师。著名中医糖尿病、心血管病专家，精于辨证论治，临床经验丰富，中医理论造诣高深并兼通现代医学新知，对疑难杂症特别是对糖尿病、心血管疾病的治疗有独到见地，疗效显著。参与的《中药强心栓治疗充血性心力衰竭的临床及实验研究》获北京市中医管理局1989年科技成果一等奖；《益气生津散治疗消渴病的临床观察与实验研究》获1995年北京市科技进步三等奖，益气生津散作为院内制剂在中医医院临床使用已有20余年。参加了《中国针灸穴位通鉴》《中医脾胃学说应用研究》《中国痛症大全》等医学工具书及综合性医学书籍的编纂工作。1993年被聘为北京中医药学术研究促进会理事；2009年被聘为北京中医药学会糖尿病专业委员会委员；1998年至2006年被聘为北京中西医结合学会糖尿病专业委员会委员（第1～3届）；2006年被聘为北京中西医结合学会糖尿病专业委员会副主任委员（第四届），2012年被聘为北京中西结合学会糖尿病专业委员会顾问委员。中华医学会聘为医疗事故鉴定专家。因此，总结其学术思想及临床经验具有重要意义。

第一节　2型糖尿病伴血糖控制不佳医案

患者孙某，男，54岁。

患者有2型糖尿病病史8年余，曾先后服用西药拜糖平（阿卡波糖片）、糖适平（格列喹酮片）、二甲双胍片、诺和龙（瑞格列奈片）等降糖药及中药消渴丸降糖。血糖控制在空腹血糖9～10 mmol/L，餐后血糖12～14 mmol/L，糖化血红蛋白7%～8%。现服用拜糖平50mg tid，诺和龙1mg tid，控制血糖。患者诉服用西药后有胃肠道反应，希望不再增加西药品种及用量，加用中药调理。患者既往有高脂血症病史9年，服用辛伐他汀降脂。辅助检查：空腹血糖9.4mmol/L，餐后血糖13.6mmol/L；糖化血红蛋白7.6%；胆固醇5.7mmol/L，甘油三酯3.1mmol/L。

刻下症：形体消瘦，气短，乏力，口干，口渴，进食后胃脘胀满，大便干，舌红少苔，脉沉细数。

西医诊断：2型糖尿病。

中医诊断：消渴（气阴两虚）。

治法：益气养阴。

处方：益气生津散加减。西洋参10g，生黄芪15g，玉竹15g，麦冬10g，玄参10g，石斛10g，天花粉10g，生地黄10g，佛手10g，砂仁6g，松花粉1.5g（冲服）。7剂，水煎服。

二诊：患者诉气短乏力，口干、口渴好转，但双目视物模糊，舌红少津，脉沉细数。空腹血糖8.7mmol/L，餐后血糖12.8mmol/L。

处方：西洋参10g，生黄芪15g，玉竹15g，麦冬10g，石斛10g，天花粉10g，生地黄10g，桑椹10g，枸杞子15g，佛手 10g，砂仁 6g。7 剂，水煎服 7 剂。

三诊：患者诉精神较前好转，胃脘胀满较前减轻，仍口干伴手足心热，舌红苔薄，脉沉细数。空腹血糖 7.7mmol/L，餐后血糖 10.4mmol/L。

处方：西洋参 10g，生黄芪 15g，玉竹 15g，麦冬 15g，玄参 15g，天花粉 10g，生地黄 15g，桑椹 10g，枸杞子 15g，黄精 15g，女贞子 15g，旱莲草 15g，佛手 10g，砂仁 6g。七剂，水煎服。

四诊：患者气短乏力、口干、口渴等诸症较前明显减轻，舌红苔薄，脉沉细数。空腹血糖 7.3mmol/L，餐后血糖 8.9mmol/L。停用汤药，继服益气生津散代茶饮。一个月后，患者复诊诸症基本消失，舌暗苔薄，脉沉细。期间血糖监测：空腹血糖 6.5 ～ 7.3mmol/L，餐后血糖 7.4 ～ 8.5mmol/L。糖化血红蛋白 7.0%；胆固醇 5.2mmol/L，甘油三酯 2.4mmol/L。

讨论：全方以西洋参、生黄芪为君药；以玉竹、麦冬、玄参、石斛、枸杞子为臣药清胃、滋肾、育阴清热；佐以佛手、砂仁辛香走窜，使全方滋补而不腻，补而不涩；砂仁兼为使药，引药入脾、肾二经，补脾益气，滋肾养阴。全方共奏益气养阴、生津止渴、滋阴润燥、滋肾宁心之功效。

第二节 糖尿病性周围神经病变医案

李某，男，52 岁。

患者糖尿病病史 4 年，口服拜糖平和二甲双胍片降血糖，空腹血糖 6.6 ～ 7mmol/L，餐后 2 小时血糖 8.4 ～ 10.1mmol/L。有高血压病史 7 年，现服用缬沙坦降压，血压控制在 140/80mmHg 左右。心脏搭桥术史。

刻下症：患者双下肢麻木、疼痛、恶寒，足部皮肤颜色较腿部皮肤色深，头晕沉，便溏，舌暗淡，苔薄，脉沉滑。

西医诊断：糖尿病；糖尿病性周围神经病变；高血压。

中医诊断：脉痹（阳虚血滞）。

治法：益气温阳，活血通络。

处方：酒当归 10g，川芎 10g，白芍 12g，熟地黄 12g，生地黄 12g，炒山药 12g，山茱萸 10g，枸杞子 15g，地龙 6g，全蝎 6g，菟丝子 12g，鹿角胶 12g，肉桂 6g，黑附子 6g，细辛 3g，桑椹 12g，桃仁 12g，红花 9g，怀牛膝 15g，灯盏细辛 10g。7 剂，水煎服，日 1 剂。

讨论：夏军教授认为糖尿病性周围神经病变（DPN）属本虚标实证，病位在肌肤、筋肉、脉络，内及肝、肾、脾等脏腑。消渴日久，耗伤气阴，气为血之帅，血为气之母，气为血之载体，发挥其推动血液运行的作用。气阴两虚，气血运行无力，瘀滞脉络，不能达于四末，四末失养，致四肢末端出现麻木不仁和疼痛、痿痹等。肾之阴阳日渐衰弱，人体各种功能活动均是阳气功能体现，阳气实为机体安身立命之根本。阴损及阳，脾肾阳虚，阴虚则滞涩不畅而成瘀，阳虚则脉道失于温煦而运行无力，易致瘀血，而瘀血则进一步阻碍气血运行，二者合而为病导致病情加重，故后期以阴阳两虚为本的病机演变。总之，DPN 是在消渴病基本病机的基础上，出现以本虚标实，虚实夹杂的一组病证。DPN 的主要病机可概括为气阴两虚、肝肾阴虚、气滞血瘀、阳虚血滞。气血阴阳亏虚是本病的病理基础。"久病入络""久病必瘀"，瘀血作为本病的重要病理产物，影响了本病的发生发展，气虚血瘀阻络和阳虚寒湿阻络乃本病的病机关键。本例方中桃红四物汤加桑椹活血养血，金匮肾气丸加减滋肾阴温肾阳，阴阳双补，配怀牛膝、菟丝子、鹿角胶补肾气填肾精，地龙、全蝎通络化瘀，灯盏细辛活血化瘀。牛膝引血下行，使药物直达病所，配桃红四物汤，又有血府逐瘀汤之意。

第三节　糖尿病性胃轻瘫医案

刘某，男，51岁。

患者现胃脘胀满不舒，恶寒喜热食、反酸、呃逆，口中有异味，纳食不香，大便秘结，舌淡暗苔黄腻，脉沉滑。患者既往有糖尿病史3年，高血压病、高脂血症病史5年。

西医诊断：糖尿病；胃轻瘫综合征；高血压；高脂血症。

中医诊断：痞满（气滞痰阻）。

治法：行气化痰。

处方：焦三仙30g，焦槟榔10g，半夏曲10g，厚朴10g，紫苏梗10g，炒白术15g，白豆蔻15g，黄连3g，吴茱萸3g，炒枳壳10g，陈皮10g，青花椒5g，莱菔子10g，海螵蛸30g。7剂，水煎服，日1剂。

讨论：糖尿病性胃轻瘫是糖尿病患者常见的并发症，主要是由于糖尿病未得到良好控制及高血糖所导致的动力障碍，表现为平滑肌的收缩力减低，胃蠕动减弱，胃窦无张力和排空延迟。而幽门收缩时间延长，临床表现为早饱、恶心、发作性呕吐、腹部不适、腹胀等症候群，主要特点是胃扩张、胃蠕动减慢和排空延迟。中医文献中无糖尿病性胃轻瘫的病名，夏军教授认为本病是糖尿病久脾气虚弱、运化无力为本，脾胃气机升降失常，胃不受纳降浊，脾不运化升清所致。本病以气滞食积为标，为虚实夹杂之证，因此在治疗时根据"标本先后"先予解决气滞食积之标证。夏军教授认为六腑以通为用，治疗痞满时要注意通利大便。大便不畅，胃脘胀闷必不能解，大便不畅有两种情况：一是大便黏滞，二是大便干结。前者为气滞有湿，后者或热结或津枯，二者都有脾气虚弱的病理基础。所以问诊时一定要问清楚大便性状是软黏，还是干硬。大便黏滞者，加白扁豆、炒薏苡仁、槟榔、枳实；大便干结者，加莱菔子、玄明粉、生大黄。在治疗反酸症时，夏军教授喜用黄连、吴茱萸配伍，治法出自《丹溪心法》左金丸，黄连清热燥湿，泻火解毒，清心除烦；吴茱萸温中散寒，下气止痛，降逆止呕，杀虫。黄连苦寒泻火，直折上炎之火势；吴茱萸辛散温通，开郁散结，降逆止呕。二药伍用，辛开苦降，有反佐之妙用。黄连苦寒，泻肝经横逆之火，以和胃降逆，佐以吴茱萸之辛热，同气相求，引热下行，以防邪火格拒之反应。全方共奏清肝和胃制酸之效。本例患者治疗过程中以白术益气健脾，配以半夏曲、陈皮理气和胃，化痰降浊；紫苏梗调理气机，消胀除满；炒枳壳理气消胀，有促进胃肠道蠕动作用。黄连、吴茱萸寒热并用，清肝和胃制酸，海螵蛸增其制酸之效。焦四仙（焦麦芽、焦山楂、焦神曲、焦槟榔）、鸡内金消食化滞；莱菔子化积通便；花椒、白豆蔻行气温中。

第四节　不稳定型心绞痛医案

苏某，女，61岁。

患者气短乏力，口干，反复发作心前区憋闷，刺痛，发作持续时间10～30秒，休息后缓解，活动后背部不适，大便偏干，舌质胖色暗，上有瘀斑，少苔，脉沉细。患者既往有高血压病史7年，冠心病病史5年。

西医诊断：冠状动脉粥样硬化性心脏病；不稳定型心绞痛；

高血压。

中医诊断：胸痹（气阴两虚，瘀血内阻）。

治法：益气养阴，活血化瘀。

处方：太子参 30g，麦冬 10g，五味子 10g，丹参 30g，炙甘草 10g，生地黄 30g，白芍 15g，炒白术 15g，三七粉 3g，生黄芪 30g，牡丹皮 10g，桃仁 12g，川芎 15g，赤芍 10g，郁金 10g，枳壳 10g，灯盏细辛 10g。7 剂，水煎服，日 1 剂。

讨论：冠心病是冠状动脉粥样硬化性心脏病的简称，是指左、右冠状动脉及其分支有粥样硬化或痉挛，因而发生管腔狭窄或阻塞，引起心肌缺血、缺氧的心脏病变。冠心病的主要症状有胸闷、胸痛。临床上分为无症状型冠心病、心绞痛型冠心病、心肌梗死型冠心病、缺血性心肌病型冠心病、猝死型冠心病五种类型。中医学将其归属为"胸痹、真心痛、痰饮、水气病、厥逆、怔忡"等范畴。夏军教授在心内科工作多年，积累了丰富的冠心病治疗经验。夏军教授认为冠心病是饮食劳倦、七情内伤、寒凝热郁、年老体虚而导致心脏血脉的气血阴阳失调，是由多种因素综合造成的一种病理状态。冠心病的病机是"气虚痰瘀"，本虚标实，虚实夹杂。气虚是冠心病发生的本，在气虚的基础上，可进一步出现心血虚、心阴虚、心阳虚。痰瘀是在气虚的基础上形成的病理产物，是标。夏军教授认为冠心病的邪实为气滞、痰阻、血瘀、痰浊、水饮，均属内生之邪，为继发于正气亏虚，以及于气、血、阴、阳的不足。

本例患者由于心气不足造成心阳不振，鼓动血脉无力变生瘀血，气虚津液不得输布聚湿成痰，痰浊瘀血痹阻心阳，出现心悸、胸痛痞满、疲乏气短、畏寒肢冷等症状，以及舌质紫暗或暗红有瘀斑，伴舌体胖有齿痕，苔薄白或薄黄，或白，或黄腻，脉沉细或弦滑，或结代等。因此，治疗上须着眼于根本，在治疗时要祛邪与扶正并用，处理好正气（心气、心阳、心血）与邪气（如气滞、血瘀、痰浊、水饮等）的关系。夏军教授在治疗本病时主要以补气温阳为主，中医扶正的纲领在于补心气、振心阳、养心血，同时辨证配伍活血、利水、养血之品。其次，临床用药上，祛邪之品，长服久服必耗伤正气。活血化瘀之药，有伤血、损胃之弊，久用可见短气、胃纳不振、嗳气泛酸等症，因此，夏军教授从不久用峻猛的活血破血之药，使用时多配伍养胃护胃助运化药物，以顾护胃气，防止药物之偏害。本例以生脉饮合桃红四物汤加减。患者病久气损及阴，方中以太子参易人参，防人参温燥更伤阴津，但恐太子参补气之力不足，加用生黄芪以助益气之力。麦冬、生地黄滋养心阴，同时可滋阴润肠通便。牡丹皮、桃仁、川芎、白芍、赤芍、灯盏细辛、郁金养血活血化瘀。枳壳、炒白术行气以助运化，顾护胃气。

第五节　房性期前收缩医案

杨某，女，46岁。

患者心慌心悸，气短乏力，眠差多梦，口干，纳可，大便干，舌淡，边有齿痕，少苔，脉缓。24小时动态心电图示心律失常，房性期前收缩。

西医诊断：心律失常，房性期前收缩。

中医诊断：心悸（心脾两虚，气阴不足）。

治法：益气养阴，温阳复脉。

处方：炙甘草12g，生黄芪30g，党参15g，生地黄15g，桂枝6g，阿胶珠10g，麦冬10g，火麻仁10g，茯神15g，远志10g，首乌藤15g，百合10g，紫石英30g，生姜5g，大枣5g。

7剂，水煎服，日1剂。

讨论：心律失常是指以心悸、气短等为主症，并多伴有失眠、多梦、健忘等症的一组疾病。心律失常属于中医学"心悸""怔忡"范畴，《黄帝内经》形象地将其症状描述为"心中憺憺大动""心惕惕如人将捕之""心如悬若饥状"等，相当于现代医学的各种心律失常，如心房颤动与扑动、心动过速、心动过缓、期前收缩、心脏神经官能症等。夏军教授认为心律失常的病因与情志失调、感受外邪、久病或年老体虚等有关。诸多病因导致五脏阴阳失调，气血津液运行不畅，影响心主血与主神明的功能，最终导致各种心律失常发生。病机有虚实两端，且虚实夹杂，本虚标实。虚者为气、血、阴、阳亏损，使心失滋养而致心悸；实者多由痰火扰心、水饮上凌或心血瘀阻，肝郁气滞，气血运行不畅所致。心悸的主要病位虽然在心，但与其他脏腑功能失调密切相关，五脏皆可令人悸，非独心也。因此治疗上以治心为主，临证之时，兼顾他脏。《伤寒论》曰："伤寒脉结代，心动悸者，炙甘草汤主之。"本方以炙甘草汤为主方加减，方中生黄芪、党参、炙甘草益心气，补脾气，以资气血生化之源，参芪合用，益气之力更强。阿胶珠、大枣补养心血。桂枝、生姜温通心阳，通血脉，调和营卫。生地黄功专养血滋阴；麦冬入心经，滋心阴，清心热；麻子仁润肠通便，滋养心阴。茯神、远志、首乌藤健脾宁心安神；百合养阴安神；紫石英重镇安神，共治失眠多梦。诸药合用，共奏益气滋阴、温阳复脉之效。

第五章　首都名中医金玫教授医案

金玫，教授，主任医师，硕士研究生导师，首都国医名师，全国名老中医吉良晨学术经验继承人。享受国务院政府特殊津贴。擅长运用中西医结合理论治疗心血管疾病，较早提出心衰患者的"全程治疗"理念，将中医药"治未病"的学术思想贯穿于对人体的整体调节，改善人体的亚健康状况，特别是对心脑血管疾病的高危人群的防治。

近40年的临床实践中，金玫教授运用"气血理论"针对心血管疾病的急性期、稳定期，运用"急则治其标""缓则治其本"的原则，灵活辨证施治。尤其是对患有多种慢性基础疾病的老年患者，更是注重固本与治标结合，从患者最痛苦的症状入手，辨证调治。同时，金玫教授注重"双心"疾病的同治同调，处方中多加入疏肝调气之品，又因势利导，疏泄患者不良情绪，气调血畅，事半功倍，每获良效。她提出心衰患者的"全程治疗"理念，从药物干预、中药调理、心理治疗、康复、饮食、生活指导等方面全方位地对心衰患者进行医疗管理，建立心衰患者的信息库，将中医药治疗渗透到心衰患者急性期、发作期、稳定期、康复期、巩固期的五期治疗，指导心衰患者的康复训练、饮食、生活调理。金玫教授还提出心衰患者"依症施治"，根据心衰的主症，在心衰的不同时期采用泻肺利水、补肾固本、醒脾开胃、益气活血等组方原则，改善患者临床症状，提高患者的生活质量，延长生存期。

金玫教授在重大疾病、疑难杂病诊治中充分发挥中医药作用优势，疗效显著。承担国家科技"十五"攻关项目、北京市政府"优秀人才"资助项目、北京市中医药科技项目、首都医学发展科研基金等10余项科研课题。获得北京市科技进步奖二等奖1项、三等奖2项，中华中医药学会科学技术奖三等奖1项，省部级奖1项。发表学术论文20余篇。

第一节　心力衰竭医案（一）

患者，女，75岁，退休。初诊日期：2018年9月3日。

患者于2018年6月起阵发胸闷、气短，爬3层楼即可引起发作，休息约半小时可缓解，时有夜间憋醒，呼吸困难，坐起后约半小时可自行缓解，遂于北京航空总医院住院，诊为"心衰"，经治疗（具体用药不详）好转。此后规律服用阿司匹林0.1g qd，倍他乐克25mg qd，单硝酸异山梨酯20mg bid，阿托伐他汀20mg qd，病情平稳。1周前患者受凉后，又开始出现胸闷喘憋，动则尤甚，常于夜间憋醒，呼吸困难，坐起后约半小时略有缓解。查体：BP 140/75mmHg，双肺呼吸音粗，两肺底可闻及细湿啰音。心前区无畸形，心尖搏动未见异常，心界向左下扩大，HR 78次/分钟，律齐，各瓣膜听诊区未闻及病理性杂音，未闻及心包摩擦音。腹软，无压痛，肝脾肋下未触及肿大。双下肢轻度水肿。辅助检查：BNP 5246pg/mL；心脏超声示左心增大，LVEF 31%。

刻下症：胸闷喘憋，动则加重，夜间时有憋醒，咳嗽，痰色白，量多有泡沫，易咳出，口干欲饮，乏力，纳可，夜寐欠安，二便调。舌暗红，苔薄黄，有裂纹，脉沉细。

西医诊断：心力衰竭。

中医诊断：心衰病。

辨证：气阴两虚，水饮内停。

治法：益气养阴，泻肺利水。

处方：黄芪 30g，麦冬 15g，五味子 10g，炒白术 15g，葶苈子 30g，桑白皮 15g，防己 10g，车前子 10g，赤芍 15g，白芍 10g，水红花子 10g，远志 15g，黄芩 9g，甘草 6g，炒酸枣仁 20g。7 剂，水煎服，浓煎，日 1 剂。

二诊：服上药 7 剂后，患者胸闷喘憋缓解，偶有咳嗽，痰色白，量少，易咳出，口干、乏力改善，纳可，夜寐欠安，二便调。BP 130/70mmHg，双肺呼吸音粗，两肺底湿啰音消失。HR 66 次 / 分钟，律齐，双下肢不肿。舌暗红，苔薄，有裂纹，脉沉细。BNP 2124pg/mL。

按：金玫教授为国家级名老中医许心如教授学术继承人之一，深得许心如教授之学术精华。此病例即使用许心如教授治疗心力衰竭之 "泻肺利水法" 为治疗大法。此病例既有气阴两虚，又有水饮内停，属本虚标实之证。"肺为水之上源""肺主行水"，以 "泻肺利水法" 为心力衰竭急性发作期的治疗大法，临床应用，疗效良好。

本例中使用黄芪为君，补气利水；臣以麦冬养阴生津、润肺清心；五味子敛肺止咳、滋肾生津；葶苈子泻肺降气、祛痰平喘、利水消肿、泄诸邪；防己祛风行水、利水消肿；桑白皮泻肺平喘、利水消肿；白芍养血敛阴；炒白术健脾益气，燥湿利水；车前子利水、清热、祛痰；水红花子散血消癥、利水消肿；佐以赤芍清热凉血；黄芩清上焦热分、消痰利气、定喘嗽；炒酸枣仁、远志养心安神；使以甘草调和诸药，固护胃气。诸药合用，共奏益气养阴、泻肺利水之功。

心力衰竭是心血管疾病发展的终末阶段，病情复杂，目前已成为各国重点防治研究的疾病。20世纪90年代以来，各国的心衰诊治指南不断更新，重点从治"病"变为治"人"，更加关注心衰患者的生活质量。2014年2月，中华医学会心血管病分会联合中华心血管病杂志编辑委员会正式发布了《中国心力衰竭诊断和治疗指南2014》，该指南与国际同步，体现了目前心力衰竭诊治的进展；同时，又初次提出了中医药在心力衰竭诊治中的作用地位。这给我们带来了极大的鼓舞。中医药在心力衰竭的治疗中有其独到优势，值得进一步研究和推广。

第二节　心力衰竭医案（二）

患者，男，65岁，退休。初诊日期：2018年10月13日。

患者既往有慢性支气管炎病史10余年，未规律诊治。3日前因天气骤然降温，旧病复发，喘促、心悸、夜间喘咳不能平卧，于社区医院经吸氧、抗炎、平喘等治疗3日后，除喘咳有所好转外，余症状无明显变化，今来就诊。查体：口唇紫绀，颈静脉怒张，胸廓呈桶状胸，双下肺散在湿啰音，右肺为甚。心界略向左下扩大，HR 105次/分钟，律齐，各瓣膜区未闻及病理性杂音，腹膨软，无压痛及反跳痛。双下肢轻度水肿，舌质暗，苔白滑，舌下络脉迂曲，脉沉细数。血常规示WBC 13.5×10^9/L，N 83.6%；氨基末端脑利钠肽前体（NT-proBNP）4500pg/mL；胸部正位片示慢支、肺气肿；心电图示窦性心动过速，右心房肥大。

刻下症：喘促短气，行路尤甚，心悸，呼多吸少，咳白色泡沫样稀痰，形寒肢冷，倦怠乏力，夜间喘咳不能平卧，小便短少，大便 3 日未行，纳呆，纳食后腹胀。

西医诊断：心力衰竭；心功能Ⅲ～Ⅳ级（NYHA 分级）；慢性阻塞性肺病合并肺部感染；肺源性心脏病。

中医诊断：喘病。

辨证：脾肾阳虚，水气凌心。

治法：温阳利水，益气活血。

处方：炮附子 15g，白芍 20g，桂枝 15g，茯苓 20g，白术 15g，黄芪 20g，桑白皮 20g，葶苈子 15g，车前子 15g，生甘草 10g，丹参 20g，郁金 15g，赤芍 15g，甘草 10g，当归 15g，泽兰 15g。7 剂，水煎服，浓煎，日 1 剂。

二诊：连用 7 日后，患者症状明显好转，尿量增多，心悸改善，喘促咳痰减轻，能平卧，纳食增多，大便已通。仍有乏力，舌暗，口干不欲饮，加生黄芪至 40g，桃仁 10g，红花 10g，10 剂后，患者病情明显好转。

按：此病例为心力衰竭急性发作期，金玫教授认为"阳虚水停血瘀"为其关键因素，所以，治疗中温阳益气、活血利水必不可少。传统的治疗多为益气、温阳、利水，而较少配合活血化瘀的方法。心主血脉，肺朝百脉，心肺同居于上焦，对气血运行有着相辅相成的作用。气虚运血无力，血行缓慢，终致瘀阻络脉；阳虚寒凝经脉，气机阻滞，心脉痹阻不通。由此，针对表现为心阳虚、心气虚之心力衰竭患者，在益气、行气、温阳的基础上，配以活血化瘀的方法治疗每多获效。

本病例初诊时使用五苓散配合许心如教授治疗心衰之"泻肺利水法"加减，同时配合健脾渗湿利水活血之品，共奏温阳益气、活血利水之功。再诊时患者气虚血瘀证候较著，加用黄芪用量补气利水，并使用对药桃仁、红花加强活血化瘀之功，药到病除。需要注意的是，心力衰竭患者急性发作期，须严格控制水液的摄入量，金玫教授每每嘱托患者，煎药需浓煎，分次少量频服，以防水液潴留，增加心脏负荷。同时，煎药所剩药渣，嘱托患者可再行煎煮后温水泡脚，以助药力。患者病情好转，进入恢复期后，仍需继续服药巩固，用药时间依病情而定，预防加重或复发。

第三节　2型糖尿病医案

患者，男，86岁，退休。初诊日期：2017年9月4日。

患者发现2型糖尿病20年，平素口服二甲双胍片、拜糖平降糖治疗，血糖控制尚可，糖化血红蛋白7%左右。近3个月来自觉乏力、口干不欲饮、小便短赤，查空腹血糖8～10mmol/L，餐后2小时血糖11～14mmol/L。于西医院诊断为2型糖尿病伴血糖控制不佳，加用胰岛素皮下注射控制血糖1周后，空腹血糖7～8mmol/L，餐后2小时血糖9～11mmol/L，仍有乏力、口干不欲饮、小便短赤，遂来求治。查体：BP 130/75 mmHg，双肺呼吸音清，未闻及干湿啰音，HR 80次/分钟，心律齐，各瓣膜听诊区未闻病理性杂音，肝脾未及，双下肢不肿。舌质暗红，苔黄厚腻，脉滑。尿常规：红细胞（2+）。

刻下症：乏力，口干不欲饮，小便短赤，大便黏腻，1～2日一行，睡眠欠安。

西医诊断：2型糖尿病。

中医诊断：消渴。

辨证：脾气亏虚，湿热内蕴。

治法：健脾益气，清化湿热。

处方：生黄芪40g，炙黄芪15g，党参30g，茯苓15g，陈皮15g，地榆炭15g，仙鹤草15g，炒薏苡仁30g，川芎6g，金钱草30g，炒白术15g，车前草10g，枸杞子15g，苍术30g，生甘草10g。7剂，水煎服，日1剂。

二诊：服前方1周后，患者口干、乏力明显减轻，小便色泽转淡黄，大便日一行，略黏腻，睡眠欠安。空腹血糖7～8mmol/L，餐后2小时血糖8～10mmol/L。舌质暗红，苔薄黄，脉弦滑。上方去炒薏苡仁、车前草，加用百合15g，桑寄生30g。

三诊：服药2周后，患者乏力、口干基本消失，小便清，大便畅，睡眠安。舌质暗红，苔薄，脉滑。空腹血糖6～8mmol/L，餐后2小时血糖7～9mmol/L。

按：该患者为2型糖尿病伴血糖控制不佳，中医学属"消渴病"范畴，辨证为脾气亏虚、湿热内蕴，治当健脾益气、清化湿热。根据金玫教授对糖尿病的治疗经验，认为此病多为本虚。脾胃受损为百病之本，治病尤重调理脾胃。脾胃居于中焦，为气血生化之源。胃司受纳，脾主运化，一运一纳，化生精气。脾胃运化失调，则水谷不布，痰湿内生，气血津液生化乏源，人体的正常生命活动失调。气虚可见乏力，痰湿内生、水饮内停，可见口干不欲饮、大便黏腻。肾为先天之本，脾为后天之本，脾与肾之间可相互资生。一方面，脾主运化，依赖肾火的温煦，肾主藏精，需脾精来补充；另一方面，体现在水液代谢上，脾主运化水湿，上输于肺，灌溉四旁，肾为水之脏，蒸腾气化水液。因此，脾肾亏虚时会出现水液代谢失常，小便不利的情况。

故本患者可见小便短赤之症，治疗当从健脾益气、清化湿热立法。本例抓住脾气亏虚这一关键环节，兼顾补肾及清化湿热之邪。初诊时方中重用生黄芪补气利水；四君子汤加炙黄芪补脾益气；陈皮理气健脾、调中燥湿；选用四妙丸之炒薏苡仁、苍术以达清热燥湿健脾之功；枸杞子滋补肾阴；地榆炭凉血止血；仙鹤草补虚强壮、止血降糖；川芎为血中之气药，行气活血，与地榆炭、仙鹤草相配，止血而不留瘀；金钱草、车前草清热利尿通淋。复诊时，湿邪去半，阴虚燥热之象凸显，故健脾益气治本之立法不变，去炒薏苡仁、车前草，加用百合理脾健胃、滋阴清热、宁心安神，桑寄生补肾养血。如此，则脾胃健，肾气充，湿热阴虚之象乃退。

第四节　高血压医案

患者，女，66 岁，退休。初诊日期：2007 年 7 月 20 日。

患者发现高血压 3 年，BP_{max}160/105mmHg，平素服用缬沙坦氨氯地平降压治疗，血压控制平稳，130/75mmHg 左右。近两周来血压控制不佳，BP 145/90mmHg 左右，自觉头胀痛，前来就诊。既往有冠心病史 2 年，未行冠状动脉介入治疗，否认其他慢性疾病史。查体：BP 145/95mmHg。双肺呼吸音清，未闻及干湿啰音，HP 70 次 / 分钟，心律齐，各瓣膜听诊区未闻病理性杂音，肝脾未及，双下肢不肿。

刻下症：胸闷，心烦，纳差，夜寐多梦，小便调，大便干。舌暗，苔薄黄，脉弦。

西医诊断：高血压 2 级（极高危）。

中医诊断：头痛。

辨证：肝阳上亢，瘀阻经络。

治法：平肝潜阳，化瘀通络。

处方：天麻 15g，钩藤 15g，丹参 30g，鸡血藤 30g，珍珠母 30g，玫瑰花 15g，桃仁 15g，当归尾 15g，茯苓 15g，炒白术 15g，生龙骨 30g，远志 15g，炒栀子 15g，佛手 15g，薄荷 15g，生甘草 6g。7 剂，水煎服，日 1 剂。

二诊：服上方 1 周后，患者诸症改善，BP 140/85mmHg，仍时有胸闷，夜寐欠安，舌暗，苔薄白，脉弦。上方去天麻、钩藤、炒栀子，加醋柴胡 12g，首乌藤 15g。水煎服，日 1 剂。

服上方 1 周后，患者诸症缓解，BP 130/80mmHg。

按：金玫教授认为，高血压乃本虚标实之候，其病机为阴阳失调，以肝肾阴虚为本，以风、火、痰、瘀等内生之邪为标。阴亏于下，阳亢于上，火越于外，风动于内，瘀阻于脉，痰淫于络，全身上下内外无处不在，诸症百生。十二经气血满溢则络脉气血亦充盈，而脏腑功能盛衰是经络气血盛衰之源泉，故治在脏腑。初病在经，久病入络，经主气，络主血，络病须治血，然血因气滞，气随血结，不通则痛，故疏理气机、调和阴阳、通和血脉是高血压病的治疗原则。肝主疏泄，调畅情志，情志失调，肝失疏泄，气机郁滞，一则瘀血内生，二因木郁则土壅，土壅则枢机失转，当升者不升，当降者不降，痰浊内生。因此治肝、调肝，尤其是敛肝是治疗高血压的关键。阳明是"中流砥柱"，阳明虚而中乏"坐镇之真气"，则肝风上逆。脾胃为气血生化之源，用药投剂须先顾及脾胃，务先使胃纳增加，再图攻补。脾阴宜固，胃腑宜通，脾升则健，胃降则和。

本病例初诊以平肝潜阳、化瘀通络立法，辅以健脾行气之品。方用天麻、钩藤为君，平肝潜阳；丹参、鸡血藤为臣，活血通络；佐以珍珠母、平肝潜阳、镇心安神、滋肝阴、清肝火，玫瑰花行气解郁、活血化瘀，桃仁、当归尾活血祛瘀通络，茯苓健脾安神、炒白术补气健脾，生龙骨镇惊安神、平肝潜阳、安心神，远志宁心安神、祛痰开窍，炒栀子泻火除烦，佛手疏肝解郁、理气和中、燥湿化痰，薄荷清利头目、疏肝解郁，生甘草调和诸药。再诊时，患者症减，但肝郁气滞，虚火上扰心神之象较盛，故去天麻、钩藤、栀子，加用柴胡以疏肝解郁，首乌藤以养血安神。经治，患者血压稳、诸症除。

第五节　不稳定型心绞痛医案

患者，女，56岁，工人。初诊日期：2017年4月16日。

患者8年前出现胸闷心悸，走路爬楼时尤甚，于安贞医院诊断为"冠心病"，未行介入治疗，规律服用阿司匹林、阿托伐他汀、倍他乐克等西药治疗，病情平稳。近半月来，因家中房屋装修，操劳过度，又兼生气，觉胸闷、心悸发作频繁，心前区疼痛，每天发作3～5次，每次3～5分钟，伴有心悸、胸闷、气短、乏力、头晕、浮肿，面色晦暗，神疲，形体肥胖。舌质暗淡，舌体偏大，舌苔厚腻，脉沉弦滑。查体：BP 150/95mmHg，HR 88次/分钟，律齐。心电图检查示Ⅱ、Ⅲ、aVF导联T波倒置，左室高电压。

西医诊断：冠状动脉粥样硬化性心脏病；不稳定型心绞痛。

中医诊断：胸痹心痛病。

辨证：气虚血瘀，痰湿阻滞。

治法：益气化瘀，平肝祛湿。

处方：太子参15g，生黄芪20g，丹参20g，郁金12g，元胡12g，全瓜蒌15g，枳实15g，陈皮15g，茯苓皮30g，清半夏9g，夏枯草20g，白蒺藜15g，炙甘草6g，桃仁15g，水红花子10g，醋柴胡15g。7剂，水煎服，日1剂。

二诊：服上药7剂后，患者心前区疼痛明显好转，1周发作2次，1～3分钟/次，心悸、胸闷、气短、头晕明显改善，面部浮肿消失，下肢浮肿减轻，面色晦暗，神志清楚，声音清晰，舌质偏暗，舌体偏大，舌苔薄腻，脉象弦滑。BP 140/90mmHg，HR 80次/分钟。心气渐复，痰湿渐消，胸气渐展，诸症得以改善。下肢浮肿虽减仍存，为脾虚失运待复，气机尚不畅顺。面色晦暗，舌质偏暗，苔薄腻为血瘀痰阻之象。上方去全瓜蒌、炙甘草，加用炒葶苈子15g，鸡内金30g，香附15g以理肺行水、疏肝利尿、理气通络。

三诊：再服上药7剂后，患者心前区疼痛未发作，心情舒畅，体力增加，心悸、胸闷、气短、乏力、头晕、浮肿明显好转，舌质淡红，舌体偏大，舌苔薄白，脉象弦细，血压平稳。

按：此病例该患者形体肥胖，胖人多痰多湿，加之劳伤心脾，情志过极，气机紊乱，气血运行不畅，阻滞心脉而发病。心脾气虚，生化乏源，帅血无力，故心悸气短乏力；脾运失司，水湿不行，溢于肌肤，故面目肢体浮肿；瘀血阻滞心脉，瘀而不通，胸中气机不展，故胸闷、心前区疼痛；情志过极，气逆而上，上干清窍，故头晕；舌暗红、苔厚腻、脉沉弦滑皆为气虚血瘀，血行不利，痰湿阻滞之象。金玫教授认为，治疗一是补益心气，以治其本；二是化瘀祛痰，以治其标。但在化瘀祛痰的同时，勿忘理气行气，因气滞则血瘀，气行则血行，气机舒畅则血瘀得化，气行则滞消。此属动静结合、刚柔并用，相辅相成。故在临床应用时，应根据病情变化随症加减。

特别要注意，补品味甘，易滋腻碍胃，致中焦阻滞，所以在使用纯补药物时，常加用健脾运化、疏肝和胃之品，方能达到最佳效果。

第六章　首都名中医刘红旭教授医案

刘红旭，教授，主任医师，博士研究生导师，现任首都医科大学附属北京中医医院首席专家，心血管科主任，心血管病研究室主任。卫生部国家中医心血管病重点专科学术带头人；国家中医药管理局中医心血管病重点学科、重点专科的学科带头人。获得北京市优秀共产党员、北京市卫生系统先进个人、首都健康卫士等荣誉。

刘红旭教授从事中医、中西医结合治疗心血管病及危重病的临床、教学及科研工作 30 余年，汲取现代技术，应用中西医结合多种手段，有效提高了危重症患者救治成功率。他长期坚持一线工作，任北京中医医院急诊和心血管科主任期间，建立第一个 ICU 病房，引进第一台有创呼吸机、床旁血滤、人工膜肺等现代医学手段，引进介入治疗技术及外科手术等，开展各种复杂性心脏病的介入治疗及各种常见心血管外科手术，在西医救治技术基础上发挥中医特色，有效提升了危重症抢救成功率，在中医、中西医结合治疗心血管病领域走在全国前列。

刘红旭教授长期从事心血管疾病与急危重症的中医、中西医结合治疗及冠心病的介入治疗，带领其团队在深入挖掘多位国家级名老中医学术思想基础上经过多年研究探索，逐渐形成以益气逐瘀法为指导治疗缺血性心脏病（IHD）的学术理论，开发出具有益气逐瘀功效的院内制剂——参元益气活血胶囊。经过二十余年研究探索，从不稳定心绞痛，到急性心肌梗死、血再灌注损伤、围手术期的心肌损伤，再到缺血性心肌保护，心血管科团队系统揭示了参元益气活血胶囊对缺血性心脏病全事件链的心肌保护作用。从临床研究（人）到活体动物（猪、大鼠、小鼠、斑马鱼）、离体心脏组织、心肌细胞、细胞器（内质网）、基因和蛋白水平，多层次揭示了益气逐瘀法对IHD心肌保护机制及多靶点作用特点。

刘红旭教授长期以来注重学术研究，引领学术发展，在中医、中西医结合治疗心血管病的学术领域成果丰硕。在临床流行病学领域，两次组织全国中医医院急性心肌梗死（AMI）治疗状况调查，连续十年注册北京地区中医医院AMI住院治疗状况，获李时珍医药创新奖。在冠心病研究领域，刘红旭教授首创益气逐瘀法治疗缺血性心脏病的学术理论，并研制具有益气逐瘀功效的院内制剂（参元益气活血胶囊），先后荣获中华中医药学会科技进步奖一等奖等9项省部级科技进步奖。

第一节　反复支架内再狭窄医案

患者，女，55岁。初诊日期：2011年10月18日。

患者2009年因劳力性心绞痛行冠状动脉造影，发现回旋支存在严重阻塞病变。患者成功完成介入治疗后的2年期间反复出现支架内再狭窄，先后共行5次介入治疗及1次外科搭桥手术治疗。2011年9月因胸痛再次发作，行冠状动脉造影显示，左乳内动脉-前降支桥血管通畅，吻合口以远管腔显影好，升主动脉-对角支桥血管吻合口以远显影欠佳，左主干、前降支及回旋支内充盈缺损，考虑再狭窄或闭塞。病变由回旋支逐渐累及到左主干和前降支，患者因不愿再行手术干预，遂决定接受中医诊疗。

刻下症：胸闷痛每日均有发作，与活动、休息无关，有夜间阵发憋醒，持续 5～10 分钟缓解，乏力，气短，口干，无口苦，纳可，喜热饮食，易呃逆，眠差，大便不干。平素性急，易焦虑、生气，时咽痛、后背痛、头痛，发作均与情绪有关。舌边有齿痕，质淡暗，苔薄白，脉沉细。

西医诊断：冠脉搭桥术后；劳力性心绞痛；窦性心动过速。

中医诊断：胸痹心痛病。

辨证：气虚血瘀证。

治法：益气破血，化瘀通络。

处方：参元丹加减。生黄芪 30g，丹参 30g，党参 30g，玄参 30g，元胡 10g，水蛭 3g，土鳖虫 6g，地龙 10g，瓜蒌 30g，姜半夏 9g，薤白 10g，赤芍 10g，白芍 10g。7 剂，水煎 40 分钟，煎取 400mL，早晚各服 200mL。

二诊：服前方 2 周后，患者诉仍时有胸闷痛，但次数减少。易焦虑，生气，余症状同前。上方元胡改为 20g，去赤芍，加香附 10g，娑罗子 10g。

三诊：2 周后患者诉胸闷痛程度减轻，但近期易情绪激动。原方基础上去香附加川楝子 6g，合欢花 15g，郁金 10g，茯神 15g。

四诊：患者因近日天气寒冷出现心前区疼痛不适，气短，无胸憋，持续 10～30 分钟，可自行缓解。手足凉，怕冷。在原方基础上加入少量温阳药。

按：该患者先后共行 5 次介入治疗及 1 次外科搭桥手术治疗，正气已伤，加之患者年老，气不足，故辨证时，首先抓住胸闷痛、短气乏力、脉沉细这一主症，因沉脉主气虚，脉细主血少、血瘀，故可考虑气虚血瘀为该患者发病的关键因素。再结合舌边有齿痕，质淡暗，苔薄白所显示出来的"心气不足""血脉瘀阻"，以及易焦虑、时咽痛、口干、喜热饮等"瘀而化热"表现分析，患者热的产生乃因心气不足，无力推动血行，血脉瘀阻，瘀郁化热所致。所以，心气不足是发病的根本原因，血脉瘀阻是其必要环节。

综上，该患者辨证应为心气不足，血脉瘀阻。故方用生黄芪、党参各30g大补元气，取瓜蒌薤白半夏汤行气解郁，通阳散结。患者易生气，元胡是活血化瘀、行气止痛之妙品，故加元胡。血瘀日久，瘀而化热，故加玄参清热凉血；久病入络，故加水蛭、土鳖虫、地龙等虫类药破血通经逐瘀，去络中之瘀滞。赤芍具有止痛凉血的疗效，而白芍具有改善心肌供血、扩张血管的功效。诸药合用，共奏益气破血、化瘀通络之功。

二诊患者仍时有胸闷痛，故加大元胡用量，增强活血行气之功；患者易焦虑生气，考虑兼有肝气郁结证，故去入血分苦寒之赤芍，而加入气分之香附，散肝气之郁结，味苦疏泄以平肝气之横逆，配以娑罗子助香附行滞，理气宽中。三诊患者胸闷痛程度减轻，但情绪易于激动，考虑肝火旺，故去香附加川楝子疏肝泄热，佐以合欢花、郁金、茯神解郁安神。四诊时因天气寒冷，寒主收引，血得寒则凝，血流不畅，不通则痛，故见胸痛。考虑患者主证同前，兼有阳虚，故在前方基础上加桂枝、附子以通阳散结。服药2个月余，患者胸闷痛程度显著缓解，生活质量明显提升。此后患者又规律口服中药约2年时间。随访自诉正常行走约2000米不再发生心绞痛，日常生活不受影响，病情稳定。

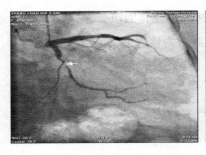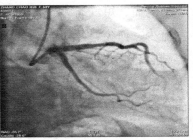

A   B

图 2 2009 年 4 月第 1 次介入情况

A：冠状动脉造影显示回旋支狭窄 90%。

B：球囊扩张（Voyager 2.5mm×25mm，Voyager 2.5mm×15mm）和支架植入（Cypher 3.5mm×23mm 10atm）后，回旋支恢复 TIMI Ⅲ级血流。

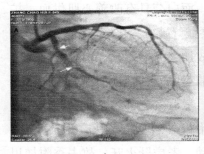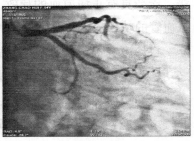

A   B

图 3 2009 年 7 月第 2 次介入情况

A：冠状动脉造影显示回旋支支架近段狭窄超过 50%，钝缘支起始部支架内闭塞，远端可见超过 90% 狭窄。

B：球囊扩张（Voyager 2.5mm×20mm，Voyager 3.5mm×13mm）和支架植入（Endeavor 3.5mm×30mm 10atm）后，回旋支恢复 TIMI Ⅲ级血流。

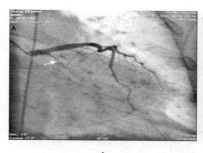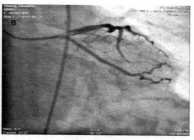

图4　2009年10月第3次介入情况

A：冠状动脉造影显示因支架内再狭窄回旋支近端100%闭塞。

B：球囊扩张（Ryujin 1.25mm×15mm，Ryujin 2.5mm×15mm，NC Mercury 2.75mm×10mm）和支架植入（Firebird 2.5mm×29mm 18atm，Firebird 2.75mm×18mm 24atm）后，回旋支恢复TIMI Ⅲ级血流。

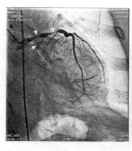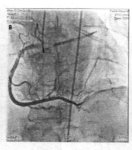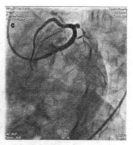

图5　2010年1月第4次介入情况

A：冠状动脉造影显示不但回旋支近端100%闭塞，左主干开叉处70%狭窄，前降支近端可见90%的不规则狭窄。

B：右冠状动脉可见侧支循环开放。

C：球囊扩张（Sprinter 2.0mm×15mm，NC Voyager 3.5mm×

12mm）和支架植入（Excel 3.5mm×36mm 16atm）后，左主干和前降支恢复 TIMI Ⅲ级血流。

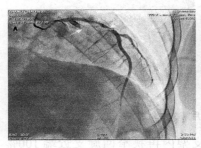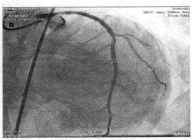

A   B

图6　2010年5月第5次介入情况

A：冠状动脉造影显示左主干原支架内内膜增生，前降支近段弥漫不规则狭窄95%，回旋支近段100%闭塞。

B：球囊扩张（Fire Star 2.0mm×15mm）和支架植入（Xience V 3.0mm×28mm 22atm）后，左主干和前降支恢复 TIMI Ⅲ级血流。

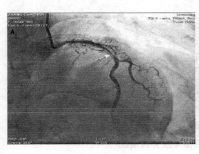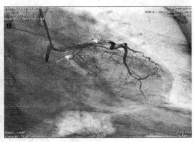

A   B

图7　2010年11月搭桥术前冠脉造影情况

A、B：冠状动脉造影显示前降支近段弥漫不规则95%狭窄，回旋支近端100%闭塞。

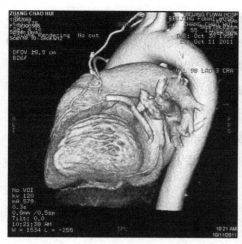
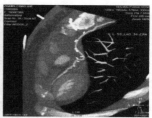
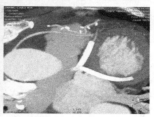

图 8 2011 年 2 月搭桥术后再狭窄 CTA 情况

冠状动脉造影显示，左乳内动脉—前降支桥血管通畅，吻合口以远管腔显影好，升主动脉—对角支桥血管吻合口以远显影欠佳，左主干、前降支及回旋支内充盈缺损，考虑再狭窄或闭塞。

第二节 心源性休克医案

刘某，男性，汉族，46 岁。初诊日期：2014 年 1 月 10 日。

2014 年 1 月 10 日因"胸骨后疼痛不缓解 1 小时"到安贞医院急诊就诊，心电图 I、aVL、$V_1 \sim V_6$ ST 段抬高 0.1 ~ 1.0mV（图 9），BP 80/42mmHg，HR 100 次 / 分钟，SpO_2 95%，诊断为"急性广泛前壁心肌梗死合并低血压状态"。医生反复与家属沟通，建议行急诊经皮冠状动脉介入治疗，患者及家属犹豫不决，并最终拒绝经皮冠状动脉介入治疗。最终患者延迟 2 小时后接受溶栓治疗，予阿替普酶 100mg 静脉溶栓。溶栓后患者血流动力学不稳定，血压波动于（69 ~ 84）/（43 ~ 47）mmHg，即刻植入主动脉内球囊反搏辅助（IABP）治疗；并给予去甲肾上腺素（0.1 ～ 0.2μg/kg·min）、多巴胺（18 ～ 20μg/kg·min）等药物维持血压，血压维持在 90/60mmHg 左右，之后患者进入安贞医院 CCU 病房。超声心动图示左心室壁运动普遍减低，以前壁为主，左室射血分数（EF 值）28%；Swan-ganz 导管监测血流动力学，心脏指数（Cardiac Index，CI）2.2 L/min·m²，诊断为急性心肌梗死（AMI）并发心源性休克（CS）。

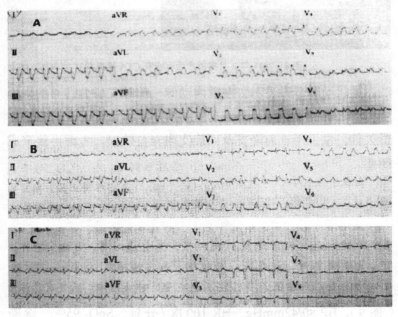

图 9 患者刘某入院心电图

A：入院即刻 Ⅰ、aVL 导联 ST 段抬高 0.1 ～ 0.5mV，V_1 ～ V_6 导联 ST 段抬高 0.2 ～ 1.0mV，Ⅱ、Ⅲ、aVF 导联 ST 段压低 0.4 ～ 0.6mV。

B：静脉溶栓半小时后，Ⅰ、aVL、V_1 ～ V_6 导联 ST 段较

前回落。

　　C：静脉溶栓2小时后，各导联大致回至基线水平。

　　入院后按AMI诊疗指南规范化治疗，患者血流动力学仍不稳定。在IABP辅助下在导管室行冠状动脉造影，造影示左主干末段残余狭窄85%～90%，余血管未见明显狭窄，于左主干成功置入TAXUS 4mm×8mm支架1枚，术后血流通畅（图10）。术后2周仍需要持续多巴胺20μg～30μg/kg·min泵入及IABP辅助治疗；减量多巴胺或停用IABP血压不能够维持在90/60mmHg以上，超声心动图显示左室EF值最低为20%。经多学科会诊后，建议患者心脏移植，患者及家属最初同意接受心脏移植手术，并一度配型成功，最终再次由于患者及家属犹豫不决，错失心脏移植时机。

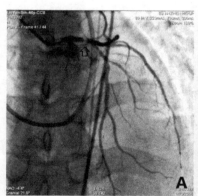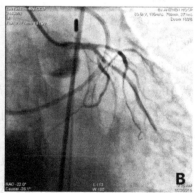

图10　患者刘某置入支架后介入情况

　　A：入院2周冠脉造影示左主干末段残余狭窄85%，余血管血流通畅。

　　B：左主干成功置入TAXUS 4mm×8mm支架1枚，术后血流TIMI Ⅲ级。

此后，为使患者心脏情况得以改善，患者及患者所在医院希望寻求中医的帮助。刘红旭教授及团队至 CCU 床边会诊，会诊印象：患者卧床、面色不华、心悸气短、动则喘息、语声低微、乏力懒言、时时自汗、咽干口渴，喉中有痰、纳食不佳、大便不畅、小便尚可、舌质暗红，舌苔薄白，脉细数而弱。

西医诊断：急性广泛前壁心肌梗死；低血压状态。

中医诊断：心衰病。

中医辨证：气阴不足，痰饮内停，瘀血阻络。

治法：益气养阴，泻肺利水，逐瘀通络。

处方：红人参30g，寸麦冬10g，五味子10g，葶苈子30g，桑白皮30g，紫丹参30g，制水蛭3g，制土鳖虫6g，润元参30g，淡玉竹10g，醋元胡10g，炒枳实10g。7剂，水煎服，每日一剂。

二诊：患者自觉症状好转，心悸气喘减轻，纳食好转，大便尚干，舌质暗红，苔薄略腻，脉细数而弱。中医辨证立法同前。调整药物，加生黄芪30g，葶苈子60g，桑白皮60g，酒大黄10g。7剂，水煎服，每日一剂。

三诊：时有气短喘憋，动则加重，面色不华，语声低微，纳食不香，大便略干，小便尚可。查体：BP 87/64mmHg，HR 110次/分钟，R 19次/分钟，心界向左扩大，双下肺可闻及细小湿啰音，腹部查体未见异常，双下肢胫前轻度凹陷性水肿，舌质淡暗，舌苔白腻，脉细弦涩。辅助检查：BNP > 1800ng/mL，ALT 31.1U/L，CK-MB 5.6U/L，Cr 70.2μmol/L；心脏超声显示左室舒张末径63mm，室壁运动减弱，左室射血分数（LVEF）28%。西药治疗给予阿司匹林 0.1g qd，波立维 75mg qd，阿托伐他汀钙 20mg qn，地高辛 0.25mg qd，托拉塞米 20mg qd，螺内酯 20mg qd。

处方：生黄芪 30g，潞党参 30g，润元参 30g，紫丹参 30g，醋元胡 10g，制水蛭 3g，土鳖虫 6g，净地龙 10g，全瓜蒌 30g，姜半夏 9g，薤白头 10g，红人参 30g，寸麦冬 10g，五味子 10g，葶苈子 30g，桑白皮 30g。7 剂，水煎服，每日 1 剂。

按：心衰发展过程中，往往先有心气不足，随病情发展及病机变化，心气亏虚致血运无力，瘀血内停，中期脾气受损，脾虚失运，复加肺气亏虚，水道失其通调，则水湿内停。结合舌脉，舌质暗红，舌苔薄白，脉细数而弱，乃一派气阴不足之象。故心衰病心气阴两虚是其病理基础，血脉瘀滞为其中心环节，痰饮内停是病理变化。心气亏虚、心脏鼓动减弱、营运无力，故见心悸气短、动则喘息、语声低微、乏力懒言。肺气不固，肺主皮毛，故时时自汗，肺与大肠相表里，肺宣发肃降失常，故大便不畅，水饮内停，故见喉中有痰；病久脾气亏虚，故纳食不佳；气阴不足，则咽干口渴，舌质暗红，舌苔薄白，脉细数而弱。

故治疗用以生脉散为基础的益气养阴大法固益正气，并结合独具特色的北京中医"治心三法"中泻肺利水法，扶正祛邪，改善心功能。方中红人参大补元气，配麦冬、五味子，取生脉饮之方义共为君药；葶苈子、桑白皮共奏泻肺利水之意，丹参、土鳖虫、水蛭化瘀通络，两组药物共为臣药；元参、玉竹育阴润肺，元胡行气活血，枳实通便降浊，共为佐使。诸药合用，共奏益气养阴、泻肺利水、逐瘀通络之功。

二诊患者诸症状缓解，故在原方基础上加黄芪以加强益气之效，葶苈子、桑白皮加量，强化泻肺利水之功；大便尚干，故加酒大黄，意在通便降浊、加强活血。再服 7 剂，患者症状进一步好转，中医以此守法调方，辨证施治；逐渐减少多巴胺用量，直至停用，并撤除IABP，患者可以下床活动；于住院49日后好转出院。三诊结合舌脉，考虑患者大病日久，气阴两虚、痰瘀互阻，治宜益气养阴、化痰逐瘀，应用北京中医"治心三法"中益气逐瘀法为核心，对患者的治疗用药进行调整。方中黄芪、党参补中益气，元参滋阴软坚，丹参养血活血，土鳖虫、水蛭破血逐瘀，地龙化瘀通络，元胡行气活血，为主方；配人参生脉饮加强益气养阴之功，配瓜蒌薤白半夏汤通阳化浊，葶苈子、桑白皮利水化痰。佐以元参润燥软坚、丹参养血活血、元胡行气活血。此后患者临床症状逐渐好转，中医以此守法调方，辨证施治。

此后患者在门诊随访治疗3年，根据患者情况调整中药、西药的使用；血压控制在（90～110）/（60～70）mmHg，心率在60～80次/分钟，并恢复正常生活、工作。至2017年9月6日患者再次住院进行心脏功能评估，患者BP 92/62mmHg，HR 62次/分钟，左心室舒张末径62mm，左室射血分数40%，无胸痛胸闷、心悸气短、倦怠乏力等不适。

第三节　冠脉MIX手术术后伴心力衰竭医案

金某，男，61岁，工人。初诊日期：2017年8月31日。

患者1个月前静息时自觉胸闷气短，时感喘憋，持续10～20分钟可自行缓解，未予重视，现于我院完善心电图、心肌酶及相关理化检查，考虑急性非ST段抬高型心肌梗死，并于我院导管室行冠状动脉造影，造影提示冠状动脉左主干加三支病变。后患者于2017年9月15日于我院手术室行左前降支心脏不停跳切口搭桥手术治疗，2017年9月22日于左回旋支及右冠状动脉行冠脉介入治疗，各植入支架 2 枚，手术顺利。查体：BP 125/75mmHg，HR 97 次 / 分钟，神清，精神欠佳。双肺呼吸音粗，双肺底可闻及湿啰音，心界稍大，心律齐，未闻及病理性杂音，可闻及心包摩擦音。腹软，肝脾未触及，双下肢中度凹陷性水肿。患者既往有高脂血症病史 24 年，银屑病病史 10 年，陈旧性心肌梗死病史 1 年，反流性食管炎病史 2 年。

刻下症：患者时有心悸胸闷气短，活动后加重，时有咳嗽，咳白色泡沫样痰，倦怠乏力，夜间气喘，平卧困难，时有口苦，口干不欲饮，纳可，眠欠安，大便干，小便少。舌暗红，有瘀斑，苔腻，脉沉细数。

西医诊断：慢性心功能不全；心功能Ⅲ级（NYHA 分级）。

中医诊断：心衰病。

辨证：水饮内停，气阴两虚证。

治法：泻肺利水，益气逐瘀。

方药：生黄芪、红参、麦冬、五味子、葶苈子、桑白皮、白术、茯苓皮、赤芍、牡丹皮、瓜蒌、薤白、姜半夏、当归、川芎、鸡血藤、水蛭。水煎服，日 1 剂。

二诊：患者前方服用 14 剂，心悸、胸闷、气短明显好转，偶有咳嗽咳痰，痰白量多，夜间呼吸困难较前好转，情绪急躁，乏力，口干不欲饮，纳可，眠欠安，大便干。查体：BP 123/76mmHg，HR 88 次 / 分钟。面部浮肿，双下肢轻度凹陷性水肿。舌暗红有瘀斑，苔略腻，脉沉细。

组方如下：生黄芪、红参、炒白术、茯苓、当归、瓜蒌、姜半夏、薤白、陈皮、紫苏梗、生薏苡仁、砂仁、白豆蔻、佩兰、酒大黄、炙甘草、白梅花、佛手。水煎服，每日 1 剂。

　　三诊：患者前方服用 14 剂，偶有胸闷气短，咳嗽咳痰，痰白量多，无明显呼吸困难，活动后气喘乏力，口干不欲饮，纳可，眠欠安，二便调。查体：BP 120/79mmHg，HR 82 次 / 分钟，双下肢轻度凹陷性水肿。舌暗红有瘀斑，苔略腻，脉沉细。

　　组方如下：生黄芪、党参、红参、炒白术、山药、炙甘草、莲子、砂仁、厚朴、麦冬、五味子、瓜蒌、半夏、薤白、茯苓皮、生薏苡仁、陈皮。水煎服，每日 1 剂。

　　按：患者年逾六旬，脏腑功能衰退，精气渐衰，致脾气虚弱、心阳不足，水饮痰浊等实邪趁虚上乘，邪正相搏，痹阻心脉，引起胸痹等症。患者心力衰竭，气虚无力鼓动血流，脑失滋养，故心悸、气短、头晕；痰浊痹阻，胸阳不通，故心前区疼痛；痰瘀互结，壅阻肺系，气道不通，肺气不畅，故喘而不得卧、呼吸困难；阴津亏损，无力上承于口，充盈于脉，故口干、舌红有瘀斑。心气衰微，血脉瘀阻，瘀而化热，故脉沉细数。首诊治以心衰合剂泻肺利水，辅以茯苓皮利水而不伤正气；牡丹皮、赤芍凉血清热，联合生脉散益气生津、强心救脱；瓜蒌薤白半夏汤涤痰泄浊，通其痹阻，川芎、鸡血藤、水蛭活血通脉。二诊患者诸症好转，心悸减轻，仍有面部浮肿及双下肢轻度水肿，去牡丹皮、赤芍，选砂仁、白豆蔻、佩兰等芳香化湿之品，助利水消肿，气化则湿化，加用白梅花疏肝和胃化痰，佛手理气以助通脉。三诊患者心衰症状好转，选用参元益气活血汤联合参苓白术散益气逐瘀、健脾渗湿。

第四节　扩张型心肌病医案

　　张某，男，54 岁。初诊日期：2013 年 8 月 5 日。

　　患者 2012 年 12 月感冒发热伴胸闷憋气，使用头孢类抗生素治疗，约2周后稍有好转，外院诊断为"病毒性心肌炎"，症状好转后未服用药物治疗。患者半月前因胸闷憋气，伴汗出，于301医院就诊，诊断为"扩张型心肌病"，经对症治疗后症状好转，仍时有胸闷憋气，为求进一步治疗，收入我科。查体：HR 69次/分钟，BP 143/83mmHg，双肺呼吸音清，未闻及干湿啰音及胸膜摩擦音，心律齐，心尖区听诊区可闻及3/6级收缩期吹风样杂音，肺动脉听诊区心音亢进，P2 > A2，未闻及心包摩擦音。双下肢无水肿。舌红少苔，脉弦细。辅助检查：超声心动（2013年6月27日）示全心扩大（左室舒末径：67mm；左房前后径：46mm），肺动脉增宽，重度肺动脉瓣高压，二尖瓣中度反流，三尖瓣轻-中度反流；心电图（2013年8月5日）示窦性心律，Ⅰ、aVL及$V_3 \sim V_9$导联T波低平倒置，V_2导联S波$+V_5$导联R波$> 3.5mV$。后于我院复查超声心动图（2013年8月14日）结果提示符合扩张型心肌病，左心扩大，主动脉瓣微少量反流，左心室功能减低，左室舒末内径7.0cm，EF 39%。

刻下症：时有胸闷憋气，可平卧，无胸痛，无恶心呕吐，乏力气短，轻微咳嗽，口干，纳可，眠欠安，小便可，大便偏干。舌红少苔，脉弦细。

西医诊断：扩张型心肌病；充血性心力衰竭；心功能Ⅱ级（NYHA分级）。

中医诊断：心衰病。

辨证：气阴两虚，水饮内停证。

治法：益气养阴，泻肺利水。

处方：自拟心衰1号方加减。生黄芪30g，太子参20g，麦冬15g，五味子10g，丹参30g，葶苈子20g，桑白皮20g，车前子 20g，水红花子 15g，茯苓 20g，炒白术 15g，当归 10g，川芎 15g，赤芍 15g，白芍 10g，枇杷叶 15g，川贝母 6g，生甘草 10g。7 剂，水煎服日 1 剂。

二诊（2013 年 12 月 10 日）：患者就诊前 1 周无明显诱因出现右侧胸背痛间作，无进行性加重，无明显胸闷气短。超声心动检查（2013 年 12 月 3 日）提示扩张型心肌病，心功能不全，EF 32%。心电图提示 Ⅰ、aVL、Ⅱ、aVF，$V_5 \sim V_6$ 导联 T 波倒置，V_1、V_2 导联 ST 抬高 0.1 ~ 0.3mV。查体：双下肢轻微水肿。刻下症：右侧胸背痛间作，无明显胸闷气短，纳较前稍差，乏力明显，口干，小便可，大便偏干，舌淡少苔，脉弦细。原方去太子参、茯苓、生甘草、枇杷叶、川贝母，加党参 30g，茯苓皮 30g，炙甘草 10g，香加皮 6g。同时建议患者住院治疗，住院期间予对症治疗，加用西药单硝酸异山梨酯 30mg qd，拜阿司匹林 0.1g qd。出院前复查超声心动图提示（2013 年 12 月 16 日）扩张型心肌病，左室扩大，左心功能减低，左室舒末内径 5.9cm，左室后壁厚度 0.9cm，EF 39%。

三诊（2014 年 3 月 4 日）：患者自诉胸闷疼痛症状基本消失，乏力症状减轻，下肢仍有轻微水肿，纳食尚可，二便调。舌红苔少，脉沉细。前方去川芎、白芍。

四诊（2014 年 5 月 4 日）：完善超声心动图检查提示左房前后径 4.4cm，左室前后径 6.5cm，室间隔厚度 1cm，左室后壁厚度 1.0cm。左房室大，右房室内径尚可；左房耳内透声尚可，未见明显异常回声，室壁厚度尚可，收缩运动普遍减低；各瓣膜形态及启闭活动尚可；主动脉内径正常，搏动减低；收缩期于二尖瓣上、舒张期于主动脉瓣下可探及少量反流信号；舒张期二尖瓣口血流频谱 E/A 小于 1，EF 42%。超声心动图诊断意见为其符合扩张型心肌病，心功能不全，主动脉瓣及二尖瓣少量反流。刻下胸闷憋气较前好转，双下肢不肿。前方去香加皮。

五诊（2014 年 7 月 8 日）：患者自诉近日胸痛症状好转，纳可，眠稍差，夜寐多梦，二便调。复查超声心动图（2014 年 7 月 5 日）提示左房前后径 5.1cm，左室前后径 6.3cm，室间隔厚度 1.0cm，左室后壁厚度 0.9cm，右室前后径 3.0cm。左房室大，右室形态饱满，右房内径尚可；左房耳内透声尚可，未见明显异常回声，室壁厚度尚可，收缩运动弥漫性减低；各瓣膜形态及启闭活动尚可；主动脉内径正常，搏动减低；舒张期二尖瓣口血流频谱 E/A 小于 1，EF 46%。超声心动图诊断意见为其符合扩张型心肌病，心功能不全，主动脉瓣及二尖瓣少量反流。前方加煅牡蛎 30g。

按：心气受损，经脉运行不利，首先影响肺脏，使水液代谢异常；水湿停聚，肺气不宣郁闭于内则发为胸闷。该患者为心衰病，脉属弦细脉，再结合胸闷气短、口干、大便偏干、舌红少苔、脉弦细等症，故考虑心气阴两虚是发病根本原因，水饮内停是其必要环节，故治疗宜益气养阴、泻肺利水，方用自拟的心衰 1 号方加减。方中用黄芪益气固表，合生脉散有益心气、养心阴、生津的功效，以太子参易人参，因其补气亦有补阴之功。方中葶苈子、桑白皮、车前子、水红花子泻肺利水；丹参、赤白芍、川芎活血理气以助通脉；因患者兼有轻微咳嗽，故加枇杷叶、川贝母润肺生津，止咳平喘。诸药共用，则心气阴足、血脉通，水液代谢正常。

二诊时患者胸背疼痛，乏力明显，刻下气虚为主要矛盾，故以党参易太子参，炙甘草易生甘草，补益脾肺，增强原方补气之效；茯苓皮、香加皮易茯苓共奏利水之功；咳嗽症状消失，故去枇杷叶、川贝母。诸药合用，则补脾益肺、利水消肿。

三诊时患者诸症缓解，川芎乃血中气药，不宜久服，故去川芎防耗气之弊。

四诊患者双下肢不肿，加之香加皮有小毒，不宜久服，故去之。

五诊心气虚神明失守，故加煅牡蛎重镇安神。患者规律服药，病情稳定，嘱患者每6个月复查超声心动图，每2个月门诊复诊调整中药处方，如有不适门急诊及时随诊。

第五节　不稳定型心绞痛医案

患者，女，63岁，退休人员。初诊日期：2017年4月23日。

患者5年前出现劳力性胸闷痛伴静息状态下出现胸闷痛，行冠脉造影示前降支近段狭窄80%，右冠近段狭窄50%，诊断为"冠状动脉粥样硬化性心脏病－不稳定型心绞痛"，因患者对多种金属过敏未行冠状动脉介入治疗，予冠心病二级预防及常规抗心绞痛治疗。后患者因劳累过度，出现明显心前区疼痛，无肩背放射痛，约20分钟后逐渐缓解，伴乏力气短，遂来中医院就诊。既往有高血压、高脂血症、子宫多发平滑肌瘤史。查体：血压140/70mmHg，心率78次/分钟。神清，精神可。舌淡红，苔腻微黄，左脉滑，右脉弦细。辅助检查：TNT及CKMB水平阴性。

刻下症：患者静息状态下时有胸痛，活动后加重，伴背痛及背部压榨感，无放射痛，持续时间10～20分钟，服用硝酸甘油可缓解，略见心悸气短、乏力倦怠，少气懒言，食少腹胀，口干口苦，夜寐眠多，小便调，大便偏干。

西医诊断：冠状动脉粥样硬化性心脏病－不稳定型心绞痛；高血压2级（很高危）；高脂血症。

中医诊断：胸痹心痛病。

辨证：气虚血瘀证，兼有痰浊。

治法：益气逐瘀，宽胸降浊。

处方：方用参元益气活血汤加减。生黄芪30g，党参30g，玄参30g，丹参30g，元胡20g，娑罗子10g，瓜蒌30g，姜半夏9g，薤白10g，土鳖虫15g，水蛭3g，地龙6g，酒大黄10g，鸡血藤30g，怀牛膝20g，郁金10g。7剂，水煎服，日1剂。

二诊：患者前方服用14剂，胸闷痛较前减轻，发作次数减少，持续时间缩短。偶有乏力气短，口苦，夜间口干，腹胀较前好转，纳可，烦躁失眠，小便调，大便偏干，排气增多。舌暗红，苔白腻，脉弦细。查体：BP 145/75mmHg，HR 75次/分钟，心肺腹查体基本同前。加用玉竹10g、麦冬10g、首乌藤30g，14剂，水煎服，日分二服。西医治疗方面继予抗血小板聚集、降脂稳斑、控制血压、控制心室率、改善冠脉供血等治疗。

三诊：患者前方服用14剂后效果满意，续方14剂，服药1个月后，未再发作胸痛，心悸气短症状消失，偶有胸闷不适，乏力，夜寐梦多，腹胀矢气，大便初干后溏。舌淡红，苔白腻，左脉弦，右脉沉细。BP 135/80mmHg，HR 78次/分钟。上方去熟大黄，加用焦槟榔10g，紫苏梗15g。继服用上方14剂后，胸闷胸痛明显缓解，乏力、气短等症基本消失，后电话随访，自诉胸痛未作。嘱患者保持舒畅心情，劳逸结合，低脂低盐低糖饮食，监测血压、心率，定期复查血脂、血糖、肝功。随访

2 年，效果良好。

按：本案患者年逾六旬，久病心脾气虚，心主血脉，心气不足则无力推动血液运行，血行不畅，瘀血内阻于心脉，故见心前区疼痛；脾气虚弱，运化失司，津液不化，聚而成痰，痰瘀互结，趁虚上乘，痹阻心脉，而见胸闷气短，苔腻，脉弦滑；瘀血不除，新血不生，痰浊不去，津液亏耗，日久见阴血亏虚，津液不足，而致心悸、口干、胸闷痛缠绵难愈。四诊合参，中医辨证为胸痹心痛病，气虚血瘀证，兼有痰浊，治以益气养阴、宽胸降浊，选用参元益气活血汤为主方。方中黄芪益气扶正、水蛭破血逐瘀，共为君药，重在益气逐瘀；党参补中益气、土元攻血破坚，共为臣药，辅助君药益气逐瘀；丹参养血活血、元胡行气活血、玄参育阴软坚、地龙通经达络，共为佐药，以佐助君臣破血逐瘀之力；地龙兼作使药，引药使达病所。合方以益气逐瘀为大法，兼以养阴、化痰，紧扣病机，理法方药丝丝入扣，而获得临床疗效。

第七章　尚菊菊主任医师医案

尚菊菊，主任医师，博士生导师，中医内科及中西医结合医学博士，首都医科大学附属北京中医医院心血管科副主任，内分泌科负责人。硕士阶段师从刘红旭主任医师，博士阶段先后师从林谦主任医师及黄丽娟主任医师，全国名老中医黄丽娟学术经验继承人，2013年3～6月赴美国进行心血管疾病研修。在中西医结合治疗心血管疾病方面，秉承心血管科"治心三法"的学术思想，擅长冠心病、心绞痛、介入术后心绞痛、心力衰竭、高血压、心律失常、高脂血症等疾病的诊治。同时，在心血管疾病的临床流行病学方面，开展北京地区急性心肌梗死的临床流行病学调查及中医药干预研究，目前承担的国家重点研发计划相关的研究仍在进行。内分泌疾病方面，擅长应用中医药诊治糖尿病及其并发症，甲状腺疾病如亚急性甲状腺炎、甲状腺结节等，高尿酸血症、肥胖、内分泌失调引起的月经不调等。主编并参编专著8部，发表专业文章40余篇，获得省部级奖项4项，主持国家重点研发计划、北京市自然科学基金等多项心血管疾病研究课题。

第一节　心力衰竭医案

患者，女，77岁，离退休人员。初诊日期：2019年7月2日。

患者3年前无明显诱因出现气短，伴乏力汗出，时有胸闷不适，无咳嗽咳痰，2017年1月于当地医院行冠状动脉造影提示前降支近中段重度狭窄约90%，其间可见瘤样扩张，回旋支近中段弥漫性狭窄约80%，前向血流TIMI 3级，患者及家属拒绝手术治疗。后患者复查超声心动（2019年6月6日）提示二尖瓣前叶脱垂伴大量反流，轻度肺动脉高压，EF 66%。心电图提示窦性心律，左室高电压。现患者为寻求中医药调理前来就诊。查体：BP 120/70mmHg，双下肢轻度凹陷性水肿。

刻下症：时有心悸短气，伴自汗乏力，时有咳嗽咳痰，痰色白，自觉口黏，纳少，眠差，小便黄，大便偏干，日一行。舌暗，苔白腻，可见瘀斑，脉细。

西医诊断：慢性心功能不全，冠状动脉粥样硬化性心脏病。

中医诊断：心衰病。

中医辨证：气虚血瘀，痰湿中阻证。

治法：益气活血，燥湿化痰。

处方：生黄芪60g，白芍15g，黄芩9g，防己9g，法半夏9g，炒白术30g，陈皮15g，葶苈子15g，车前子15g，水红花子15g，丹参15g，鸡血藤15g，紫苏梗15g，瓜蒌15g，防风12g，桂枝15g。7剂，水煎服，日1剂。

二诊：服前方1周后患者气短较前减轻，仍时有乏力，自汗较前明显好转，口中黏腻不适明显好转，纳可，二便调。舌暗，苔黄腻，瘀斑消失，脉沉弦。查体：BP 100/70mmHg，双下肢水肿消失。患者苔转为黄腻苔，提示体内有内热生成，将上方燥湿化痰之品减量，加予滋阴清热之物。调整方药以生脉饮为底进行加味。

处方：生黄芪 15g，麦冬 10g，五味子 10g，葶苈子 10g，泽兰 10g，苍术 10g，郁金 10g，钩藤 15g，佛手 15g，娑罗子 15g，丹参 30g，地龙 10g，元胡 10g，陈皮 15g，黄柏 10g，蒲公英 10g。14 剂，水煎服，日 1 剂。

服上方 2 周后患者气短乏力明显减轻，未诉其他特殊不适，纳可，眠安，二便调。舌脉均较前好转，双下肢未见水肿。

按：该患者为慢性心功能不全，中医学属"心衰病"。患者老年女性，脏腑虚衰，复因久病耗气，心气虚可见乏力；肺气虚则肺失宣降，则见胸闷、咳嗽，卫外不固可见自汗；气虚则血行不畅，血瘀于心脉，舌象可见色暗及瘀斑，心脉不通可见胸闷；气虚无力行水，水饮内停，则双下肢出现水肿，聚而成痰，舌象可见腻苔，口中可觉黏腻不爽；脉细亦为气虚之象。观其脉证，证属气虚血瘀、痰湿中阻，病位主要在心，病性属虚实夹杂。故立法为益气活血、燥湿化痰，予大量生黄芪补气固表，紫苏梗行气使气行而不郁，丹参、鸡血藤活血化瘀，白芍敛阴止汗，半夏、陈皮燥湿化痰，瓜蒌化痰散结，白术健脾益气化痰，防己、车前子、葶苈子、水红花子利水消肿，桂枝温经通脉。后患者证候出现变化，黄芪用量大，加之配伍大量燥湿、温经药物，患者出现黄腻苔等内热之象，故将燥湿温经之品减量，用党参替换黄芪行补气固表之功，加用麦冬、五味子等滋阴之品，同时加予郁金、钩藤、黄芩、蒲公英等清热凉血之品清解体内郁热，佛手、娑罗子同用兼顾脾胃后天之本。诸药共用，以益气养阴活血为主，配伍清热、通络等品，则诸症缓解。

第二节　高血压医案

患者，男，32岁，职员。初诊日期：2017年5月29日。

患者近1周来自觉头晕、恶心、视物旋转、乏力、入睡困难，易紧张，曾自测血压170/90mmHg。于西苑医院就诊，系统检查未发现器质性病变，甲状腺功能未见明显异常，测血压160/90mmHg，予硝苯地平控释片30mg qd口服控制血压，患者自诉血压控制不佳，症状未见明显改善，想配合中药联合控制血压，遂来求治。查体：BP 170/85 mmHg，HR 85次/分钟，心律齐，未闻及病理性杂音，双肺未闻及干湿性啰音，肝脾未及，双下肢不肿。心电图示窦性心律，正常心电图。超声心电图示未发现异常。

刻下症：头晕、视物旋转、乏力、焦躁易怒，易紧张，大便干，日一次，口干，眠差。舌质红苔薄黄，脉弦细。

西医诊断：高血压。

中医诊断：眩晕。

辨证：肝郁气滞，肝肾阴虚，风阳上扰。

治法：疏肝解郁，补肝益肾，平肝潜阳。

处方：松龄血脉康方加减。太子参30g，麦冬15g，五味子10g，葛根15g，鲜松叶15g，珍珠母20g，丹参30g，川芎15g，香附10g，牡丹皮15g，赤芍15g，天麻15g，钩藤15g，白蒺藜10g，桑寄生20g。7剂，水煎服，日1剂。

二诊：联合西药服前方1周后，患者血压控制平稳，头晕、恶心、视物旋转症状明显减轻，大便转通畅，睡眠质量较前改善。自诉血压控制在135/85mmHg左右，舌质红，苔薄黄，脉细。上方加酸枣仁15g。

三诊：服药 2 周后，患者自测血压 130/80mmHg，头晕、恶心、视物旋转症状基本消失，大便畅，睡眠安，舌质淡红，苔薄，脉细。效不更方。

四诊：继服上方 2 周，患者高血压症状未再发生，诸症消失，大便畅，睡眠安。查体：BP 130/80mmHg，脉舌正常。

按：该患者所患为高血压，脉属弦脉。根据黄丽娟教授的经验，在诊治眩晕时，辨证要以脉诊为主，四诊合参。于是，诊治本患者时，首先抓住弦脉这一主症，因弦脉为脉气紧张的表现，肝主筋，脉道的柔软、弦硬与筋之弛缓、强劲之性相同。肝主疏泄，调和气机，以柔和为贵，若邪气滞肝，疏泄失常，气郁不利，则见弦脉，故可考虑该患者发病与肝有关，再结合头晕、视物旋转、乏力、焦躁易怒、易紧张、口干、眼差、舌质红、苔薄黄，此类所显示出来的"肝肾阴虚""风阳上扰"及"肝郁气滞"表现分析，患者脉弦的产生是由于恼怒焦虑，气郁化火，耗伤阴血，阴不制阳，风阳上扰。所以，肝郁是该患者发病的关键，气郁化火伤阴是其必要环节，肝肾阴虚是发病的根本原因。

综上，该患者辨证应为肝郁气滞，肝肾阴虚，风阳上扰，故选用疏肝解郁、补肝益肾、平肝潜阳之法。所以本方选用疏肝解郁之柴胡，理气活血通脉之川芎、香附，凉血清热之牡丹皮、赤芍，镇静安神之珍珠母，太子参、麦冬、五味子益气养阴，天麻、钩藤、白蒺藜平肝潜阳，桑寄生补益肝肾。全方合用则肝气畅、虚火清，肝肾阴虚自去，肝阳上扰自停，脉自柔和，血压平稳。

第三节　冠心病支架术后医案

患者，男，43 岁，职员。初诊时间：2019 年 9 月 24 日。

　　患者 2018 年 9 月 18 日因胸闷就诊于北大国际医院。入院查心电图提示期前收缩；行冠状动脉造影示三支病变，前降支中段弥漫性狭窄，最重 80%，第二对角支狭窄 90%，回旋支近段及远段狭窄 90%，第一钝缘支狭窄 60%。遂于回旋支植入 2 枚支架，前降支植入 2 枚支架。2018 年 11 月 12 日，再发胸闷，遂于右冠后降支植入 1 枚支架。2019 年 4 月 1 日又于前降支植入 2 枚支架。现服用拜阿司匹林、依折麦布、瑞舒伐他汀、美托洛尔、替格瑞洛。今为寻求中医治疗遂就诊于我院。

　　刻下症：阵发胸闷，乏力，气短，口干，纳食可，眠差易醒，醒后不易入睡，二便调。既往有高脂血症，否认高血压、糖尿病病史。查体：BP 124/79 mmHg，HR 76 次 / 分钟，律齐。舌淡红中有裂纹，苔白略腻。脉沉弦。

　　西医诊断：冠状动脉支架植入术后状态，高脂血症。

　　中医诊断：胸痹心痛病。

　　辨证：气阴两虚，心脉瘀阻。

　　治法：益气养阴，活血通脉，宁心安神。

　　处方：党参 15g，麦冬 10g，五味子 10g，丹参 30g，炒酸枣仁 30g，陈皮 15g，地龙 10g，虎杖 15g，姜黄 15g，天竺黄 3g，绵萆薢 15g，黄连 10g，薄荷 10g（后下），蒲公英 20g，泽泻 10g，红曲 6g。14 剂，日 1 剂，水煎温服。

　　二诊：服前方 2 周后，患者胸闷、乏力、气短、眠差较前明显好转，仍口干，二便调。舌红，中有裂纹，苔白。脉沉弦。前方去陈皮、泽泻、绵萆薢，加石斛 15g，玄参 20g 以加强滋阴之力，加郁金 15g 以加大行气活血止痛之力。

　　三诊：继服 2 周后，患者无明显胸闷发作，乏力、气短、眠差进一步好转，口干较前好转，二便调。舌红少津。脉沉细。

前方去党参、姜黄，加北沙参 30g，生地黄 15g 以加强养阴之力，加滇鸡血藤 15g 以加强补血活血之力。

四诊：继服 2 周后，患者口干好转，纳可，二便调。舌尖红，苔白。脉沉细。再服 14 剂以巩固疗效。

按：患者年 43 岁。《素问·阴阳应象大论》曰："年四十，而阴气自半也，起居衰矣。"随年龄增长，人们脏腑功能活动逐渐开始衰退，致使气阴不足，正气亏虚。此外，介入治疗虽然能在短时间内使血行通畅，发挥祛除瘀滞的"治标"作用，但脏腑亏虚的"本"仍然存在，并且由于介入治疗为外源性损伤，必然有损于脉络，"形损气散"，进而损伤心气，耗伤气血，致使脏腑虚损更加严重，导致血瘀、痰浊等病理产物再次形成，故患者可见乏力、气短、口干等气虚阴伤之征象。患者中年男性，既往有高脂血症、冠心病，冠状动脉支架植入术后，初诊时患者舌淡红，中有裂纹，已可见乏力、气短、口干等症状，可知患者气阴俱虚，治当以益气养阴、活血通脉之法。患者眠差易醒，治疗时要注意加用宁心安神的炒酸枣仁等。因痰浊内阻是胸痹心痛的基本病机，痰浊为标，但标不除则本难愈，故应加入薄荷、郁金、姜黄等芳香化浊之品。

第四节　糖尿病伴冠心病医案

患者，男，67 岁，退休人员。初诊日期：2019 年 11 月 12 日。

患者 3 年前因"阵发胸闷 1 年，加重 1 周"于我院心血管科住院系统治疗后出院，出院诊断为"冠状动脉粥样硬化；心律失常，完全性左束支传导阻滞；高血压 3 级（很高危）；2 型糖尿病；高脂血症"。出院带药予阿司匹林片抗血小板聚集，阿托伐他汀钙片降脂稳定斑块，苯磺酸氨氯地平片降压，阿卡波糖片、格列美脲片口服控制血糖。患者近 3 个月来自觉胸闷痛，活动时加重，无心悸、汗出，偶有头晕、头痛，口干，口中黏腻，故来我科就诊。查体：BP 125/90 mmHg，HR 75 次/分钟，心律齐，未闻及病理性杂音，双肺未闻及干湿啰音，肝脾未及，双下肢不肿。心电图示完全性左束支传导阻滞。超声心动图示左室舒张功能减低，左房增大。糖化血红蛋白 8%，血糖（空腹）10mmol/L。

刻下症：胸闷痛，心悸不明显，活动时加重，偶有头晕、头痛，口干，口中黏腻，大便黏滞不爽，纳眠可，舌淡暗，苔黄腻，脉沉弦。

西医诊断：糖尿病，冠状动脉性心脏病。

中医诊断：消渴，心痹。

辨证：痰浊内蕴，气虚血瘀，瘀而化热。

治法：益气养心，活血通脉，凉血清热。

处方：党参 30g，茯苓 30g，炒白术 15g，苍术 15g，丹参 30g，郁金 15g，元胡 10g，佛手 15g，玄参 15g，黄连 10g，瓦楞子 15g，枳壳 10g，厚朴 10g，法半夏 9g，石斛 15g，高良姜 10g，14 剂，水煎温服，日 1 剂。

二诊：服前方 2 周后，患者胸闷痛、头痛等症状好转，舌淡，苔白，脉沉细。上方加去党参，改为生黄芪 20g，加桃仁 9g，川芎 10g，夏天无 6g；去玄参，黄连减量为 6g；去佛手、石斛、高良姜，加灯盏细辛 10g。

三诊：服药 2 周后，患者胸闷痛、头痛等症状基本消失，大便畅，睡眠安。舌淡，苔白，脉沉细。效不更方。

四诊：继服上方 2 周，患者胸闷痛未再发生，诸症消失，大便畅，睡眠安。HR 72 次 / 分钟，律齐，脉舌正常。

　　按：该患者为消渴病，脉属沉弦脉。根据魏执真教授在糖尿病辨证方面"以脉为主，四诊合参"的经验。临床辨证时，结合患者胸闷、口干、口中黏腻、大便黏滞不爽及舌质暗红、苔黄腻等症状所显示出来的"心脾气虚""痰浊内蕴""血脉瘀阻"及"瘀而化热"分析，患者病证是由血脉瘀阻、瘀郁化热所致，而血脉瘀阻，乃因心脾气虚、痰浊内蕴所致，所以热是该患者发病的关键，血脉瘀阻是其必要环节，心脾气虚、痰浊内蕴是发病的根本原因。总之该患者辨证应为心脾气虚，痰浊内蕴，血脉瘀阻，瘀郁化热，治疗应取益气健脾、活血通脉、凉血清热之法，所以选用凉血清热之玄参，而不用栀子、黄芩、生石膏等清气分热的药。玄参性凉，若遇脾气较弱之人，可能出现便溏、腹泻，故加用厚肠之黄连为佐药。方中生黄芪、党参、茯苓、炒白术、苍术健脾益气，丹参、川芎、桃仁、夏天无活血通脉，郁金、元胡、佛手、枳壳理气以助通脉，厚朴、法半夏、瓦楞子燥湿消痰。群药共用，则心脾气足，痰湿去，血脉通而瘀热清，脉则平。

第五节　室性期前收缩医案

　　患者，女，59 岁，退休。初诊日期：2018 年 2 月 26 日。

　　患者 2014 年时有心悸气短，偶有胸闷，活动时无明显不适，于我科门诊就诊，查心电图未见明显异常，予口服中成药（具体不详），症状缓解。近日患者自觉心悸症状较前加重，遂来就诊。既往有高血压病史，现口服苯磺酸氨氯地平片。查体：BP 120/70mmHg，HR 73 次 / 分钟，心律不齐，未闻病理性杂音，双肺未闻及干湿啰音，肝脾未及，双下肢不肿。心电图提示窦性心律，轻度 ST-T 改变。

刻下症：心悸气短，心烦，情绪波动后加重，燥热、汗出，自觉胃中热感，口苦，时有反酸、烧心，略烦躁，纳食偏差，大便偏干，眠差。舌质红，苔黄腻，脉沉细。

西医诊断：高血压。

中医诊断：心悸病。

辨证：心肝火旺，脾胃湿热。

治法：清心平肝，健脾燥湿。

处方：北沙参 10g，炒栀子 10g，鸡血藤 15g，丹参 30g，法半夏 5g，钩藤 5g，珍珠母 30g，苦参 10g，云芝 10g，瓦楞子 10g，海螵蛸 10g，郁金 10g，炒酸枣仁 30g，茯神 30g，酒大黄 10g，淡豆豉 10g。7 剂，日 1 剂，水煎服。

二诊：患者 1 周后复诊，24 小时动态心电图结果回报示窦性心律，可见室早，偶见房早。患者服上述方剂后，心悸气短、心烦等症状好转，胃中灼热、口苦、反酸、烧心明显减轻，余症状基本同前。舌淡红，苔黄略腻，脉沉细。遂去海螵蛸，加赤芍 15g。

三诊：服 5 剂后，患者仍诉时有心悸，未见明显反酸烧心等症状，舌质略红，苔白，脉沉细。守方。

四诊：原方继服 1 周，患者心悸好转，余症状基本消失，舌淡红，苔薄白，脉沉细。予患者口服益心舒巩固疗效。后患者诉无明显不适，遂停止服药。

按：该患者为窦性心律，可见房早，偶见室早。尚菊菊教授在治疗心律失常方面，强调整体观念，提倡调整心本脏气血阴阳平衡的同时，也应重视其他脏腑对心脏的影响。肝者，将军之官，藏魂，主疏泄，与情志密切相关。患者平素精神焦虑，可致疏泄失司，心脉失畅，而引发心悸。根据患者主诉，考虑患者心悸病发作与肝相关，再结合患者心悸、气短、燥热、汗出、心烦等症状在情绪波动后加重，可以分析患者为肝郁气滞，因肝郁气滞而化热，母病及子，乃至心火旺盛，发为心悸；肝郁乘脾，水湿不运而生热。所以心为本患者发病的关键，而肝脏为发病的根本。该患者辨证应为心肝火旺，脾胃湿热。根据辨证，应选用清心平肝、健脾燥湿之法。所以用钩藤、珍珠母清肝火以平肝，栀子、丹参、郁金以清心火，酸枣仁、茯神宁心安神，共以调节患者情绪；半夏、苦参、云芝以燥湿健脾；沙参、瓦楞子、海螵蛸以止患者胃热、反酸烧心。且无论心悸病因为何，最终均有心脉瘀阻而发为心悸，因此治疗时可添加活血通脉药物，如方中的鸡血藤、丹参、郁金。方中药物共用，则心悸止，诸症消。

第八章　张大炜主任医师医案

张大炜，主任医师，心血管科副主任，全国名老中医药魏执真学术经验继承人。首都医科大学附属北京中医医院心血管科行政副主任，主管临床工作。学术专长：冠心病支架植入治疗；房颤，心动过缓或停搏；各类型心动过速；心肌病、心肌炎；心衰。具备冠心病介入（支架植入）资质、心律失常器械植入（起搏器）资质、心律失常介入（电生理和射频消融）资质。

第一节　2型糖尿病医案

林某，女性，66岁，退休。初诊时间：2019年12月5日。

患者10年前开始出现口干、多饮、多尿症状，于外院诊断为"2型糖尿病"，服用伏格列波糖片0.3mg tid降糖治疗，血糖控制尚可。5年前患者出现心悸、气短、胸闷、乏力等症状，于我科行24小时动态心电图示"阵发性心房扑动"，行射频消融术治疗，术后复查心电图提示窦性心律。但患者上述症状仍间断发作，近期因口渴、多饮明显，血糖控制不佳来诊。查体：体型瘦弱，皮肤质干，色暗，BP 135/80mmHg，双肺呼吸音清，心律齐，各瓣膜听诊区未及病理性杂音，腹软，无压痛及反跳痛。24 小时动态心电图示窦性心律，偶见房性期前收缩。

刻下症：口干、口渴明显，伴心悸、胸闷、乏力不适，时有胁肋部刺痛不适，牵引少腹，两目干涩，纳差，眠可，小便可，大便偏干。舌暗红，舌下脉络瘀紫，少苔，脉弦细。

西医诊断：2 型糖尿病，心房扑动射频消融术后，房性期前收缩。

中医诊断：阴虚血瘀证。

治法：养阴生津，活血通络。

处方：玉竹 20g，北沙参 20g，石斛 12g，鬼箭羽 12g，海桐皮 15g，片姜黄 9g，丝瓜络 9g，卷柏 9g。14 剂，日 1 剂，水煎服。

二诊：上方服用 14 剂后，患者口干、口渴、腹痛减轻，仍有咽干、纳差症状，加用牛蒡子 6g，鸡内金 6g，续服 14 剂后，诸症好转。舌淡红，苔薄白，脉弦。

按：消渴病是以多饮、多食、多尿及消瘦为临床特征的一种慢性内伤疾病。前三个症状，也是作为上消、中消、下消临床分类的侧重症状。其病位主要与肺、胃（脾）、肾有关，在治疗上，以清热润燥、养阴生津为基本治则。由于消渴易发生血脉瘀滞、阴损及阳的病变及多种并发症，应注意观其脉症，知犯何逆，随症治之。

本患者口干、口渴、乏力、纳差明显，同时体型瘦弱、皮肤质干，考虑肺、胃二脏阴虚明显，方中北沙参、玉竹、石斛同为味甘、性平凉之品，同归肺、胃二经，同起养阴清肺、生津益胃之功，可迅速缓解口干、口渴之阴虚症状。肝脏体阴而用阳，其生理功能依赖精血滋养，现精血亏虚，肝失滋养，肝络瘀滞，则血脉不畅，故患者出现两目干涩，胁肋部疼痛，舌暗，舌下脉络瘀紫等表现，方中鬼箭羽、海桐皮、片姜黄、丝瓜络、卷柏五味药物，均归肝经、入血分，活血通络止痛之力甚强。二诊时患者仍有胃纳不香、咽干之症，加用鸡内金健胃消食，牛蒡子润肺利咽，张锡纯认为鸡内金为鸡之脾胃，鸡肾中的瓷、石、铜、铁皆能消化，其善化有形郁积之食物，兼有以脾胃补脾胃之妙，故在玉液汤、资生汤等名方中均用鸡内金消积健脾，屡见奇效。此方药味精当，药力强而专，临床辨证准确，可取良好效果。

第二节　陈旧性心肌梗死病案

王某，男性，55 岁。初诊时间：2020 年 1 月 9 日。

患者 5 年前因突发胸闷痛，程度剧烈，持续不能缓解，就诊于外院，诊断为"急性前壁心肌梗死"，急诊造影提示左前降支中段 100% 闭塞，于左前降支植入支架 1 枚，术后规律服用冠心病二级预防药物，症状控制平稳。近 1 个月患者再次出现胸闷不适，活动时加重，静息时亦有发作，伴气短，夜间可平卧。超声心动图提示左室前壁节段性室壁运动异常，左室射血分数 46%，二尖瓣、三尖瓣少量反流，左心室舒张功能减低。

刻下症：间断胸闷、憋气、口苦、纳差、食后腹胀满，小便可，大便不畅。舌暗红，苔黄略腻，脉弦滑。

西医诊断：冠状动脉粥样硬化性心脏病，不稳定型心绞痛，陈旧性前壁心肌梗死，心功能 Ⅱ 级（NYHA 分级）。

中医诊断：胸痹心痛病。

辨证：热痹内蕴，痰瘀互结证。

治法：清热消痹，化痰逐瘀。

处方：冬瓜子 60g，炒薏苡仁 30g，穿山龙 30g，瓜蒌 40g，薤白 15g，滇鸡血藤 15g，姜半夏 9g，酒黄芩 9g，桃仁 9g，夏天无 6g，鹅枳实 6g，厚朴 6g。14 剂，日 1 剂，水煎服。

二诊：上药服用 14 剂后，患者胸闷、憋气、腹胀、大便不畅等症状消失。行冠状动脉造影示左主干及前降支走形迂曲，边缘毛糙，原支架通畅，未见支架内狭窄；回旋支及右冠管腔通畅，管壁可见少量钙化。舌淡红，苔白，脉弦。

按：目前多数学者认为胸痹心痛是由于正气亏虚，饮食、情志、寒邪等所引起的以痰浊、瘀血、气滞、寒凝痹阻心脉为主要病机，以膻中或左胸部发作性憋闷、疼痛为主要临床表现的一种病证。但尚菊菊教授在多年从事冠心病介入治疗工作中发现，为数众多的急性冠脉综合征患者，冠脉内膜斑块包含大量脂质、炎性成分，类似于中医学中痈或疮的病理表现，针对此类患者，在化痰逐瘀基础上，加用通络消痈之品，常可事半功倍。《本草述》中云"冬瓜子主心经蕴热，可消痈排脓。薏苡仁除湿而不助燥，清热而不损阴，益气而不滋湿热"，故冬瓜子、薏苡仁合用可清热消痈。瓜蒌薤白半夏汤中半夏燥湿化痰，降逆散结；配以瓜蒌、薤白豁痰通阳，理气宽胸。滇鸡血藤和血生血，桃仁破血行瘀，二药合用活血而不伤血。穿山龙、夏天无二药既可祛风除湿，亦可活血通络，可起引药入络之效。另外，患者腹胀、大便不畅，黄芩、枳实、厚朴、桃仁合用可清热、润肠、除痞。诸药合用，针对内疮明显的胸痹心痛患者，可起良好效果。

第三节　从肺论治阵发性心房颤动病案

曹某，女性，65 岁，退休职员。初诊时间：2018 年 11 月 24 日。

患者 5 年前活动时出现心悸，伴胸闷气短，于我院门诊查心电图示房颤伴快速心室率，心室率 145 次 / 分，2017 年行心脏射频消融治疗，转为窦性心律，长期服用胺碘酮维持窦性心律，后因肺 CT 提示肺内出现间质改变，考虑与胺碘酮有关，遂停用。停药后再次出现心悸，心电图提示心房颤动、心房扑动交替出现。

刻下症：心悸、气短，偶有咳嗽，少量黄痰，纳眠可，二便正常。舌质暗红，苔白，脉虚细。

西医诊断：阵发性心房颤动，阵发性心房扑动。

中医诊断：心悸病。

辨证：伏痰蕴肺，扰动心神。

治法：清肺化痰，安神定悸。

处方：芦根 40g，炒薏苡仁 15g，冬瓜子 15g，连翘 20g，僵蚕 12g，射干 12g，前胡 9g，白前 9g，蝉蜕 9g，薄荷 10g，牛蒡子 6g。7 剂，日 1 剂，水煎服。

二诊：服药 7 剂后，患者心悸、气短减轻，咳嗽咳痰消失，守方续服 14 剂。后患者心悸、气短明显改善，舌淡红，苔白，脉缓。

按：现代医学已证实，左心房与肺静脉肌束之间的连接处发放快速冲动，可诱发房颤，因此实现肺静脉环状隔离后，可控制房颤的发生。上述提示心房颤动与心、肺二脏关系密切，伏痰隐于肺络，郁久化热，痰热生风，风性善行而数变，从而引起心脏绝对不规律跳动，形成肺金反侮心火之势。基于此，组方遣药多以归肺经药物配伍，共同起到清肺化痰、祛风止痉之效。方中芦根、薏苡仁、冬瓜子相合，取千金苇茎汤之清肺化痰、肃降肺气之意。僵蚕、蝉蜕相配，取升降散清浮而升阳中之阳之意，可散结缔之伏痰，同时祛风而定痉。白前走里，清肺降气、祛痰止咳，前胡走表，宣散风热、降气消痰，二药相配，一宣一降，恢复肺脏肃降之功。薄荷、牛蒡子二药加强疏风宣肺之力，同时与连翘、射干配伍共同起到消肿解毒作用，以消肺络久郁之痰毒。

第四节 阵发性心房颤动病案

赵某，女性，67岁，退休。初诊时间：2020年2月4日。

患者半年前开始出现阵发心悸，伴明显气短、乏力、汗出，每次发作持续数小时后自行恢复，就诊于我院门诊，24小时动态心电图示阵发性心房颤动，最快心率140次/分钟，最慢心率70次/分钟。予倍他乐克控制心室率治疗。近半年患者症状进行性加重，发作频率由每月1～2次，加重至每周2～3次，持续时间亦较前延长。查体：BP 125/65 mmHg，HR 120次/分钟，心律绝对不齐，未闻病理性杂音，双肺未闻及干湿啰音，肝脾未及，双下肢不肿。

刻下症：心悸，周身乏力，气短明显，甚时气短不足以吸，偶有干咳，无痰，纳可，眠差，多梦，二便正常。舌暗红，苔薄白，脉参伍不调。

西医诊断：阵发性心房颤动。

中医诊断：心悸。

辨证：肺肾两虚，心神失养。

治法：补肺益肾，养心安神。

处方：茯神30g，珍珠母30g，穿山龙30g，天冬15g，熟地黄15g，羊乳20g，牡丹皮12g，生桑白皮12g，金樱子9g，石菖蒲9g，远志6g，夏天无6g，五味子3g，葶苈子9g，炒芥子 6g。14 剂，日 1 剂，水煎服。

二诊：患者服上方 14 剂后，心悸、气短、多梦等症状明显改善，心房颤动发作频率减为 2～3 周发作 1 次。

按：肺肾为母子之脏，母病及子，肺金虚则不能生肾水，肾水不能上济于心阴以制心火，心火亦不能下交于肾阳以制水寒，则失"上坎下离"的水火既济之势。故方中羊乳、五味子、桑白皮、金樱子、熟地黄合用取《永类钤方》补肺汤之补敛肺气之意，天冬、熟地黄、羊乳三药合用取三才汤之补肺、益肾、健脾之意。六药可达金水相生之效。茯神、珍珠母二药安魂魄、养精神。石菖蒲辛散肝而香舒脾，能开心孔而利九窍，远志苦泄热而辛散郁，能通肾气上达于心，强志益智，四药可交通心肾、水火既济。此外穿山龙、夏天无皆祛风通络之品，可载葶苈子、白芥子直入经络，祛除肺络郁积之痰湿。此型心房颤动因肺脏亏虚为本，进而伤及心、肾二脏，治疗应同时注重肺、肾、心三脏同调，方能取得良好效果。

第五节　心律失常性心肌病伴心功能不全医案

巩某，男性，31 岁。初诊日期：2020 年 2 月 4 日。

患者 3 年前劳累后出现心悸、乏力、喘憋症状，夜间不能平卧。就诊于北京某三甲医院，诊断为"持续性心房颤动、心功能不全"，予华法林抗凝、倍他乐克控制心室率及利尿减轻心脏负荷等治疗，患者工作劳累后仍有心悸、喘憋发作。超声心动图提示全心增大，二尖瓣大量反流，三尖瓣大量偏心反流，肺动脉压 47mmHg，左室舒末内径 68mm，左室射血分数 42%。24 小时动态心电图示异位心律，房扑、房颤；频发室性异位激动，可见短阵室速；ST-T 改变。查体：BP 100/60mmHg，HR

95次/分钟，P 87次/分钟，颈静脉无怒张，双肺呼吸音粗，未闻及明显干湿啰音，心界向左下扩大，心律绝对不齐，第一心音强弱不等，各瓣膜听诊区未闻及病理性杂音，未闻及心包摩擦音。双下肢无水肿。

刻下症：心悸，气短，乏力，肢体沉重，四末不温，纳差，眠欠安，二便可。舌暗红，苔白，脉弦细，尺中弱。

西医诊断：持续性心房颤动，扩张型心肌病，慢性心功能不全，心功能Ⅲ级（NYHA分级）。

中医诊断：心悸病。

辨证：脾肾两虚，水凌心肺证。

治法：补脾益肾，泻肺利水。

中医处方：黄精20g，羊乳20g，熟地黄20g，仙鹤草60g，生桑白皮12g，牡丹皮12g，楮实子15g，灯盏细辛10g，大枣9g，巴戟天9g，炒芥子6g，葶苈子6g。14剂，日1剂，水煎服。

二诊：服药2周后，患者心悸、乏力、气短症状较前减轻，食欲好转，仍感四肢发凉，舌质偏暗，苔白，脉细。上方加松节30g，淫羊藿15g，蜂房5g，续服14剂，患者心悸、乏力、气短、纳差、肢冷等症状明显好转。

按：结合患者年龄、发病特点及临床表现，四诊合参，考虑患者脾肾亏虚，脾、肾二脏为人身之本，脾气虚则健运失职，难以布津化血，调和脏腑；肾脏亏虚则不能藏精益髓，充荣肢骸。只有脾肾相互滋生，转运不息，方能生化无穷。脾、肾二脏虚衰，水液运化不利，上凌心肺，故心悸、气短而喘。

综上，处方中黄精味甘，性平，归脾、肺、肾经，补气养阴，健脾，益肾。羊乳味甘、辛，性平，归肺、肝、脾经，起益气养阴之功。熟地黄味甘，微温，归肝、肾经，滋阴补血，益精填髓，大补肾中真阴。三药合用大补脾肾之精血。配合桑白皮、葶苈子泻肺平喘，行水消肿。牡丹皮泻君相之伏火，凉血退蒸。上六味，取三补三泻之意，相和相济，以成平补之功。配合巴戟天补肾阳、祛风湿，灯盏细辛散寒解表、祛风活络。取八味丸之桂附之意，以成八味地黄丸温阳回逆之功。在此基础上，考虑患者久病脾胃虚弱，加用大枣、仙鹤草补脾健胃。患者长期肺动脉高压，导致肺部瘀血，肺血管重构，桑白皮、葶苈子、白芥子、楮实子合用可起泻肺利水、豁痰通络之功。二诊时患者症状减轻，但仍有肢冷症状，加淫羊藿、松节、蜂房，以增强温补肾阳、祛风通络之功。诸药同用，大补脾肾，共泻心肺之水，三焦得通，水液得下，而心悸止、咳喘平。

第九章 赵含森主任医师医案

　　赵含森，首都医科大学附属北京中医医院主任医师，中医内科学硕士研究生导师，山东中医药大学医学博士，中国中医科学院西苑医院心血管科博士后。临床中善于以中医及中西医结合方法治疗冠心病、高血压、心律失常、心力衰竭等心血管疾病；糖尿病、高脂血症、动脉硬化、睡眠障碍、焦虑抑郁等心血管危险相关疾病。对老年虚衰劳损、咳喘水肿、肠胃不和、头痛眩晕、发热感染等内科常见杂病也积累了丰富的诊治经验。2010年入选为北京市"125中医药优秀人才"，2012年入选为国家中医药管理局"第三批中国临床优秀人才"，2013年至今被聘为"北京市朝阳区中医药专家下基层暨学术经验继承工作"指导老师。多次获得首都医科大学"优秀教师"称号。主编《中西医结合发展历程》和《中药临床配伍应用大全》。先后主持北京市自然基金项目、首都医学科技发展基金、北京市中医管理局、国家中医药管理局等课题，发表学术论文40余篇。

第一节 心力衰竭医案

　　李某，女，81岁。初诊时间：2019年11月14日。

　　患者近2个月自觉心悸气短，伴有胸闷、憋气，活动后明显加重，休息稍有减轻。口服倍他乐克等药物后，未见明显效果，遂来求治。现持续口服苯磺酸氨氯地平 5mg qd，倍他乐克 25mg bid，氯吡格雷 75mg qd，盐酸曲美他嗪 20mg tid。患者既往因口服华法林后出现较为严重的皮下出血，未口服华法林。查体：BP 130/75 mmHg，HR 96 次 / 分钟，心律不齐，双肺底可闻及少量湿啰音，肝脾未及，双下肢可见凹陷性水肿。辅助检查：心电图（2019 年 11 月 14 日）示房颤。超声心电图（2019 年 8 月 11 日）示 EF 60%，二尖瓣狭窄（中度）伴关闭不全，三尖瓣关闭不全（轻度）。NT-proBNP（2019 年 11 月 14 日我院门诊）2760 pg/mL。既往病史：持续性房颤、风湿性心脏病、高血压 3 级（极高危）、2 型糖尿病。

刻下症：心悸，气短，胸闷，时有喘憋，乏力，大便干，1～2 日一行，口干，咽干，不欲饮，纳差，睡眠欠安。口唇紫暗，舌嫩红少苔，有裂纹，脉细数而散。

西医诊断：慢性心力衰竭，风湿性心脏病，持续性房颤，高血压 3 级（极高危），2 型糖尿病。

中医诊断：心衰病。

辨证：气阴两虚，血瘀水停。

治法：益气养阴，活血利水，

处方：方用自拟益气养阴利水方。生黄芪 40g，五味子 10g，车前子 30g，怀牛膝 20g，北沙参 20g，生地黄 20g，水红花子 15g，麦冬 20g，阿胶珠 15g，泽泻 15g，茯苓皮 20g，生桑白皮 20g，党参 20g，火麻仁 10g，猪苓 15g，玉竹 15g，酒当归 15g，泽兰 15g。14 剂，日一剂，水煎服。

二诊：服前方 2 周后，患者心悸、喘憋、胸闷等症状较前明显减轻，双下肢水肿较前好转，夜尿频数，大便日 1 次，质稀不成形，但仍周身乏力，活动后心悸憋气，睡眠欠安。心率80次/分钟，舌质嫩红少苔，脉细而无力。NT-proBNP（2019年11月26日）1890 pg/mL。上方去火麻仁，加鹿角片15g。

三诊：服药2周后，患者自测心率86次/分钟左右，心悸气短、胸闷、乏力基本消失，大便畅，睡眠安。舌质暗红，苔少，脉细。

继服上方2周，患者心悸、喘憋、胸闷等症状未再发生，大便畅，睡眠安。

按：患者高龄女性，既往久病体衰。辨病当属心衰病；辨证当属气阴两虚，血瘀水停证。胸闷、气短为气虚之征，裂纹舌、少苔主阴虚。唇暗水肿为血瘀湿阻。心主血脉，心气虚无以行血，血不行则津液滞，故血瘀水停。瘀血水湿互为因果，合而为病，进一步损伤心气。患者心之气阴亏虚为本，瘀血水湿为标，故治以益气养阴、活血利水。

方药组成以炙甘草汤、生脉散、五皮饮加减化裁而成。方中黄芪、党参、麦冬、五味子、北沙参、阿胶、生地黄等益气养阴以治本，生桑白皮、茯苓皮、猪苓、水红花子、泽兰、车前子、怀牛膝等活血利水以治标。患者初诊服用汤药后，心悸、喘憋、胸闷等症状较前明显减轻，双下肢水肿较前好转，说明其水湿得利，心气得复。效不更方，减火麻仁之润肠通利，加鹿角片之血肉有情之品以温肾益精活血。

临证发现，很多心衰患者以气阴两虚为主证。这是因为阳气亏虚日久，阴精的生化亦会不足。加之患者往往长期应用中西药物利水伤阴，终至气阴双亏。根据中医阴阳互根，精气互生之理，治疗心衰病，亦应阴中求阳，精中生气。本案在益气活血利水的同时，配用生地黄、麦冬、阿胶等补益阴精之品，取得了很好的效果。因此，在心衰的治疗过程中，既要温阳益气，又要顾护阴精。

第二节　频发室性期前收缩医案

女，39岁，职员。初诊日期：2017年4月1日。

患者1个月来因工作紧张、过度劳累，自觉心悸、心烦、怕惊，坐卧不安，于朝阳医院系统检查未发现器质性病变，未发现甲亢、高血压及糖尿病等疾病，诊断为"心律失常，频发室性期前收缩，二联律，三联律"，给予心律平（盐酸普罗帕酮片）150mg tid。用药后仍感心悸不安，今为求进一步诊治到我院就诊。查体：BP 104/70mmHg，HR 88次/分钟，心律不齐，未闻病理性杂音，双肺未闻干湿啰音，肝脾未及，双下肢不肿。心电图示室性期前收缩。动态心电图示室性期前收缩，二联律，三联律。超声心动未发现异常。

刻下症：阵发性心悸，气短，心慌不安，活动加重，汗多寐差，纳可，大小便正常。舌质嫩红，少苔，脉结代。

西医诊断：心律失常，室性期前收缩。

中医诊断：心悸病。

辨证：气阴两虚，心神失养。

治法：益气滋阴，养心安神。

处方：方用炙甘草汤加减。炙甘草15g，党参20g，生地黄30g，桂枝10g，阿胶珠15g，麦冬30g，火麻仁10g，大枣15g，丹参15g，生黄芪20g，元胡20g，当归10g，炒酸枣仁20g，白芍15g，生姜10g，黄酒50g。7剂，日1剂，水煎服。

二诊：服前方1周后复诊，诉药后症减，心悸气短好转，休息不好时偶感心悸，饮食可，大便偏稀，舌红，苔少，脉结代。去火麻仁，加茯苓20g。

三诊：服药2周后复诊，心悸症状基本消失，睡眠好转，大便稀溏，舌质淡红，苔薄，脉沉细。上方中生地黄改为地黄炭，白芍改为焦白芍。

继服上方2周，患者未再发生期前收缩，诸症消失，寐安，大便正常。

按：该患者为室性期前收缩。赵含森在诊治心律失常方面，强调应抓住气阴两虚这一基本病机。患者心悸、气短、心慌不安、舌质嫩红少苔正是"气阴两虚，心神失养"的表现。患者操劳过度，耗伤气血，暗伤阴精，致心无所养，心神不宁，故心搏紊乱。所以，虚是发病的关键，心之气阴两虚是发病的根本原因，故治疗选用滋阴补气、养心安神之法，以炙甘草汤为主方加减。炙甘草汤是张仲景《伤寒论》第177条用于治疗脉结代、心动悸的主方，方中生地黄、麦冬、阿胶珠、麻仁甘润养血滋阴，炙甘草、党参、大枣益气而补心脾，桂枝、生姜、黄酒通阳复脉；加上当归、白芍养阴血助阴，生黄芪补气助阳，炒酸枣仁养血安神，丹参、元胡活血通脉安神。二诊时患者心悸好转，大便偏稀，去火麻仁加茯苓健脾安神。三诊时患者心悸症状消失，大便仍溏，考虑生地黄、白芍滋腻滞脾，脾胃虚弱之人易出现便溏，改用地黄炭、焦白芍减其滋腻。该组方特点是阳中求阴、阴中求阳，气阴双补，精气互生。诸药合用，益气血而滋阴阳，通阳复脉，则心得所养而不动悸，脉得所充而不结代。

第三节 梅尼埃综合征医案

女，44岁，职员。初诊日期：2017年3月24日。

患者近4个月来间断发作头晕伴视物旋转、恶心呕吐、心悸，曾于安贞医院就诊查头颅CT、心脏CT均未见明显异常，颈动脉斑块形成，未发现器质性改变，诊断为"耳源性头晕"，给予口服敏使朗（甲磺酸倍他司汀）、立普妥（阿托伐他汀）治疗，眩晕未见减轻。此后多次发作头晕、心悸，未做特殊处理可自行缓解。后又于回龙观医院就诊，考虑患者现焦虑情绪，服用劳拉西泮片、米氮平，症状没有缓解。近1周来头晕频繁，每天发作1～2次，发作时间1小时到数小时不等，遂来求治。查体：BP 120/76mmHg，颈软，无抵抗，HR 80次/分钟，心律齐。腹软，无压痛。四肢肌力正常，神经系统检查未见异常。前庭功能检查示前庭功能减退。

刻下症：头晕，发作性天旋地转感，伴恶心欲吐、耳胀，口苦，心烦，纳少，寐差，大便干。舌红，苔黄厚腻，脉弦滑。

西医诊断：梅尼埃综合征。

中医诊断：眩晕病。

辨证：邪郁少阳，痰热内阻。

治法：和解少阳，化痰清热。

处方：小柴胡汤合温胆汤加减。柴胡20g，黄芩15g，党参15g，法半夏9g，炙甘草6g，大枣10g，竹茹10g，枳实15g，陈皮10g，茯苓30g，生大黄6g（后下），僵蚕10g，石菖蒲20g，天麻10g，旋覆花20g（包煎）。7剂，日1剂，水煎服。

二诊：服前方1周后，诉头晕目眩较前发作次数减少、程度减轻，口苦、心烦减轻，眠差，舌红苔厚腻，脉弦滑。上方加炒酸枣仁 15g。

三诊：服药 2 周后，头晕目眩、耳胀较前明显缓解，未诉恶心口苦，睡眠改善，大便正常。舌红，苔薄黄微腻，脉弦。

继服上方 2 周，患者头晕未再发生，诸症消失，寐安，大便正常。

按：该患者为梅尼埃综合征，以眩晕为主症。赵含森强调眩晕分虚、实两端：虚为气血阴阳不足，致髓海不足，清窍失养；实为风火热毒扰乱清窍，或痰瘀水湿蒙闭清窍。标实者采用清火、化痰、化瘀、平肝、利水等治其标，本虚者宜调补气血阴阳。根据《伤寒论》"有柴胡证，但见一证便是，不必悉具"的提示，结合"少阳之为病，口苦，咽干，目眩也"的少阳病提纲证，判断患者目眩、口苦、呕吐等症状正是邪郁少阳的表现。患者心烦、眠差、大便干、苔黄厚腻、脉弦滑，为痰热内阻所致，故辨证为邪郁少阳，痰热内阻。邪郁少阳、化生痰热，上扰清窍，属实证。火、痰是本患者发病的关键因素，邪郁少阳是重要环节。

故本例治疗上采用和解少阳、化痰清热之法，方选小柴胡汤合温胆汤加减。柴胡入肝胆透邪，黄芩泄热，法半夏和胃降逆、燥湿化痰，党参、炙甘草、大枣益气和中、扶正祛邪；竹茹清化痰热，枳实消痰下气，旋覆花降气化痰止呕，陈皮、茯苓健脾化痰渗湿。《黄帝内经》云："诸风掉眩，皆属于肝。"故以天麻入肝平肝、息风止痉，僵蚕平肝祛风化痰。并以石菖蒲化痰开窍安神，大黄清热通腑。二诊眩晕明显改善，发作次数减少，诸症减轻，眠差加炒酸枣仁益肝安神。三诊眩晕消失，精神好，效不更方，巩固疗效。诸药合用，从少阳而治，和法、清法结合运用而共同奏效。火去，痰热消，邪气得解，少阳得和，胃气得复，眩晕即止。若邪郁少阳，痰浊重者，出现头重如蒙、胸闷作恶、呕吐痰涎、苔白腻、脉弦滑等症，赵含森常用小柴胡汤合半夏白术天麻汤加减；若水湿重者，则投小柴胡汤合五苓散、泽泻汤加减。临床均取得满意疗效。

第十章　王倩主任医师医案

　　王倩，女，首都医科大学附属北京中医医院心血管科主任医师，医学硕士。从事心血管科临床、科研、教学工作数十年。师从国医名师许心如、国医名师黄丽娟，北京市"新名医"工程项目培养对象。在总结许心如、黄丽娟教授的临床经验和技术专长之基础上，继承其益气养阴、活血通脉治疗胸痹的学术思想，以及泻肺利水、活血通脉治疗心衰的指导思想，形成"病证结合"的临床思维方式。主要治疗冠心病、高血压、高脂血症、心衰、心律失常、糖尿病、眩晕病等疾病。参编《名老中医经验集》及《心内科名老中医经验》，发表论文数十篇。担任中国中西医结合学会微循环专业委员会主任委员，中国民族医药学会心血管分会理事。

第一节　心房颤动医案

　　主诉：阵发心悸3个月余。

　　患者3个月前劳累后突感心悸、憋闷，于我院检查心电图诊断为"心房颤动"，并收入院治疗，经中西医结合治疗1周后，病情缓解且平稳。目前仍有阵发性心悸，活动后明显。既往史：10年前患有贫血，已愈。查体：BP 130/80mmHg，神清，精神可，双肺部未闻及明显干湿啰音，HR 110 次/分钟，心律绝对不齐，心音强弱不等，未闻及病理性杂音。腹软无压痛，双下肢无水肿。辅助检查：心电图示心房颤动。

刻下症：心悸，乏力，畏寒，四肢不温，纳可，大便干燥无力排出，眠差，舌淡胖伴有瘀斑、齿痕，苔薄白水滑，脉沉细数。

西医诊断：心房颤动。

中医诊断：心悸病。

辨证：心脾两虚，气血瘀滞。

治法：益气健脾养心，活血化瘀。

处方：党参 15g，莲子 10g，生薏苡仁 15g，砂仁 3g，白扁豆 10g，茯神 10g，炙甘草 5g，炒白术 15g，山药 15g，甘松 30g，珍珠母 30g，当归 10g，瓜蒌 30g，红景天 20g。7 剂，水煎服，日二次，200mL。

二诊：患者服上方后诸症稍减，但仍有心悸，纳可，大便干燥。舌淡胖有瘀斑、齿痕，苔薄白润，脉沉细。上方加丹参 30g 以增活血祛瘀之力。14 剂，水煎服，日二次，100mL。

三诊：患者服上方后症状进一步缓解，自行按上方继服 1 周，乏力明显好转，目前平稳，纳可，二便调。近 10 天未有明显心悸不适感。舌淡胖，有瘀斑，苔薄白，脉沉细。上方去白扁豆，加益母草 10g 以增活血之功。

三诊后，患者病情相对平稳，偶因劳累或情绪加重，服药后均缓解。

按：本例患者素体脾虚，多年劳累，正气不足，心气亏损，气虚无力推动血行则瘀血内停，无力温煦四肢，故见心悸、乏力、畏寒、四肢不温、舌淡胖有瘀斑齿痕、脉沉细等症，治疗上采用益气健脾、活血化瘀之法，取得了良好的效果。

此方党参、白术、茯神益气健脾渗湿为君。党参味甘，性平，入肺、脾经，具有补中、益气、生津的功效，可用于治疗脾胃虚弱、气血两亏、体倦无力。炒白术味苦、甘，性温，归脾、胃经，能益气健脾、燥湿利水。茯神在健脾益胃的基础上可静心安神。山药、莲子、白扁豆、薏苡仁助君药以健脾益气渗湿，均为臣药。砂仁醒脾和胃，行气化滞，是为佐药。甘草健脾和中，调和诸药，共为佐使。

甘松：味辛、甘，性温，归脾、胃经，可理气止痛、开郁醒脾。珍珠母：味咸，性寒，归肝、心经，可安神定悸，用于治疗心悸失眠等证。当归：味甘、辛，性温，归肝、心、脾经，具有补血活血、润肠通便的功效，可治疗气虚血瘀、大便不通、月经不调诸证。瓜蒌：味甘、微苦，性寒，归肺、胃、大肠经，具有清热化痰、宽胸散结、润燥滑肠的功效，主治肺热咳嗽、胸痹、结胸、消渴、便秘、痈肿疮毒等病证。红景天：味甘、苦，性平，归肺、心经，可益气活血、通脉，用于治疗气虚血瘀，胸痹心痛。二诊、三诊中分别加入了丹参和益母草以增益气活血之功。丹参入肝经血分，擅活血祛瘀通经，有"一味丹参功同四物"之说。益母草亦有活血祛瘀之功效。

本病以心脾两虚、瘀血内停为主要证型，故本着补气活血化瘀的原则遣方施药。脾胃为后天之本，故补气从健脾胃入手，补气兼以活血，气行则血畅。活血药往往伤及脾胃引起患者不适，故应当注意活血药的用量。

第二节　室性期前收缩医案

主诉：阵发心悸 13 年。

患者13年前因生气吵架后突感心悸，于当地医院检查心电图诊断为"频发室性期前收缩"，经药物治疗后（药物名称不详）病情缓解。现仍时发心悸，尤以活动及情绪异常时明显。既往有青光眼病史10年。查体：BP 130/80mmHg，神清，精神可，双肺部未闻及明显干湿啰音，HR 70次/分钟，心律齐，心音强弱均匀，未闻及病理性杂音。腹软无压痛，双下肢无水肿。心电图示室性期前收缩二联律，T波改变。

刻下症：心悸、纳可、口干、便秘，2日一行，眠差易醒，性急。舌暗红，苔薄白，有裂纹，脉弦。

西医诊断：频发室性期前收缩。

中医诊断：心悸病。

辨证：肝郁气滞血瘀。

治法：疏肝理气，活血化瘀。

处方：柴胡10g，川芎10g，香附10g，陈皮10g，白芍12g，松花粉3g，炙甘草5g，红景天30g，丹参15g，炒酸枣仁15g，柏子仁20g，玫瑰花10g，甘松30g。7剂，水煎服，日二次，200mL。

二诊：患者服上方后口干、睡眠有明显改善，但仍有心悸。查体：舌暗红，苔薄白，有裂纹，脉弦。上方去白芍，丹参加至30g增加活血祛瘀之力，另加珍珠母30g以增安神定悸之功。14剂，水煎服，日二次，100mL。

二诊后，患者心悸明显改善，病情相对平稳。

按：患者平素脾气急躁，因生气吵架后发病，怒伤肝，肝性喜条达而恶抑郁，肝失疏泄，气机郁滞，经气不利。苔白、脉弦，为肝郁气滞之象。气滞则血行不畅，气滞日久则血瘀，故舌有瘀斑。气滞血瘀，则心悸不安。故本例治疗上采用疏肝理气、活血化瘀之法，取得了良好的效果。

此方以柴胡为君，调肝气，散郁结。臣以香附专入肝经，既疏肝解郁，又理气止痛。川芎辛散，开郁行气，活血止痛。二药助柴胡疏肝理气止痛。佐以陈皮理气行滞和胃，醋炒以增入肝行气之功。白芍、甘草养血柔肝，缓急止痛。炙甘草又调和诸药，兼作使药。诸药合用，能理肝气、养肝血、和胃气，为疏肝理气解郁之良方。玫瑰花疏肝解郁、和血调经。酸枣仁养肝、宁心、安神、敛汗，治疗虚烦不眠、惊悸怔忡、烦渴、出虚汗；柏子仁养心安神、润肠通便、止汗，治疗阴血不足、虚烦失眠、心悸怔忡、肠燥便秘、阴虚盗汗。两者合用可增强宁心安神之力。甘松味辛、甘，性温，归脾、胃经，可理气止痛、开郁醒脾。丹参味苦，性微寒，归心、肝经，可活血祛瘀、通经止痛、清心除烦，用于治疗胸痹心痛、脘腹胁痛、癥瘕积聚、心烦不眠等，又有"一味丹参功同四物"之说。红景天味甘、苦，性平，归肺、心经，具有益气活血、通脉的功效，用于治疗气虚血瘀、胸痹心痛。二诊中加大了丹参用量以增益气活血之功，另加珍珠母安神定悸。

本病以肝郁气滞血瘀为主要证型，故全方以疏肝解郁为主兼以活血。肝主疏泄，肝气条达则气机运行正常，气行则血畅。故此类患者应从疏肝理气入手，气畅则郁开，并针对患者的血瘀情况适当加入活血药。肝郁气滞患者的病情往往受情志影响较大，因此，应当叮嘱患者保持良好的心情和生活态度，并注重其饮食、睡眠、二便等生活状况的改善，生活状况的改善才能带来愉悦的心情。

第三节　神经官能症医案

主诉：阵发心悸 6 个月。

患者 6 个月前劳累后突感心悸，于我院检查心电图未见明显异常。曾自服倍他乐克等中西药物，症状未见明显改善。现仍时发心悸，劳累后明显。既往有反流性食管炎病史 10 年；曾手术切除甲状腺结节，时间地点不详。否认高血压、冠心病、糖尿病等慢性疾病史。查体：BP 120/80mmHg，神清，精神可，双肺部未闻及明显干湿啰音，HR 75 次 / 分钟，心律齐，未闻及病理性杂音。腹软无压痛，双下肢无水肿。心电图示窦性心律、大致正常心电图。

刻下症：心悸、纳可、口干、眠差、便溏。舌淡暗胖，有齿痕，苔薄白，脉细，左寸、右关细弱。

西医诊断：心脏神经官能症。

中医诊断：心悸病。

辨证：心脾两虚。

治法：益气健脾养心。

处方：党参 15g，莲子 10g，生薏苡仁 30g，砂仁 3g，桔梗 10g，茯苓 15g，炙甘草 10g，炒白术 15g，山药 15g，松花粉 3g，珍珠母 30g，甘松 30g。7 剂，水煎服，日二次，200mL。

二诊：患者服上方后诸症明显好转，未犯心悸，现仍便溏，5 ～ 6 次 / 日。舌淡暗，舌体胖、有齿痕，苔白腻，脉细，左寸、右关细弱。上方去莲子、桔梗，炒白术、山药均加至 30g 以增健脾止泻之力。另加入佩兰 10g 以芳香化湿。7 剂，水煎服，日二次，100mL。

二诊后，患者病情相对平稳，便溏逐渐改善，少有心悸发作。

按：患者年老体衰，正气不足，心气亏损，脾胃气虚，气虚则无力推动血行，故见心悸、夜寐不安、舌淡暗有齿痕、脉细等症。脾胃不健，湿浊内生，则腹泻便溏。水气上犯凌心则又可发为心悸。本例治疗上采用益气健脾、活血化瘀之法，取得了良好的效果。

此方以党参、白术、茯苓益气健脾渗湿为君。党参味甘，性平，入肺、脾经，具有补中、益气、生津的功效，可用于治疗脾胃虚弱、气血两亏、体倦无力；炒白术味苦、甘，性温，归脾、胃经，能益气健脾、燥湿利水；茯苓利水渗湿、健脾宁心，即"胃和则卧安"。山药、莲子、薏苡仁助君药以健脾益气渗湿，均为臣药。砂仁醒脾和胃，行气化滞，是为佐药。桔梗宣肺利气、通调水道，又能载药上行、培土生金，甘草健脾和中、调和诸药，共为佐使。甘松味辛、甘，性温，归脾、胃经，具有理气止痛、开郁醒脾的功效。珍珠母味咸，性寒，归肝、心经，可安神定悸，用于治疗心悸、失眠等。二诊中加入了佩兰芳香化湿，醒脾开胃，以加强健脾止泻之力。

本病以心脾两虚为主证，故本着补气健脾的原则予以治疗。脾胃为后天之本，故补气从健脾胃入手，气行则血畅。临证健脾补气的同时注意化湿醒脾，防止药物过于滋腻。

第十一章　戴梅副主任医师医案

戴梅，首都医科大学附属北京中医医院心血管科副主任医师，医学博士。研究生期间师从金玟教授、赵子厚研究员。全国第四批老中医药专家学术经验继承人，师从国家级名老中医、首都国医名师魏执真教授。临床擅长中西医结合诊治高血压、冠心病性心绞痛、心律失常、心力衰竭，以及失眠、眩晕等内科杂病。主编并参编专著 5 部，在国内核心期刊发表学术论文 10 余篇，主持北京市中医管理局青年基金项目，并参与多项心血管疾病研究课题。

第一节　频发室性期前收缩医案（一）

患者，女，42 岁。初诊日期：2019 年 8 月 13 日。

患者近 1 个月较为劳累，时觉心悸，自测脉搏有间歇。既往有心律失常（期前收缩）、胃溃疡病史。查体：BP 90/60mmHg，神清，精神可，双肺未闻及干湿啰音，HR 70 次 / 分钟，心律不齐，期前收缩 8 次 / 分钟，各瓣膜听诊区未闻及病理性杂音，腹软，肝脾不大，双下肢不肿。动态心电图（2019 年 8 月 8 日）示窦性心律不齐，HR 41 ～ 131 次 / 分钟，平均 67 次 / 分钟，频发室早 1672 次，可见成对，二联律、三联律，两种形态；一度房室传导阻滞，二度房室传导阻滞。

刻下症：时觉心悸，胸闷气短，乏力，口干喜饮，纳可，寐欠安，多梦早醒，大便溏。近2日觉咽干咽痛。舌红略暗，边有齿痕，苔薄黄，脉细促。

西医诊断：心律失常，频发室性期前收缩。

中医诊断：心悸病。

辨证：心气阴虚，血脉瘀阻，瘀而化热，兼风热化毒。

治法：益气养心，理气通脉，凉血清热。

处方：魏执真教授自拟的清凉滋补调脉汤加减。生黄芪15g，党参9g，麦冬15g，五味子6g，香附9g，陈皮9g，牡丹皮15g，赤芍15g，甘松9g，柏子仁9g，炒酸枣仁12g，百合12g，紫贝齿15g，炒白术15g，金银花12g，连翘9g。7剂，水煎服，日1剂。

二诊：服药1周后，患者心悸、胸闷气短均减轻，早醒改善，咽痛已除。前方去金银花、连翘。再服药3周后，诸症均明显改善，纳后脘胀，眠欠安，舌红，边有齿痕，苔薄白，脉细，右脉稍弦。前方加枳壳9g与炒白术共用，取东垣枳术丸之意，健脾理气；加茯神30g宁心安神。

三诊：服药1周，诉劳累后及情绪波动后心悸明显，自测脉搏有间歇，余症平稳。舌脉如前。前方去陈皮、枳壳，加玫瑰花、代代花各9g，以疏肝理气。

四诊：服药1周，诉偶有心悸。舌脉如前。9月24日动态心电图示窦性心律，HR 42～142次/分钟，平均74次/分钟，室早16次，房早6次，可见一度房室传导阻滞。效不更方，继服前方14剂巩固疗效。

按：该患者心律失常为频发室性期前收缩，可见二联律、三联律，根据魏执真教授在心律失常辨证方面，要以脉为主，四诊合参的经验，辨证首先从脉象入手，其脉促，促脉是指脉数而有间歇，而二联律、三联律，魏教授认为可看作是代脉。关于促脉在《濒湖脉学》中有如下记载，"促脉数而时一止，此为阳极欲亡阴。三焦郁火炎炎盛，进必无生退可生"，从中可见，促脉主阳、主热、主火，主阳热极盛及阴液欲亡，临床见促脉必须抓住"火热"这一核心予以立法处方。关于代脉，《濒湖脉学》中载"代脉原因脏气衰"，可见代脉出现于气虚较严重时，宜于在促脉治法中更加重用补气之品。

故本例患者的根本病机是心气阴虚、血脉瘀阻、瘀而化热，且气虚更甚，因此治疗选用益气养心、理气通脉、凉血清热法。方中党参、麦冬、五味子益心气养心阴；加生黄芪增强补气之力；牡丹皮、赤芍凉血清热；甘松理气开郁，现代药理研究证实其有抗心律失常作用；香附、陈皮理气以助通脉；柏子仁、炒酸枣仁、百合、紫贝齿安神定悸。患者便溏，舌边有齿痕，为脾虚之象，予炒白术健脾。该患者近2日咽干咽痛，从心律失常分"两类、十型、三证候"方面分析，尚有兼风热化毒证候，故予金银花、连翘清热解毒利咽。全方共奏益气养心、理气通脉、凉血清热之功，使心气阴足，血脉通，瘀热清。服药1周，患者心悸胸闷等症减轻，咽痛已除，故去金银花、连翘。其后随症加减，继服药1个月余，患者仅偶有心悸。服药前动态心电图提示室早1672次，可见成对，二联律、三联律。复查动态心电图，室早仅16次。

第二节　频发室性期前收缩医案（二）

　　患者，女，32岁。初诊日期：2019年8月6日。

患者近半月时觉心悸，胸闷。既往史：乳腺结节，甲状腺结节。查体：BP 110/70mmHg，神清，精神可，双肺未闻及干湿啰音，HR 84 次 / 分钟，心律不齐，期前收缩 12 次 / 分，各瓣膜听诊区未闻及病理性杂音，腹软，肝脾未及，双下肢不肿。7 月 27 日动态心电图示：窦性心律，HR 53 ～ 135 次 / 分钟，平均 77 次 / 分钟，频发室早 4431 次，部分呈三联律，房早 2 次。刻下症：时觉心悸，胸闷气短，乏力，口干喜饮，纳可，眠安，大便欠畅。平日情志不畅。舌红稍暗，边有齿痕，苔白，脉细促。

西医诊断：心律失常，频发室性期前收缩。

中医诊断：心悸病。

辨证：心气阴虚，血脉瘀阻，瘀郁化热。

治法：益气养心，理气通脉，凉血清热。

处方：魏执真教授自拟的清凉滋补调脉汤加减。太子参 15g，麦冬 15g，香附 10g，乌药 10g，牡丹皮 15g，赤芍 15g，鸡血藤 15g，合欢花 12g。7 剂，水煎服，日 1 剂。

二诊：服药 1 周后，患者心悸乏力减轻，仍时觉胸闷气短。大便稍软，日 1 ～ 2 行。舌红稍暗，边有齿痕，苔薄白，脉细促，期前收缩 5 次 / 分钟。前方太子参加至 30g 以增强补气之力，去鸡血藤、合欢花，加黄连 6g 厚肠，白梅花 9g 疏肝。

三诊：服药 1 周后，心悸进一步减轻，胸闷气短改善，时觉口干，大便仍偏软，日 1 ～ 2 行。平日自测脉搏间歇 2 ～ 4 次 / 分。前方加炒白术 12g 健脾，芦根 15g 清热生津。

四诊：服药 1 周，诉偶有心悸，与情绪相关，平日自测脉搏无间歇，87 ～ 92 次 / 分钟，仍觉口唇干燥，大便软好转。舌红稍暗，苔薄，脉细。查体：HR 88 次 / 分钟，律齐。前方牡丹皮、赤芍加量至18g增凉血之力，炒白术加至15g增健脾之功，芦根加至30g，去白梅花，改玫瑰花9g以疏肝。

五诊：服药2周，诉偶有心悸，平日自测脉搏无间歇，74～86次/分钟，仍口唇干燥，大便软、黏滞，日一行。舌脉如前，查体：HR 80次/分钟，律齐。前方加天花粉15g生津，炒白术加至18g，并加生薏苡仁30g化湿。嘱服该方2周巩固疗效，并于当地复查动态心电图。

按：该患者频发室早，根据魏执真教授在心律失常辨证方面"以脉为主，四诊合参"的经验，辨证首先从脉象入手。其脉促，其主阳、主热、主火，主阳热极盛及阴液欲亡，故该患者属阳热类心悸。气短、乏力、口干为气阴不足之象，胸闷为气机郁阻之征。若从心律失常分"两类、十型、三证候"方面分析，则属阳热类、第一型，即心气阴虚、血脉瘀阻、瘀郁化热型，选用益气养心、理气通脉、凉血清热治法。方中太子参、麦冬益气养阴；牡丹皮、赤芍凉血清热；鸡血藤活血通脉；香附、乌药理气以助通脉；因患者平日情志不畅，加合欢花疏肝解郁。全方共奏益气养心、理气通脉、凉血清热之功，使心气阴充足，血脉通，瘀热清。服药1周后，心悸乏力减轻，期前收缩由初诊时12次/分钟，减为5次/分钟。此后随症加减，继服药1个月，患者偶有心悸，平日自测脉搏无间歇，平日心率偏快亦获得到改善，由87～92次/分钟降至74～86次/分钟。

第三节　高血压3级医案

患者，男，60岁。初诊日期：2019年6月10日。

患者5年前体检时测血压高，具体不详，无自觉不适，未予重视。1个月前觉头晕头胀，自测血压186/87mmHg，于外院就诊，予缬沙坦氨氯地平片每日 1 片口服降压治疗，并配合中成药，仍血压控制不理想。自测晨起血压（115 ～ 147）/（68 ～ 88）mmHg，下午 4 ～ 5 点血压（128 ～ 160）/（72 ～ 92）mmHg。既往有甲状腺功能亢进症病史。查体：BP 140/80mmHg，神清，精神可，双肺未闻及干湿啰音，HR 76 次 / 分钟，心律齐，未闻病理性杂音，肝脾未及，双下肢不肿。

刻下症：头晕头胀，自觉头重如裹，性急易怒，纳可，大便黏滞，眠欠安多梦。舌红，有齿痕，苔白，脉细弦。

西医诊断：高血压病 3 级（很高危）。

中医诊断：眩晕病。

辨证：肝阳上亢，湿邪中阻。

治法：平肝降逆，健脾化湿。

处方：魏执真教授自拟的柔肝清眩汤合泽泻汤加减。白芍15g，生石决明 30g（先煎），珍珠母 30g（先煎），天麻 15g，钩藤 15g（后下），川牛膝 30g，泽泻 15g，炒白术 15g，炒薏苡仁 30g，茯神 30g。14 剂，水煎服，日 1 剂。

二诊：服药 2 周，患者头晕、头胀减轻，仍头重如裹，自测晨起血压（114 ～ 135）/（63 ～ 79）mmHg，下午血压（116 ～ 140）/（66 ～ 84）mmHg。舌脉如前，查体：BP 130/80mmHg。上方去泽泻，加白蒺藜 9g 平肝，荷叶 15g，佩兰 15g 升清降浊。14 剂。

三诊：患者诉头晕、头胀进一步减轻，头重如裹亦改善，晨起及下午自测血压（116 ～ 137）/（67 ～ 84）mmHg。便调眠安。舌脉如前，查体：BP 120/70mmHg。效不更方，继服前方 14 剂。

四诊：自测血压（111 ～ 129）/（63 ～ 83）mmHg。无头晕、

头胀、头沉重感。查体：BP 114/70mmHg。患者血压已平稳，无自觉不适，故未再予汤药。嘱规律口服降压药，监测血压。

按：该患者主要症见头晕、头胀，头胀为肝阳上亢之特点，结合其性急易怒、舌红、脉细弦，辨证为"肝阳上亢"。此外，患者并有头重如裹，大便黏滞，舌边有齿痕，为脾虚不运、湿邪内生、上扰清空之证。故本例治以平肝降逆、健脾化湿。方选魏执真教授自拟柔肝清眩汤合泽泻汤加减。

《临证指南医案》中载："凡肝阳有余，必须介类以潜之，柔静以摄之，味取酸收，或佐咸降，务清其营络之热，则升者伏矣。"观魏执真教授之柔肝清眩汤，其中即蕴含了如此妙法。方中生石决明、珍珠母，归肝、心经，功能平肝潜阳，且二者为介类，即取"介类以潜之"之意；白芍归肝、脾经，其性柔润，有养肝阴、调肝气、平肝阳之效，即"柔静以摄之"。从药性药味看，生石决明、珍珠母，性味咸寒，白芍味苦、酸、甘，性微寒，即为"味取酸收，或佐咸降"之意。从归经看，所选之生石决明、珍珠母、白芍又皆归肝经，对于肝阳上亢的病机特点，也尤为适宜。天麻、钩藤，亦归肝经，二者常共用，可平肝潜阳、止眩晕；川牛膝苦酸平，功擅苦泄下降，能引血下行，对肝阳上亢之证，与上述诸药配伍，可增强潜阳镇摄之力，在此用量必须大至30g方能奏效；患者兼有湿邪中阻、上扰清空之证，故予泽泻、炒白术、炒薏苡仁健脾化湿降浊。患者多梦，加茯神宁心安神。诸药共用，具有平肝潜阳、健脾化湿之功，使亢阳得降，湿邪得去，清窍得利。

服药两周后，头晕头胀减轻，仍头重如裹，自测血压水平较前改善，下午量血压仍时有收缩压升高，达140mmHg，加白蒺藜平肝；头重如裹乃"湿气在头"，故予荷叶升清、佩兰芳香化湿，再服药4周后，血压平稳，无头晕头胀及头沉重感。患者最初服西药降压药联合中成药，血压控制不理想，晨起血压（115～147）/（68～88）mmHg，下午4～5点血压（128～160）/（72～92）mmHg，配合汤药共服1.5个月，血压控制在（111～129）/（63～83）mmHg，诸症消除。

第十二章 谢晶副主任医师医案

谢晶，首都医科大学附属北京中医医院心血管科副主任医师，师从首都国医名师黄丽娟教授，从事中医、中西医结合防治心血管疾病临床、教学与科研工作多年，在临床工作中积极发扬传统中医辨证论治优势，同时结合现代医学先进诊疗技术，在冠心病、心力衰竭、心律失常、高血压、高脂血症，糖尿病等心血管及代谢性疾病的中医、中西医结合诊疗中积累了丰富的临床经验。发表相关学术论文近20篇，2010年获得首都医科大学附属北京中医医院"先进个人"称号。

第一节 心力衰竭医案

患者，女，60岁，退休。初诊日期：2019年1月17日。

患者5年前于日常活动时出现喘憋，伴心悸、气短、胸闷，时有夜间憋醒，于阜外医院就诊，诊为"冠心病、陈旧前壁心肌梗死、心功能不全"，行介入治疗，于前降支串联植入支架2枚，并规律服用拜阿司匹林、波立维（硫酸氢氯吡格雷片）、依姆多（单硝酸异山梨酯缓释片）、立普妥（阿托伐他汀钙片）、倍他乐克及呋塞米、螺内酯治疗，仍时有心悸、乏力。1周前患者因劳累导致症状加重，为进一步中医诊治来我院。查体：口唇色暗，BP 100/60mmHg，双肺呼吸音粗，可闻及散在细湿啰音，心音弱，HR 92次／分钟，律齐，心界向左扩大，未及明显病理性杂音，腹稍膨隆，无压痛及反跳痛，肝脏触诊肋下2横指，质韧，双下肢水肿（++）。辅助检查：心电图示窦性心律，ST-T改变，$V_1 \sim V_4$可见病理性Q波。超声心动示节段性室壁运动异常，EF 31%。

刻下症：阵发喘憋，伴心悸、气短、胸闷痛，高枕卧位，时有夜间憋醒，自汗，畏寒，无明显咳嗽、咯痰，纳一般，眠差，大便调，小便少。舌胖，质淡暗，苔薄白，脉沉细。

西医诊断：心功能不全，冠心病，陈旧前壁心肌梗死。

中医诊断：心衰病。

辨证：气阳亏虚，血瘀水停。

治法：益气温阳，活血利水。

处方：生黄芪30g，丹参30g，郁金12g，元胡15g，麦冬10g，五味子10g，白芍15g，炒酸枣仁30g，茯苓20g，炒白术15g，水红花子30g，黑附片10g，桂枝10g。14剂，水煎服，日1剂。

二诊：服前方2周后，患者阵发喘憋、畏寒较前有所好转，可侧卧位，无夜间憋醒，仍伴心悸、气短、胸闷痛，自汗，纳一般，眠尚可，大便调，小便偏少，双下肢水肿（+）。舌胖，质淡暗，苔薄白，脉沉细。上方将生黄芪加至40g，并加用地龙15g，桑白皮15g，葶苈子15g。

三诊：服药2周后，患者阵发喘憋、胸闷痛、畏寒较前明显好转，可平卧，无夜间憋醒，仍有心悸、气短、自汗，纳一般，眠尚可，二便调，双下肢微肿。舌略胖，质淡暗，苔薄白，脉沉细。上方加用红参10g。

继服上方2周，患者诸症明显改善，双下肢不肿，舌质淡暗，苔薄白，脉沉细。

按：心功能不全在中医学中属"心衰病"范畴。心衰病是多种心脏病发展到中后期所出现的临床表现综合征。其病性为本虚标实，本虚以气虚、阴虚、阳虚为主，标实以瘀血、水饮、痰湿居多。其病位主要在心，但在本病的发展过程中常累及肺、脾、肝、肾。本例患者中老年女性，久病不愈，导致心、脾、肾之气、阳亏虚，气虚则无力推动血液运行，心脉不畅，阳虚则运化蒸腾无力，水湿内停，凌心射肺。故本病辨证为阳气亏虚，血瘀水停，病位在心，又与脾、肺、肾密切相关，病性为本虚标实，治疗当以益气温阳、活血利水为法。

本例处方中红参、黄芪益气强心，且参芪合用使心气、脾气、元气皆充，气行则血行，且黄芪兼以健脾利水。附子助阳补火，使心阳、脾阳、肾阳皆旺，桂枝温通经脉、助阳化气，二者合用，一则配伍理气活血之品散寒通脉，二则配伍健脾利水之品化气利水。丹参、郁金、元胡、地龙行气止痛，活血化瘀，且丹参兼以养血，地龙兼以清肺。方中配伍麦冬、五味子、白芍、炒酸枣仁等滋阴之品，一取"阴中求阳"之意，二是治疗心衰常应用辛温的益气温阳药物及减轻心脏前负荷的利尿剂，此二类皆易于伤阴。水肿是心衰的主要临床表现，故用桑白皮、葶苈子、生黄芪、茯苓、炒白术、地龙、水红花子利水消肿，其中桑白皮、葶苈子泻肺利水；生黄芪、茯苓、炒白术健脾利水，地龙、水红花子活血利水。诸药共用，则气足、阳旺、水去、瘀化。

第二节　二度Ⅱ型房室传导阻滞医案

患者，女，63岁，无业。初诊日期：2019年4月2日。

患者半年前于活动时突发胸痛、心悸，伴气短、大汗出，于外院就诊，诊为"急性下壁心肌梗死、窦性心动过缓、阵发三度房室传导阻滞"，行急诊PCI，于右冠状动脉近中段串联植入支架2枚，并行临时起搏器植入术治疗，经抗凝、抗血小板聚集、调脂稳斑等治疗后症状好转。建议患者行永久起搏器植入术，患者拒绝，为进一步中医诊治来我院。查体：BP 110/60mmHg，双肺未及明显干湿啰音，HR 52次/分钟，律齐，心界不大，各瓣膜听诊区未及明显病理性杂音，腹软，无压痛及反跳痛，肝脾肋下未及，双下肢不肿。辅助检查：24小时动态心电图示窦性心律，二度Ⅱ型房室传导阻滞，最快心率96次/分钟，最慢心率36次/分钟，平均心率48次/分钟，最长R-R 3.1秒。超声心动示舒张功能减低，二、三尖瓣少量反流，EF 50%。甲功（-）；肝肾功（-）。

刻下症：阵发心悸，时伴胸闷痛、乏力气短，无明显喘憋，无明显眩晕、黑曚及意识丧失，畏寒，纳一般，眠差，大便无力，小便调。舌淡暗有瘀斑，苔薄白，脉沉细涩。

西医诊断：二度Ⅱ型房室传导阻滞。

中医诊断：心悸病。

辨证：气阳亏虚，心脉不畅。

治法：益气温阳，活血复脉。

处方：生黄芪30g，麦冬10g，五味子10g，白芍15g，桑寄生30g，桂枝10g，黑附片10g，丹参30g，郁金12g，元胡15g，鸡血藤30g，牡丹皮10g，佛手10g，黄连5g，炙甘草

10g。14 剂，水煎服，日 1 剂。

二诊：服前方 2 周后，患者自觉阵发心悸较前略有缓解，仍时伴胸闷痛、乏力气短，畏寒，纳一般，眠差，大便无力，小便调。HR 51 次 / 分钟，律齐，舌淡暗，有瘀斑，苔薄白，脉沉细。在上方基础上加用红参 10g，将桂枝加至 15g，并加用炒酸枣仁 30g。

三诊：服药 2 周后，患者阵发心悸、乏力气短、畏寒、眠差、大便无力较前明显改善，仍时伴胸闷痛。HR 58 次 / 分钟，律齐，舌淡暗，有瘀斑，苔薄白，脉细。在上方基础上将郁金加至 15g，元胡加至 20g，并加用川芎 10g，当归 15g，细辛 5g。

四诊：继服上方两周，患者阵发心悸、胸闷痛、乏力气短、畏寒、眠差、大便无力明显好转，纳可，小便调。HR 61 次 / 分钟，律齐，复查 24 小时动态心电图示窦性心律，阵发二度房室传导阻滞，心率最快 105 次 / 分钟，心率最慢 42 次 / 分钟，平均心率 51 次 / 分钟，长 R–R 间期 2.3 秒，舌淡略暗，苔薄白，脉细。

按：二度 Ⅱ 型房室传导阻滞属于缓慢型心律失常，黄丽娟教授认为本病病机多为心之气阳亏虚，气虚则无力行血，阳虚则阴寒凝滞，而致心脉不畅，心失所养，故其病机为气阳亏虚，心脉不畅。本病病位在心，但往往涉及脾、肾，病性为本虚标实，其基本治疗大法为益气温阳、活血复脉。

本例方中红参、黄芪益气强心，且参、芪合用使心气、脾气、元气皆充，气行血行。附子助阳补火，使心阳、脾阳、肾阳皆旺，桂枝、细辛能温通经脉，三者合用散寒通脉。丹参、当归、鸡血藤活血养血；川芎、郁金、元胡、牡丹皮行气活血，与前药配伍，活血复脉。黄老还常在方中配伍麦冬、五味子、白芍、桑寄生等滋阴之品，一取"阴中求阳"之意，二可阴阳平调，以防温补辛燥之品，耗液伤津。黄连苦寒入心，清热泻火，牡丹皮清热凉血，以防红参、黄芪、附子、桂枝、细辛过于温燥；患者病程日久，心情难免不畅，予以佛手配伍，疏肝理气；炙甘草补气、止痛、调和诸药。全方共奏益气温阳、活血复脉之功。黄老治疗缓慢型心律失常多以益气温阳、活血复脉为大法，强调临床应四诊合参，辨病与辨证结合，把握不同患者不同时期的主要病理状态、具体症状及舌脉等临床表现，适时调整药物配伍，"观其脉证，知犯何逆，随证治之"，四诊合参，辨证论治，故往往取得满意的疗效。

第三节　冠心病医案

患者，女，67岁，退休。初诊日期：2018年9月10日。

患者2年前于活动时出现阵发胸痛，位于心前区，呈闷痛，无明显放射痛，无喘憋及大汗出，无濒死感，无反酸烧心，休息10分钟左右症状可缓解，于当地医院就诊。冠状动脉CT示冠脉右优势型，左主干未见明显狭窄，前降支近中段轻中度狭窄，回旋支可见斑块，右冠状动脉近中段中度狭窄。诊为"冠心病"，予阿司匹林、波立维抗血小板聚集，立普妥调脂稳斑，依姆多扩管，倍他乐克控制心室率，服药后仍时感胸痛，为进一步诊治来我院。查体：BP 130/80mmHg，双肺呼吸音清，未及明显干湿啰音，心界不大，HR 88次/分钟，律齐，各瓣膜听诊区未及明显病理性杂音，腹软，无压痛及反跳痛，肝脾肋下未及，双下肢不肿。辅助检查：心电图示窦性心律，未见明显ST-T改变；超声心动图示舒张功能减低，EF 65%；冠状动脉CT示冠脉右优势型，左主干未见明显狭窄，前降支近中段轻中度狭窄，回旋支可见斑块，右冠状动脉近中段中度狭窄。

刻下症：阵发胸闷痛，时伴心悸、气短，口干，纳可，眠欠安，大便偏干，小便调。舌暗红，少苔，脉细数。

西医诊断：冠心病。

中医诊断：胸痹心痛。

辨证：气阴亏虚，心脉不畅。

治法：益气养阴，活血通脉。

处方：生黄芪 30g，麦冬 10g，五味子 10g，白芍 15g，龟甲 20g，炒酸枣仁 30g，生地黄 15g，丹参 30g，郁金 12g，元胡 15g，地龙 10g，牡丹皮 10g，茯苓 20g。14 剂，水煎服，日1 剂。

二诊：服前方 2 周后，患者自觉胸闷痛较前有所缓解，剧烈活动时仍有发作，仍时有心悸、气短，口干、眠差较前改善，大便仍偏干，小便调。舌暗红，少苔，脉细数。上方加用党参 15g，川芎 10g，当归 15g，桃仁 10g，并将牡丹皮加至 15g。

三诊：服药 2 周后，患者胸闷痛、心悸、气短较前明显缓解，时有口干，纳眠可，二便调。舌暗红，少苔，脉细。上方加用北沙参 15g。

继服上方 2 周，患者不适诸症均缓解。

按：早在两千多年前的《黄帝内经》中就有本病的相关记载，如《素问·脏气法时论》篇中"心病者，胸中痛，胁支满，胁下痛，膺背肩间痛，两臂内痛"及《灵枢·厥病》篇中"真心痛，手足青至节，心痛甚，旦发夕死，夕发旦死"。黄丽娟教授认为胸痹心痛病其基本病机为血行瘀滞，心脉闭阻。本病病位在心，又与肝、脾、肺、肾四脏密切相关。其病性为本虚标实，本虚为人体气、血、阴、阳之亏虚，也有肝、脾、肺、肾的不足，标实为痰浊、寒凝、气滞、血瘀等病理产物或因素，以正虚为本，邪实为标。

本例患者，老年女性，脾肾不足，气阴亏虚。气虚则血行无力，瘀血内停；阴虚则阴液不足，血液黏滞，因此其基本病机为气阴亏虚、心脉不畅，当以益气养阴、活血通脉为治疗大法。方中黄芪、党参健脾益气，使气足血行，瘀消脉畅。麦冬、五味子、白芍、龟甲、炒酸枣仁、生地黄、北沙参养阴生津，使脉道充盈，血液稀释。活血化瘀药选用丹参、郁金、元胡、地龙、川芎、当归、桃仁、牡丹皮。丹参、当归合党参、白芍、龟甲、炒酸枣仁兼以养血，以防阴亏血虚。元胡"行血中气滞，气中血滞"，既能入血分以活血祛瘀，又能入气分以行气散结，尤以止痛效果卓著。郁金，《本草经疏》谓其为"血分之气药"，亦能活血止痛，行气解郁。元胡与郁金，相须为用，且药性一寒一温，既加强行气活血的功效，又无过寒过热之弊端。地龙，性走窜，擅于通行经络，桃仁破血化瘀力强，且合当归润肠通便。牡丹皮合生地黄兼以凉血、清虚热。本方大量使用养阴之品，为防滋腻碍胃，故加用茯苓，配伍黄芪，健脾化湿。诸药共用，则气充阴足，瘀消脉畅。

第十三章 韩垚副主任医师医案

韩垚，首都医科大学附属北京中医医院心血管科副主任医师，医学博士。北京市第三批"125计划"中医药人才。全国第五批中医药名老中医药专家学术经验继承人，师承首都国医名师魏执真教授。临床擅长中西医结合诊治心律失常、高血压、冠心病、高脂血症、心力衰竭及头晕、失眠等内科杂病。主编并参编专著3部，发表专业文章10余篇，主持北京市自然科学基金等多项心血管疾病研究课题。

第一节 频发室性期前收缩医案

李某，女，57岁。初诊日期：2015年4月13日。

主诉：阵发心悸3年余，加重1个月。

患者近3年来活动（如快走）时出现心悸不适伴乏力，自觉心悸，曾于当地医院就诊，查冠状动脉造影示前降支中度肌桥，24小时动态心电图示频发室早1397次。曾服中成药仍反复发作，近1个月自觉心悸较前频繁，安静时也有发作，要求服汤药治疗。既往高脂血症5年。查体：BP 120/80mmHg，双肺呼吸音清，HR 86次/分钟，律不齐，5次间歇/分钟，腹软，双下肢不肿。

刻下症：时有心悸，活动时尤甚，胸闷气短，乏力，易疲劳，烧心反酸，腹胀，口干喜饮，大便偏干，1～2日一行，入睡难，易醒。舌暗红，苔薄黄，苔有裂纹，脉细促。

西医诊断：心律失常（频发室性期前收缩），冠状动脉肌桥。

中医诊断：心悸病。

辨证：心气阴虚，血脉不畅，瘀而化热。

治法：益气养心，凉血清热，理气通脉。

处方：沙参30g，麦冬15g，五味子10g，香附10g，香橼10g，佛手10g，乌药10g，牡丹皮15g，赤芍15g，黄连10g，瓦楞子15g。7剂，水煎服，日1剂。

二诊：服药1周后，心悸发作减少，无明显胸闷胸痛发作，入睡难，口干喜饮，大便较前通畅，腹胀好转，口疮发作，舌暗红，苔薄黄，脉细促，80次/分钟，可及间歇2次/分钟。前方加珍珠母15g，莲子心3g清心安神以助眠，加升麻10g，配黄连、牡丹皮取清胃散之意，清肺胃蕴热。

三诊：再服2周后，无胸闷发作，心悸偶发，口疮消失，睡眠改善，反酸减少，仍气短乏力，舌暗红，苔薄略黄，脉沉细，71次/分钟。前方加太子参20g补气。

四诊：继服2周，发作心悸1次，自测脉搏有间歇，约10分钟后好转，气短乏力减轻，无反酸，纳眠可，小便调，大便溏，舌暗红，苔薄略黄，脉沉细。前方去瓦楞子、莲子心、珍珠母，加山药15g，诃子10g健脾止泻。

五诊：继服1个月，心悸未再发作，纳眠可，二便调，复查24小时动态心电图提示室性期前收缩减少为137次，舌脉同前，守方继服。

按：此例患者以"心悸阵发，舌暗红，苔薄黄，有裂纹，脉细促"为主，兼见"气短乏力，易疲劳，烧心、反酸、腹胀，口干喜饮，大便偏干，入睡难"，属中医"心悸病"范畴。根据魏执真教授在心律失常辨证方面要"以脉为主，四诊合参"的经验，辨证时首先抓住"促脉"这一主症。促脉为热盛阴伤、血脉瘀阻之表现。结合舌脉，考虑患者为心之气阴两虚，阴虚心脉失养，气虚无力推动，血脉瘀滞，瘀久化热，立法为益气养心、理气通脉、凉血清热，治疗选用魏执真教授调脉饮加减。方中沙参、太子参、麦冬、五味子益气养阴，香附、香橼、佛手、乌药理气以助通脉，气行则血行，牡丹皮、赤芍、黄连清热凉血以清瘀热。

患者反复出现口腔溃疡，初诊时未发作，说明患者之病以阴虚内热为本，兼有气虚，治疗过程中出现口疮，《灵枢·经脉》中有"胃足阳明之脉……下循鼻外，入上齿中，还出挟口，环唇，下交承浆"，故可认为，口疮多为胃热上冲所致，魏执真教授多用黄连、牡丹皮、升麻治之，取"清胃散"之意，清热凉血、散火解毒。初诊时患者大便偏干，病证以阴虚燥热内盛为主，经清热凉血治疗后，患者四诊时诉大便溏软，说明阴虚燥热渐轻而表现出心脾气虚，故加用山药、诃子以健脾补气、涩肠止泻。

第二节　病态窦房结综合征医案

张某，女，69岁。初诊日期：2017年9月19日。

主诉：阵发心悸半年余，加重2个月。

患者半年前活动时感心悸不适，发作较为频繁，曾于当地医院住院，诊断为"病态窦房结综合征－窦性心动过缓，频发室早"，住院期间曾服普罗帕酮 150mg tid，3 天后改为普罗帕酮 100mg tid，再 3 天后改为普罗帕酮 100mg bid，并予利多卡因静点，建议患者安装心脏起搏器，患者考虑后拒绝，对症治疗后症状改善。近 2 个月因劳累病情反复，时感心悸，自测脉搏间歇明显，白天晚上均有发作，遂来诊。查体：BP 120/70mmHg，双肺呼吸音清，HR 50 次/分钟，心律不齐，可及 7 次间歇/分，腹软，双下肢不肿。辅助检查：心脏超声示左房增大，左室舒张功能减低，EF 50%。心电图示窦性心动过缓，频发室早二联律。动态心电图（2016 年 12 月 17 日）示窦缓，HR 37～66 次/分钟，平均 47 次/分钟，室早 2011 次，有 142 阵室性二联律，31 阵室性三联律，全程 T 波低平。动态心电图（2017 年 5 月 21 日）示窦缓，HR 38～85 次/分钟，平均 53 次/分钟，室早 11524 次，二联律 160 阵，三联律 414 阵，有时 ST 段略压低，T 波低平。

刻下症：时感心悸，气短乏力，易疲劳，思睡，畏寒怕冷，口不渴，腹胀，纳可，眠欠安，大便偏软日 2～3 次。舌淡暗，苔黄白相兼，厚腻，中有裂纹，脉结。

西医诊断：心律失常（病态窦房结综合征），频发室性期前收缩，窦性心动过缓。

中医诊断：心悸病。

辨证：心脾气虚，湿邪停蓄，心脉受阻。

治法：化湿理气，活血升脉。

处方：紫苏梗 10g，陈皮 10g，法半夏 10g，炒白术 10g，茯苓 10g，香附 10g，乌药 10g，太子参 10g，羌活 15g，桂枝 10g，丹参 30g，川芎 15g。7 剂，水煎服。

二诊：服药 1 周后，心悸发作次数减少，程度减轻，活动时气短改善，纳眠可，二便调，舌暗红，有齿痕，苔薄黄。脉结，52 次/分钟，可及间歇 3 次/分钟。脾虚湿盛，湿渐退化热，舌苔白厚逐渐转黄之后渐退，前方继服。

三诊：再服 1 周，偶有心悸，无口干、口苦，腹胀，大便不畅，纳眠可，舌暗红，苔白罩黄，略腻，脉结，54 次/分钟，可及间歇 4 次/分钟，前方加白芥子 10g，莱菔子 10g，苏子 10g 继服。

四诊：服药 2 周后心悸发作减少，自测脉率 55 次/分钟左右，腹胀改善，舌脉同前。复查超声心动示左房增大，左室舒张功能减低。前方继服。

五诊：继服 2 周，因劳累自觉心悸较前有所频繁，自测脉率 55 次/分钟左右，气短乏力明显，口干喜饮，大便偏干，1 日未行，纳眠可，舌红暗，脉结，54 次/分钟，可及 2 次间歇/分钟。之前苔白底上有黄，白黄相兼，现苔薄黄，表明湿已化热。此为心脾两经病，舌脉表示已化热，其根本在气阴不足，病位在心，但无其他热象，此为气阴不足，血脉不畅，瘀郁化热，故血脉活开，血热自散。改方为太子参 20g，麦冬 15g，五味子 10g，香附 10g，香橼 10g，佛手 10g，乌药 10g，羌活 15g，桂枝 10g，丹参 30g，川芎 15g，白芍 30g，木瓜 15g。

六诊：继服药 2 周后心悸减少，自测脉率 55 次/分钟左右，间歇减少，无口干，无腹胀，无咽痛，大便偏软，日一次，舌暗红，苔薄略黄，脉缓略弦 56 次/分钟，律齐，前方加山药 30g 健脾止泻。

七诊：再服 2 周，偶有心悸，自测脉率 58 次/分钟左右，纳眠可，二便调，舌暗红，苔薄略黄，脉细略缓而齐，加减继服。

按：该患者心律失常为窦性心动过缓、频发室早，脉为结脉。结脉为缓有间歇，或迟有间歇，该患者属第一种。结脉在《濒湖脉学》中被描述为"结脉皆因气血凝，老痰结滞苦沉吟，内生积聚外痈肿，疝瘕为殃病属阴"。结脉的特点为痰湿与气血凝结，阻滞心脉。与缓脉比较，其气滞血瘀程度更为严重，脉流更为不畅，致脉有间歇。再结合患者心悸、便溏、舌暗红、苔白黄相兼且厚腻所显示出的"心脾气虚，心脉受阻"，治以化湿理气、活血散结。方用白术、茯苓、陈皮、半夏健脾化湿，紫苏梗、香附、乌药理气化湿，羌活祛风除湿，川芎、丹参活血通脉散结，太子参补益心脉，又因结脉为老痰凝滞、气血不畅，故后加用三子养亲汤以祛痰理气以助通脉。

第三节　高血压医案

霍某，女，65岁。初诊日期：2018年10月10日。

主诉：阵发头晕7年余，加重1个月。

患者7年前曾因情绪波动出现头晕、头胀阵发，曾至魏执真教授门诊就诊，查经颅多普勒超声示脑动脉硬化，椎基底动脉供血不足，服用中药汤剂症状逐渐改善，后自觉无明显不适遂停服中药。近1个月再次出现头晕阵作，伴胸闷、气短、乏力，遂来诊。既往有高血压病史10年，曾服西药降压，近半年自行停药，平时未监测血压；确诊高脂血症5年余。查体：BP 145/94mmHg，双肺呼吸音清，HR 79次/分钟，律齐，腹软，双下肢不肿。辅助检查：经颅多普勒超声示右侧椎动脉血流速度减低。心脏超声示左心舒张功能减低，主动脉瓣钙化，EF 65%。

刻下症：阵发头晕，头胀，胸闷气短，乏力，口干口苦，腰酸痛，咽部异物感，夜尿频，大便不畅。舌尖红，苔薄黄，脉细弦。

西医诊断：高血压，椎基底动脉供血不足。

中医诊断：眩晕病。

辨证：阴虚阳亢。

治法：柔肝潜阳。

组方：白芍 30g，桑叶 10g，菊花 10g，生石决明 30g，珍珠母 30g，钩藤 10g，天麻 20g，川牛膝 20g，香附 15g，乌药 10g，沙参 30g，麦冬 15g，五味子 10g，桑寄生 30g，香橼 10g，佛手 10g，大腹皮 10g。7 剂，水煎服。

二诊：服药 1 周后，头晕、头胀有所减轻，BP 140/90mmHg，仍有口干、口苦，早醒，醒后难再入睡，大便不畅。舌红，苔薄黄，脉细弦。前方加决明子 10g，百合 15g。

三诊：再服 2 周后，BP 130/80mmHg 左右，但因情绪波动出现心烦易怒，无明显气短乏力，生气时仍有头晕、胸闷，口干、口苦，不欲饮食，胃脘堵闷，咽部异物感，大便黏滞不畅，舌红，苔薄黄，脉沉弦。调整用药：白芍 15g，柴胡 10g，枳壳 10g，香附 10g，乌药 10g，木香 10g，黄连 10g，焦三仙 30g。3 剂继服。

四诊：服后患者诉胸闷、脘胀减轻，头晕发作减少，进食较前增加，仍感大便不畅、腹胀、口苦、口涩。舌红，苔薄黄，脉沉弦。前方加大腹皮 10g，继服 3 剂健运中焦气机。

五诊：服后诸症减轻，心情舒畅，舌暗红，苔薄略黄，脉细弦，加减继服。

按：该患者来诊时以"头晕、头胀时作，舌红，苔薄黄，脉细弦"为主症，伴有"胸闷腹胀，乏力气短，口干、口苦，喜饮，腹胀，大便不畅"，属中医"眩晕病"范畴，结合舌脉，乃阴虚肝旺，肝阳上亢，母病及子，耗伤气阴，兼见心气阴不足所致，是本虚标实，以标实为主。患者亦有乏力、气短、口干的气阴不足症状，但目前气虚并非主要矛盾。

综上，治疗用魏执真教授柔肝清眩汤加减以养阴平肝降逆，兼益气养心。方中用大量白芍养阴柔肝以制亢阳，川牛膝活血引血下行，石决明、珍珠母、钩藤、天麻平肝潜阳息风，桑叶、菊花清肝热、利头目，桑寄生补益肝肾。患者兼见乏力气短口干，故考虑肝热影响心，母病及子，耗伤气阴，故以沙参、麦冬、五味子益气养心，香附、乌药、香橼、佛手理气活血，大腹皮下气宽中。二诊时患者仍口干、口苦，早醒，大便不畅，加决明子除肝热，百合养阴安神。三诊时患者情绪波动，心烦易怒，不欲饮食，大便黏滞不畅，无气短乏力，考虑为肝胃不和，调整用药为柴胡疏肝散合香连丸加减治疗以调气疏肝、解郁活血散结，柴胡配白芍，补肝体、调肝用，体用同调。

四诊时患者胸闷、脘腹胀满、头晕均较前缓解，纳食增加，仍感大便不畅、腹胀、口苦，加用大腹皮行气宽中。五诊患者主症减轻，心情舒畅，随症加减，继服汤药巩固疗效。

第十四章　李爱勇副主任医师医案

　　李爱勇，男，1979 年出生，毕业于首都医科大学，临床医学硕士，师从刘红旭教授，首都医科大学附属北京中医医院心血管科副主任医师，长期从事心血管相关疾病的临床及病理学研究。分别于阜外医院、安贞医院进修学习心脏疾病西医专科知识。2015 ～ 2016 年参加了国家心血管疾病介入治疗的规范化培训，目前具有国家认可的独立介入术者资质。2017 年作为访问学者在日本草津心脏病中心交流学习，主持和参与了多项科研项目。国内核心期刊发表学术论文 20 余篇，参与论著 7 部，其中副主编 2 部，编委 5 部。中华中医药学会心血管专业委员会委员，世界中医药学会联合会介入心脏病专业委员会委员，中国中药协会心血管病药物研究专业委员会委员，北京中西医结合学会心血管内科专业委员会委员，北京中医药学会核医学分会临床组委员。

　　擅长各种心血管内科常见疾病的治疗，善于中西医结合治疗冠状动脉粥样硬化性心脏病、高血压、心律失常、糖尿病、高脂血症等疾病，尤其对冠状动脉介入后相关疾病具有独特的治疗经验与体会。

第一节 窦性心动过速（数脉）医案

患者，女，71 岁，工人。初诊日期：2016 年 5 月 20 日。

患者 2 个月来出现阵发心悸气短，乏力，无黑矇及意识丧失，无大汗出，发作诱因不明显，时有安静时或夜间发作，曾于外院查心电图示窦性心律，频发室性期前收缩。24 小时动态心电图（2016 年 3 月 12 日）示窦性心律，HR 52 ～ 116 次 / 分钟，平均心率 73 次 / 分钟，可见室性期前收缩 8823 个，室上性期前收缩 524 个。故诊为"频发室性期前收缩，室上性期前收缩"，予酒石酸美托洛尔片 25mg bid 治疗，自诉症状无明显缓解，为进一步诊治来我院。

刻下症：阵发心悸，无黑矇及意识丧失，无大汗出，无明显喘憋，口干，手足心热，腰酸腿软，纳可，眠差，入睡困难、梦多，大便干，小便调。

西医诊断：心律失常（频发室性期前收缩、室上性期前收缩）。

中医诊断：心悸。

辨证：阴亏内热，虚火扰心。

治法：滋阴清热，养心安神。

处方：北沙参 20g，麦冬 10g，五味子 10g，百合 15g，生知母 10g，地骨皮 15g，鳖甲 15g，龟甲 15g，桑寄生 30g，炒酸枣仁 30g，炙何首乌 15g，首乌藤 30g，丹参 15g，莲子心 3g，牡丹皮 12g，茯苓 15g。7 剂，水煎服，日 1 剂。

二诊：服前方 1 周后，患者心悸、口干、手足心热、腰酸腿软较前有所好转，仍眠差，大便干。舌瘦薄，舌红，少苔。脉弦数细。上方加生地黄 30g，玄参 30g，酒大黄 8g。

三诊：服药 2 周后，患者心悸、口干、手足心热、腰酸腿软、眠差较前明显好转，大便仍干。舌瘦薄，舌红，少苔。脉弦细。复查 24 小时动态心电图示窦性心律，HR 48 ~ 106 次 / 分钟，平均 67 次 / 分钟，可见室性期前收缩 1523 个，室上性期前收缩 212 个。酒大黄改为 10g，加枳壳 10g。

按：该患者心悸、口干、手足心热、腰酸腿软，眠差，大便干，为阴亏内热、虚火扰心之象。心悸者，其本属虚，其标属实，其虚在阴阳气血之失调，其实与痰瘀、寒热、七情有关，属于本虚标实证。本病病位在心，但究其原因，不独在心，与脾、肺、肾、肝均有着密切的关系，且相互影响。脏腑功能失调，气血阴阳失衡，均可导致心悸。心脏病变可以导致其他脏腑的功能失调或亏损，如《黄帝内经》云"心动则五脏六腑皆摇"，反之，其他脏腑病变亦可直接或间接影响心。故治疗多以生脉散为基本方，根据脏腑辨证，随症加减治之。

本例患者肾阴亏虚，阴虚生内热，虚火扰心，故以北沙参、麦冬、五味子、桑寄生、百合、生知母、地骨皮、鳖甲、龟甲滋养心阴，其中百合、生知母、地骨皮、鳖甲、龟甲又兼有清心火之效；炒酸枣仁、炙何首乌、首乌藤、丹参，养心血，安心神、定心志；莲子心、牡丹皮，清心火，宁心神；为防滋阴清热药苦寒滋腻碍胃，加茯苓健脾助运。全方共成滋阴清热、养心安神之效。

中医学中"心悸"是一个病证，以中医理论对其进行病性分析，总体分为虚、实两类：属实证的病理变化多在于痰火扰心，水饮上凌或心血瘀阻，气血运行不畅，而引发心悸（或客观表现有心律不齐）；虚证多见气、血、阴、阳亏损，使心失所养而致心悸。二者又可互相转化：实证日久正气亏耗，则可见气血阴阳之亏损，虚证日久可兼见阴虚火旺，痰瘀互结；阳虚可夹湿，致水饮内停，痰湿阻滞；气血亏虚致气血瘀滞；痰火互结可伤阴津，痰血互结均可阻滞脉道，心脉失养而致心悸。治疗要根据其病理改变给予辨证施治。

第二节　不稳定型心绞痛医案

患者，男，75 岁，工人。初诊日期：2017 年 3 月 20 日。

患者阵发胸闷痛 5 年，近 1 个月来长于劳累时或饱餐后阵发胸闷痛加重，伴有气短乏力，无肩背放射痛，无大汗出，持续 2～3 分钟，舌下服硝酸甘油 0.5mg，或休息 10 分钟左右症状可缓解，于西医院行冠脉造影检查提示前降支中段狭窄约 70%，患者拒绝介入治疗，要求中医治疗，遂来就诊。既往有高脂血症病史，吸烟史 40 年。查体：BP 120/75 mmHg，HR 80 次 / 分钟，心律齐，未闻病理性杂音，双肺未闻及干湿啰音，肝脾未及，双下肢不肿。心电图示窦性心律，HR 80 次 / 分钟，V_1～V_4 导联 ST 段压低。超声心动图示静态下心脏结构未发现明显异常。

刻下症：胸闷痛，气短乏力，劳累饱餐症状加重，休息可缓解，大便干，日一次，口干，睡眠欠安。舌质淡暗，苔白，脉弦涩。

西医诊断：冠状动脉粥样硬化性心脏病，不稳定型心绞痛，高脂血症。

中医诊断：胸痹心痛病。

辨证：心气亏虚，血脉瘀阻。

治法：益气逐瘀，活血通脉。

处方：参元益气活血方加减。党参 30g，黄芪 30g，元参

12g，丹参15g，土鳖虫9g，水蛭3g，地龙6g，元胡12g。7剂，水煎服，日1剂。

二诊：服前方1周后，患者胸闷痛症状减轻，发作频次减少，气短、乏力减轻，大便转通畅，睡眠欠安。HR 75次/分钟，心律齐，舌质暗红，苔薄白，脉涩。上方加酸枣仁30g，茯神15g。

三诊：服药2周后，患者胸闷症状明显减轻，发作频次进一步减少，气短、乏力明显减轻，大便畅，睡眠安。HR 73次/分钟，心律齐，舌质暗红，苔薄，脉涩。效不更方。

四诊：继服上方2周，患者未发生胸闷痛症状，气短、乏力基本消失，平路可行1千米无明显症状发作，大便畅，睡眠安。HR 72次/分钟，律齐，脉舌正常。

按：该患者证属气虚血瘀，该类患者多系经年之疾，病势凶顽而又虚实相杂，根据唐容川《血证论》中"瘀血在经络脏腑之间，被气火煎熬，则为干血，盖系干血，使气化隔绝，非寻常行血之品所能治也，故用诸虫啮血之物，以消蚀干血"之说，结合我科"治心三法"中"益气逐瘀法治疗冠心病性心绞痛"的原则，当以益气逐瘀、活血通脉为大法。方中黄芪，《神农本草经》载其味甘，性微温，归脾、肺经，具有补气升阳、益胃固表、托毒生肌、利水消肿作用。黄芪有"益元气，温三焦，壮脾胃"（《本草备要》）、"通调血脉，流行经络"（《本经逢原》）、"逐五脏间恶血"（《名医别录》）之功；在扶正益气之品中，具有补而不滞的特点。党参，味甘，性平，归脾、肺经，功能补中益气、生津止血。《本草从新》曰其："主补中益气，和脾胃，除烦渴，中气微弱，用以调补，甚为平妥。"土鳖虫，又名土元，味咸，性寒，有小毒，《神农本草经》曰其"主心腹寒热，血积癥瘕，破坚，下血闭"，《本草经疏》曰其"无瘀血停留者不宜用"，《长沙药解》谓其"善化瘀血，最补损伤"。水蛭，味咸、苦，性平，有小毒，归肝经，功能破血逐瘀，《神农本草经》曰其"逐恶血，瘀血，月闭，破血瘕积聚……利水道"。土鳖虫与水蛭合用，攻血破坚，共为辅药。

本案处方在益气扶正基础上，选用破血逐瘀之品，力求破血而不伤正，即在重用黄芪、党参益气之品的同时，选用土鳖虫、水蛭破血逐瘀，同时配以元参、丹参、元胡、地龙。合方共奏益气破血、滋阴养血、行气通络之效。

第三节 心力衰竭医案

患者，男，70岁，工人。初诊日期：2017年11月3日。

患者2年前出现阵发胸闷喘憋，夜间不能平卧，双下肢水肿，曾于外院诊治，查超声心动诊为左心室扩大，二尖瓣关闭不全，EF 39%。经西医治疗后症状好转，后间断服用利尿剂，症状时有反复，近3个月来症状加重。于外院复查超声心动示左心室扩大，二尖瓣关闭不全，EF 39%。心电图示窦性心律，HR 120次/分钟。胸片示肺瘀血，心影中度增大，肺动脉段突出。故诊为"心功能不全，心律失常（窦性心动过速）"，今为求进一步系统诊治来我院。

刻下症：胸闷喘憋，夜间不能平卧伴心悸、乏力，无胸痛，轻度活动即发作，咳嗽，咳白痰，自汗出，纳差，眠差，大便溏，小便少。舌淡暗，边有齿痕，苔白少津。

西医诊断：心功能不全，窦性心动过速。

中医诊断：心衰病。

辨证：气阳不足，血瘀水停。

治法：益气温阳，活血利水，兼以养心复脉。

处方：生黄芪 40g，桂枝 10g，丹参 20g，水红花子 30g，葶苈子 15g，茯苓 30g，猪苓 30g，红景天 10g，抽葫芦 30g，防己 10g，白芍 20g，炒酸枣仁 30g，木香 6g，砂仁 10g，桑寄生 30g，郁金 12g，元胡 15g，北沙参 15g，五味子 10g，麦冬 10g。7 剂，浓煎，日 1 剂。

二诊：服前方 1 周后，患者胸闷喘憋明显好转，可高枕卧位，仍心悸乏力，自汗，咳嗽、咳痰及水肿减轻，纳增，大便 2～3 次／日，舌淡暗，边有齿痕，苔白少津，脉沉细，考虑仍气阳不足，血瘀水停，并久病伤血。上方加阿胶 15g。

三诊：服药 2 周后，患者胸闷喘憋明显好转，夜间可平卧，仍心悸乏力，自汗，咳嗽、咳痰及水肿减轻，纳增，大便 2～3 次／日，舌淡暗，边有齿痕，苔白少津，脉沉细。效不更方。

四诊：继服上方 2 周，活动时胸闷、喘憋好转，夜间可平卧，心悸乏力、自汗减轻，咳嗽、咳痰好转，双下肢轻肿，纳差，眠尚可，二便调。

按：该患者为窦性心动过速，脉属数脉。慢性充血性心力衰竭是冠心病、先心病、心脏瓣膜病、心肌病等各种严重器质性心脏病的终末期表现，其发病率和死亡率很高，病程漫长，证候复杂，治疗棘手。心衰的基本病机为本虚标实，本虚以气虚、阳虚为主，标实以瘀血、水饮、痰湿居多，临床表现多为虚实夹杂。心衰的病位在心，但在心衰发展过程中常会累及肺、脾、肾。心衰早期主要表现为心肺气虚证，症见乏力、心悸、气短、动则尤甚、自汗、咳吐泡沫样痰涎等。心气不足则血行不畅而致瘀血内生，表现为气虚血瘀之证，可见心悸胸闷、胁下痞块、口唇紫绀、舌紫暗或有瘀斑、脉涩等症。心衰后期影响脾肾，以心脾肾气（阳）虚为主，并伴有不同程度痰饮、瘀血证表现。水湿内停，凌心射肺或外溢肌肤而见心悸、喘憋、动则尤甚，汗出，咳嗽痰多，喘息不得卧，胸腹胀满甚至有胸水、腹水，畏寒肢冷，大便溏薄，尿少，水肿，苔白等症；瘀血内停则见胁下痞块，舌暗或有瘀斑。心脾肾气（阳）虚之极，可出现阳气虚脱于外，阴寒弥漫于内，阴阳相互离决，症见心悸喘促、张口抬肩、面色青灰、大汗淋漓、四肢逆冷、脉微欲绝，是心衰发展的严重阶段。根据心衰后期的病机特点，虚、瘀、水是心衰发生发展的三大病因病理因素。因此，治疗心衰的关键主要是益气温阳、活血利水，治以益气温阳、活血利水兼以养心复脉。

本案之处方中以生黄芪、红景天益气复脉，红景天还兼有清肺止咳、活血化瘀之效，桂枝、附子、桑寄生温补肾阳、纳气平喘，麦冬、沙参、五味子、白芍、阿胶、炒酸枣仁养阴补血、宁心止汗，丹参、郁金、元胡行气活血，水红花子、葶苈子、茯苓、猪苓、抽葫芦、防己、泽兰、益母草利水消肿，水红花子、益母草、泽兰还兼有活血化瘀之功，木香、砂仁理气和胃，地骨皮、前胡清泄肺热。

第十五章　周琦副主任医师医案

　　周琦，医学硕士，副主任医师，第四批全国老中医药专家学术经验继承人。现任首都医科大学附属北京中医医院心血管内科危重症分组组长，心脏重症监护室（CCU）主诊医师，北京中医医院顺义医院心血管科科主任，北京中医医院分级诊疗冠心病首席专科医生。

　　主要从事中西医结合在心血管内科领域的临床及科研工作，曾于2016年作为访问学者赴日本草津心脏中心（JP–KHC）研修复杂冠脉病变介入治疗，2019年作为访问学者赴美国斯坦福大学医学中心（STU–MCC）心脏重症监护室及介入中心研修心血管危重症支持及危重症心脏介入治疗；国家卫健委介入培训冠心病介入（第十期）、心律失常介入（植入器械）（第十二期）、心律失常介入（导管消融）（第十二期）资质术者，曾参与多项国家自然科学基金，科技部支撑计划等科研项目，曾主持北京市中医管理局青年基金课题一项，2011年获中华中医药学会李时珍医药创新奖（省部级一等奖）（第五完成人），在国内核心期刊发表多篇学术论文，作为副主编完成学术专著2部，参与编写本专业相关专著6部。

第一节　2型糖尿病伴血糖控制不佳医案

高某，男，48岁。

主诉：口干口渴10余年，加重伴乏力2个月余。

患者来诊时查糖化血红蛋白为11.7%，查餐后血糖为15.8mmol/L，患者持续自服格列美脲降糖治疗，效果不佳，为求中医诊治来诊。

刻下症：时觉口干、口渴，疲乏无力，心悸气短，少气懒言，下肢微肿，每日饮食量少，二便尚可。舌淡暗胖大，脉沉缓。

西医诊断：糖尿病。

中医诊断：消渴。

辨证：气阴不足，瘀血阻络。

治法：益气养阴，活血通络。

处方：黄芪24g，西洋参18g，灵芝15g，生白术20g，当归12g，枸杞子15g，菟丝子15g，石斛15g，天花粉10g，玉竹15g，黄精15g，三七花3g。7剂，日1剂。

二诊：7剂服完，患者自觉精神得振，除水肿仍在，诸症均减。药中病机，故以效不更方，在继续服用西药的基础上，前方加茯苓20g继服2个月。

2个月后患者自觉症状明显缓解，口干、口渴明显缓解，气机得畅，故长期以次方调养，随症加减。

按：糖尿病的治疗过程一定要注重药物的综合调治，益气养阴为关键，故多采用黄芪、西洋参为治疗主药，取黄芪之补气升阳，西洋参补气养阴的特性；加以甘平的灵芝补气养血，白术健脾调气，当归活血生血，枸杞子、菟丝子补肾益精，同时以患者兼症不同而随机应变。

第二节　不稳定型心绞痛医案

杨某，女，76 岁。

主诉：胸痛阵作 10 余年，加重 1 个月余来诊。

患者冠心病史 10 余年，无明显诱因心前区闷痛阵作，于安静时发作，有时伴出大汗，向肩背部放散，活动后明显，持续 3～5 分钟，含硝酸甘油可缓解。平时坚持口服阿司匹林、欣康（单硝酸异山梨酯缓释片）、辛伐他汀、美托洛尔、曲美他嗪等药。既往有高血压病史 10 余年，现服络活喜（苯磺酸氨氯地平片），血压控制在正常水平。查体：BP 120/70mmHg。口唇颜面无紫绀，双肺呼吸音清，未闻及干湿啰音。心界不大，HR 66 次 / 分钟，律齐，各瓣膜听诊区未闻及病理性杂音。心电图示窦性心律，V_4～V_6 导联 ST 段压低 0.2mV，V_1～V_3 导联 T 波倒置，V_4～V_6 负正双向或低平。

刻下症：近 1 个月患者劳累后常自觉胸痛，伴胸闷、乏力。时有反酸腹胀，纳差，二便尚调。舌质暗红，有瘀斑，苔薄白，脉沉细弦。

西医诊断：冠心病，不稳定型心绞痛。

中医诊断：胸痹心痛。

辨证：气阴两虚，心血阴虚，心血气虚，郁瘀阻脉。

治法：滋阴益气，养心通脉。

处方：黄芪 30g，三七花 10g，太子参 30g，麦冬 15g，五味子 10g，香橼 10g，佛手 10g，丹参 30g，川芎 15g。7 剂，水煎服，日 1 剂。

二诊：服药 1 周，胸痛发作明显减少，胸痛时含硝酸甘油

1片后可缓解，平均2天发作一次。腹胀、吞酸缓解。乏力、纳差亦有好转。舌苔薄白。未更其方，继续服药1个月，胸痛再未发作。

6个月后随访，患者只偶有心绞痛发作，程度很轻，西药照服。复查心电图ST-T改变基本恢复正常。

按：本患者老年女性，年届七旬，五脏之气、血、阴、阳已不可与前同日而语，且久患高血压、冠心病。心气已虚，然心主血脉，心气不足，心气虚帅血无力，血行不畅，气虚血瘀，不通则痛，故劳累时气虚更甚，气虚则帅血无力，常自觉胸痛；心悸、乏力、口唇干裂为心气虚损、阴血不足所致；舌质暗红、少苔，脉细等，脉症俱合。

第三节　风湿性心脏病医案

胡某，女，65岁。

主诉：阵发喘憋3年余。

患者患风湿性心脏病，房颤。近3年出现心功能不全改变，上3层楼时，疲乏无力、心悸、气短而需要休息。查体：BP 125/80mmHg，双肺底可闻及中等量湿啰音，心界扩大，HR 95次/分钟，心律绝对不齐，心尖部可闻及3/6级收缩期吹风样及舒张期隆隆样杂音，肝肋下1cm，双下肢轻度凹陷性水肿。舌暗，苔薄白，脉细涩结代。超声心动图示左房扩大，二尖瓣中度狭窄并关闭不全，二尖瓣反流（轻度），主动脉瓣反流（轻度），射血分数45%，收缩功能减低。

西医诊断：风湿性心脏联合瓣膜病，二尖瓣狭窄并关闭不全，房颤，心功能Ⅲ级（NYHA分级）。

中医辨证：心气虚衰，心脉瘀阻。

治法：益气养心，活血通脉。

处方：太子参30g，麦冬10g，五味子10g，丹参30g，川芎15g，佛手20g，香橼20g。5剂，水煎服，日1剂。

服上方5剂后，上3层楼时诸不适减轻，水肿已去。舌暗，苔薄黄，脉细涩结代，HR 80次/分钟，心律仍绝对不齐。继服上方10剂，轻度活动已无心悸、呼吸困难，但仍疲乏乏力，舌脉同前。两寸口脉细弱，提示仍气虚，予加强补气，遂加生黄芪30g，服药14天，轻度活动已无不适症状。依原方继服1个月，诸症去除。复查超声心动图示EF由47%上升到58%。

按：此患者风湿性心脏联合瓣膜病、房颤、心衰，中等体力活动时可自觉心悸、乏力、气短而需休息，心率偏快，肝大，相当于心功能Ⅲ级（NYHA分级）。中医辨证为心病日久伤阴耗气，日久不治则心气衰微，帅血无力，遂至血脉瘀阻，心用失司，互为循环，故劳累则心悸、乏力、气短、喘息。舌质暗，苔薄白，脉细涩而数结代，为心气阴虚衰、心血瘀滞之证。病位在心，病性属虚实夹杂，尚未涉及其他脏腑。故本例治以益气养心，活血通脉。方中生黄芪、太子参、麦冬、五味子益气养阴，当归、赤芍、丹参、川芎活血通脉，香橼、佛手理气以助通脉，则心气恢复。